50 SECRETS OF THE LONGEST LIVING PEOPLE WITH DIABETES

당뇨병 건강 장수 비결 50

50 SECRETS OF THE LONGEST LIVING PEOPLE WITH DIABETES
by Sheri R. Colberg, PhD, and Steven V. Edelman, MD

당뇨병 건강 장수 비결 50

셰리 R. 콜버그, 스티븐 V. 에델만 지음
김무겸, 김호창 옮김

옮긴이 **김무겸** 영국선더랜드 대학원에서 영문학을 전공했으며, 현재 전문 번역가로 활동하고 있다. 옮긴 책으로 《우울증을 없애는 행복의 기술 50가지》, 《희망: 기적을 만든 한 정신과 의사이야기》, 《왜 그에게 고객이 몰릴까》, 《구매의 심리학》 등이 있다.
옮긴이 **김호창** 동국대학교 의과대학을 졸업하고 동대학원 박사학위 취득 후 건양의대 김안과 병원전임의 과정을 수료하고, 현재 동국대학교 병원에서 망막, 안성형, 백내장 분야 안과 교수로 활동하고 있다.

당뇨병 건강 장수 비결 **50**

1판 1쇄 인쇄일_2009년 5월 6일 | 1판 1쇄 발행일_ 2009년 5월 15일 | 지은이_셰리 R. 콜버그, 스티븐 V. 에델만 | 옮긴이_김무겸, 김호창 | 펴낸이_류희남 | 편집장_권미경 | 교정_황성돈 | 펴낸곳_물병자리 | 출판등록일(번호)_1997년 4월 14일(제2-2160호) | 주소_110-070 서울시 종로구 내수동 4번지 옥빌딩 601호 | 대표전화_(02) 735-8160 | 팩 스_(02) 735-8161 | e-mail_mbpub@hanmail.net | 홈페이지_www.mbage.com | ISBN_978-89-87480-93-0 03510 |

추천사

"영감을 주는 동시에 실용적인 지침서입니다. 당신의 삶을 극적으로 변화시켜 줄 필독서입니다." – 리처드 N. 포델Richard N. Podell (의사, 로버트 우드 존슨 의대Robert Wood Johnson Medical School 임상교수)

"이 책은 건강하게 살며 장수하길 희망하는 모든 사람들에게 영감을 줍니다. 모든 이들에게 적극 추천합니다." – 존 월시John Walsh (《펌핑 인슐린Pumping Insulin》을 비롯한 여러 당뇨병 관련 서적 저자이자 당뇨병 관련 사이트 www.diabetesnet.com 운영자)

"콜버그 박사와 에덜만 박사의 조언은 당뇨병자들이 건강하게 장수하는 데 결정적인 역할을 할 것입니다. 이들 조언의 상당 부분은 당뇨병자들뿐만 아니라 일반인들도 경청해야 할 아주 값진 것입니다." – 제프 히치콕Jeff Hitchcock(소아당뇨 전문의)

"이 책에는 영감을 주는 사람들의 지혜가 흥미롭고 체계적으로 잘 녹아들어 있습니다. 전 이 책이 당뇨병자들에게 최고의 가르침이 될 것이라 확신합니다." – 폴라 하퍼Paula Harper(Diabetes Exercise & Sports Association의 창립자이자 회장)

"당뇨병을 다룬 대부분의 책들이 저자의 개인적인 견해를 담고 있는데 반해, 이 책은 당뇨병을 훌륭히 극복한 사람들의 실제 체험담과 노하우를 생생하게 들려줍니다. 이들의 이야기는 당신에게 교훈과 영감을 주기에 조금도 손색이 없을 것입니다." – 그레첸 베커Gretchen Becker (《제2형 당뇨병과 당뇨병 전증Type 2 Diabetes and Prediabetes》의 저자)

"우리가 미시간 대학에서 '환자의 능력' 및 '질병 관리'에 관한 개념을 정립시키려 노력하고 있는 동안, 콜버그 박사와 에덜만 박사는 당뇨병이 있음에도 오랜 세월 건강한 삶을 누리는 사람들의 실제 사례를 연구함으로써 이 개념을 가장 세련된 방식으로 정립시켰습니다. 당사자인 환자 자신들의 입으로 표현되는 것보다 더 설득력을 가진 말은 없을 것입니다." – 애론 비닉Aaron Vinik (의학박사, 스트레리츠 당뇨병 연구센터Strelitz Diabetes Research Center 책임자)

"진정으로 당뇨병자들의 마음을 달래 주는 것은 동지애일 것입니다. 이 책을 읽으면서 제 목은 점점 더 피곤해졌죠. '그래, 맞아!'를 연발하며 계속 고개를 끄덕여야 했기 때문입니다. 이 책은 바로 그런 책입니다. 당뇨병이 있으면서도 오랫동안 건강하고 성공적인 삶을 산 사람들보다 효과적인 당뇨병 관리법에 대해 많이 아는 사람은 없을 것입니다. 이 책을 완벽하게 소화한 후 제 환자들과도 이 책의 소중한 정보를 공유할 생각입니다." – 게리 샤이너Gary Scheiner(《췌장처럼 생각하라Think Like a Pancreas》, 《정확한 탄수화물 측정을 위한 최고의 가이드The Ultimate Guide to Accurate Carb Counting》 저자)

"이 책에는 영감을 주는 사례들로 가득합니다. 특히 콜버그 박사가 어린 시절 자신의 당뇨병이 피할 수 없는 결과를 초래할 것이라고 믿었다는 부분이 저의 심금을 울렸죠. 그렇습니다. 여러 다른 만성질병이 치료될 수 없는 것임에 반해 당뇨병은 치료될 수 있고, 그 가능성은 날이 갈수록 점점 더 높아지고 있습니다. 이 점 또한 이 책에서 두 저자가 전하는 희망의 메시지입니다." – 데이비드 멘도사David Mendosa (《포도당의 새 혁명: 무엇이 혈당수치를 높이거나 낮추는가The New Glucose Revolution: What Makes My Blood Glucose Go Up....

and Down?》의 공저자이자 《당뇨 약물 요법으로 체중 감량하기Losing Weight with Your Diabetes Medication》의 저자)

"이 책은 용기와 양질의 정보를 제공하며, 이해하기 쉬운 좋은 책입니다. 한마디로 제 취향에 딱 맞는 당뇨병 관련 서적이라 할 수 있죠. 당신이 이미 알고 있는 비결이 얼마나 되는지를 이 책을 통해 확인할 수 있다는 것만으로도 즐거운 독서가 될 것입니다." – 에이미 텐데리치Amy Tenderich(저널리스트, www.diabetesmine.com 운영자, 《혈당수치를 아는 것으로 당뇨병을 극복하자Know Your Numbers, Outlive Your Diabetes》의 공저자)

"이 책은 당뇨 관련 서적 중 가장 실질적인 조언을 담고 있는 책입니다. 당뇨병 극복에 있어 최정상에 우뚝 선 사람들의 경험담은 당신의 연령과 육체적, 정신적 상태를 막론하고 당신도 정상에 우뚝 설 수 있다는 영감을 줄 것입니다." – 준 비어만June Biermann, 바바라 투히Babara Toohey (《당뇨병 환자의 총체적 건강과 행복을 위한 책The Diabetic's Total Health and Happiness Book》의 공저자)

차 례

4부 식이관리에 관한 비결

5부 운동에 관한 비결

6부 약물과 의학기술에 관한 비결

7부 타인의 도움에 관한 비결

8부 삶의 다른 비결들

도움의 손길을 필요로 하는 모든 당뇨병자들을 위하여,
특히 내 자신의 당뇨병 치료에 든든한 지원자인
사랑스런 나의 남편 레이 오크를 위하여
– 셰리 R. 콜버그

당뇨병을 가진 사람들을 돕는 나의 노력에 무한한 지지를 보내는
사랑하는 아내 잉그리드와 나의 멋진 두 딸,
탈리아와 카리나에게 이 책을 바친다.
– 스티븐 V. 에덜만

들어가며

당뇨병의 과거, 현재, 미래

셰리 콜버그 박사는 힘든 과거를 이겨낸 것에 안도를 한다. 어린 시절, 콜버그 박사는 자신이 고등학교를 마치기 전 당뇨합병증으로 죽게 될 운명이라 믿었다. 그녀는 고등학생이었을 때 이미 10년 넘게(4세에 당뇨 판정을 받았으므로) 제1형 당뇨병을 안고 살고 있었다. 이제 그때로부터 다시 30년이 지났다. 지금까지 줄곧 당뇨병을 안고 살았지만, 세 명의 건강한 아들을 무사히 출산했고, 쉽게 치료할 수 있었던 아주 사소한 당뇨합병증만을 경험했다. 현재는 그 누구보다 건강한 삶을 누리고 있다. 삶의 거의 대부분을 당뇨병을 갖고 살았음에도 말이다.

우리(이 책의 저자들)는 이 책에 등장하는 '성공적인 당뇨병 생존자들'의 사례를 통해, 당뇨병을 가진 당신이 자신의 과거와 현재, 미래를 이해할 수 있도록 도움을 주고자 한다. 당신이 건강하고 행복한 삶을 살 수 있도록 말이다.

두 저자의 과거 이야기

콜버그 박사가 어린 시절 곧 죽을지도 모른다고 믿었던 것은 당뇨병이 '필연적으로' 가져오게 될 결말이 쓰인 책들을 읽은 데서 연유했다. 지금과 같은 당뇨 치료약물 및 도구, 그리고 당뇨합병증의 실제 원인에 대한 확실한 이해가 없었던 당시로선 그렇게 믿는 것도 당연했다. 시간이 흐르면서 새로운 당뇨 치료약물 및 도구가 등장했고, 그때마다 콜버그 박사는 최선을 다해 당뇨병 관리를 실천했다. 그 결과 당뇨병으로 인한 나쁜 결과를 피할 수 있었고 미래를 낙관적으로 볼 수 있게 되었다.

4살이었던 그녀에게 닥친 가장 혹독한 시련은 프루트 루프스(Froot Loops, 시리얼의 일종—옮긴이)를 먹을 수 없다는 것이었다. 그녀는 1968년에 유행성 이하선염에 걸린 한 달 뒤, 제1형 당뇨병 판정을 받았다. 당시 당뇨병자는 설탕을 조금도 섭취하지 말아야 한다는 게 일반적인 견해였다. 그녀는 프루트 루프스 시리얼을 정말 좋아했다. 그 이듬해 콜버그 박사의 집이 이사를 했는데, 거의 40년이 지난 지금도 그녀는 부엌 찬장에 들어 있던 그 종이 박스를 생생하게 떠올릴 수 있을 정도니까 말이다. 주사를 맞는 것은 그녀가 가장 좋아하는 시리얼을 먹지 못하는 슬픔에 비하면 아무것도 아니었다. 지금은 인슐린 아날로그와 혈당측정기의 도움으로 원한다면 프루트 루프스를 먹고도 혈당을 조절할 수 있다. 콜버그 박사는 몇 년 전 프루트 루프스를 먹었는데, 맛이 형편없었다고 한다. 그녀는 자신의 아이들에게 그 시리얼을 먹일 생각이 전혀 없다고 한다. 세 아이 모두 당뇨병이 없는 건강한 아이들이지만, 체내 혈당을 급격히 상승시키는 프루트 루프스는 건강한 사람에게도 좋지 않다는 걸 너무나도 잘 알고 있기 때문이다.

에델만 박사의 과거는 콜버그 박사와는 그 경우가 조금 다르다. 그가 당뇨병 판정을 받은 건 15살 때였다. 그는 중학교 시절 팽창한 방광을 비우기 위해 쉬는 시간만 되면 급히 화장실로 달려갔고, 그리곤 식수대로 가 물을 들이켰다고 한다. 에델만 박사는 물을 마시고 또 마셔도 갈증이 해소되지 않아 식수대를 점령하다시피 했고, 그의 뒤에 줄을 선 아이들은 그를 향해 고함을 질렀다고 한다. 그것도 모자라 수업 중간에도 화장실과 식수대로 달려가곤 했는데, 이는 제1형 당뇨병의 전형적인 증상이었다. 그는 마침내 자신에게 이상이 있다는 걸 깨닫고 어머니에게 병원으로 데려가 달라고 요청하기에 이르렀다. 그리고 병원으로 간 그는 곧

바로 당뇨병 판정을 받았다. 당뇨 발병 초기에 세심한 관리가 부족했던 탓에, 당뇨병에 대한 그의 과거 기억은 끔찍할 뿐이다. 세 달 간격으로 의사를 만나 소변과 혈당을 검사했는데, 그 의사는 항상 같은 말만 되풀이했다고 한다.

"스티브, 검사 결과 큰 문제는 없다. 그럼, 다음에 또 만나자."

도넛 다섯 개를 먹은 직후 검사를 받아도 그는 똑같은 말만 되풀이했다고 한다. 혈당수치가 급격히 상승한 것이 분명했을 텐데도 말이다. 게다가 에덜만 박사는 당뇨병 소아들을 위한 캠프나 모임, 강연에도 참가한 적이 없었다. 한마디로 병을 그 스스로 능동적으로 관리하는 법을 배운 적이 없었던 것이다. 그 결과 에덜만 박사는 당뇨병을 전혀 통제할 수 없게 되었다. 하지만 그 이후, 그는 눈과 신장, 신경에 이미 발생한 문제점을 치료하고 발생 가능한 문제점을 예방하기 위해 최선의 치료책을 모색했다. 그리고 그렇게 얻은 정보를 정기적으로 다른 사람들과 공유했다.

콜버그 박사는 프루트 루프스를 포기한 것이 지금의 건강 상태를 유지하는 데 가치가 있었다고 생각한다. 식습관 및 생활습관을 수정한다면 당신 또한 건강과 삶의 질을 향상시킬 수 있다. 당뇨합병증을 예방하기 위해선(또는 이미 가지고 있는 합병증을 보다 잘 다스리기 위해선) 혈당을 적절하게 조절해야 하는데, 이는 누구나 할 수 있다. 앞으로 당뇨병을 오랫동안 갖고 있으면서도 건강하게 살고 있는 사람들의 성공적인 혈당조절법을 제대로 배우게 될 것이다. 당신 또한 그들처럼 당뇨병을 잘 다스려 건강하고 행복한 삶을 영위할 수 있다.

당뇨병이 과거로만 끝나지 않은 사람들

소홀하게 관리된 당뇨병은 당신의 건강에 치명적일 수 있다. 당뇨병이 있든 없든, 누구나 건강을 삶의 가장 중요한 요소로 꼽을 것이다. 건강하지 못한 채 오래만 사는 것은 그리 선망의 대상이 되지 않기 때문이다. 이 말에 의심이 간다면 당뇨합병증으로 발에 심한 통증을 호소하는 사람들에게 물어보라. 오래 사는 것과 통증에서 해방되는 것 중 하나를 고르라면 무엇을 고를지 말이다. 이들은 당연히 통증에서 해방된 건강한 삶을 선택할 것이다. 본능적으로 장수는 우리의 두 번째 목표이기 때문이다.

그런데 당뇨병이 당신의 인생에 태클을 걸면 건강과 장수, 두 가지 모두를 잃을 수 있다. 당뇨병은 사람의 수명을 평균적으로 12년이나 단축시킬 수 있기 때문이다. 뿐만 아니라 당뇨병은 건강에 부정적인 영향을 끼쳐, 평균적으로 20년 이상 삶의 질을 현저하게 저하시킬 수도 있다. 다른 사소한 질병이나 만성질환으로도 당신의 삶이 훼손될 수 있겠지만, 당뇨병이 특히 무서운 건 그 합병증이 심각하기 때문이다. 당뇨병이 사람을 불구자로 만드는 사례는 그리 드물지 않다. 손발 일부를 절단해야 할 수도 있고, 만성적인 심한 통증을 야기할 수도 있다. 휠체어 신세를 지거나 아예 움직이지 못하게 될 수도 있고, 시력을 잃을 수도 있다. 또한 정기적으로 투석을 해야만 하는 경우도 생길 수 있고, 심장질환으로 이어질 수도 있다.

최근 전문가들은 2000년 이후에 태어난 여성들의 38.5%가 당뇨병에 걸릴 것이고, 이들의 수명은 14년 단축될 것이며(40세에 당뇨 판정을 받을 경우), 죽기 전 22년 동안 심각한 건강상의 문제를 안고 살게 될 것이라고 추정했다. '성공적인 당뇨병 생존자들'이 가장 바라지 않는 것은 당뇨병으로 인해 제한된 삶을 살다가 급사하는 상황일 것이다.

당뇨병이 있는 자체만으로 젊은 나이에 죽을 위험성은 일반인의 두 배가 된다. 만일 당신의 당뇨병이 비교적 젊은 나이에 발병한 제2형이라면 그 위험성은 거의 네 배가 된다. 당뇨병이 전체 사망원인 중에서 7위이긴 하지만, 실제로는 이보다 더 높다. 만일 혈당조절의 실패가 동맥의 막힘을 가속화해 심장마비로 사망한 당뇨병 환자가 있다면, 그의 사망원인은 당뇨병이 아니라 심장마비로 기록되기 때문이다. 최근 세계보건기구WHO는 세계적으로 매년 320만 명이 당뇨병으로 사망한다고 추정했다. 이것은 전 세계적으로 1분마다 최소 여섯 명이 당뇨병으로 사망하는 것이다.

급속히 만연하고 있는 당뇨병

우리는 당뇨병의 어두운 면만을 계속 부각시켜 당신에게 겁을 주지는 않을 것이다. 우리의 목표는 무엇이 가능한지, 또 어떻게 그 가능성을 실현할지에 대한 당신의 자각을 드높임으로써, 보다 밝은 미래에 대한 희망을 주는 것이다. 당뇨병에 대한 적절한 인식과 꾸준한 노력이 없다면 그 어떤 당뇨병 관리 도구를 사용해도 큰 빛을 발할 수 없다.

세계적인 유행병처럼 당뇨병은 현재 유례없이 빠른 속도로 퍼지고 있다. 실제 새천년에 탄생한 미국 아이들의 경우, 세 명 중 한 명이 일생 중 언젠가는 당뇨병에 걸릴 것으로 추정된다. 남미 출신이나 흑인 등 미국 내 소수민족의 경우엔 두 명 중 한 명에 가까운 꼴로 그 확률이 높아진다고 한다. 현재 미국에서는 전체 인구의 7%, 즉 2,100만 명 이상이 당뇨병자다. 이들 중 3분의 1이 자신에게 당뇨병이 있다는 걸 모르고 있긴 하지만 말이다. 또한 21초마다 미국 내 누군가가 당뇨병 진단을 받는다. 2030년엔 미국 내 당뇨 인구가 3,000만에 육박할 것이라고 조심스럽게 예측되고 있다. 그런데 이 수치는 앞으로의 상황이 현재와 같다는 전제

하에 추정된 것이어서, 실제로는 이보다 훨씬 더 많은 인구가 당뇨병자가 될 가능성이 높다.

당뇨병자 중 90% 이상이 제2형에 해당하는데, 이는 대개 '인슐린 저항'으로 이어지는 유전적 소인과 생활습관의 상호작용으로 인해 발병한다. 제2형 당뇨병은 체내 포도당을 낮추는 호르몬인 인슐린이 제대로 혈당을 관리하지 못하고, 충분한 인슐린을 생성하기 위해 지나치게 많은 췌장 베타세포pancreatic beta cells를 소실함으로써 발병하는 것이 일반적이다. 따라서 제2형 당뇨병자는 이러한 문제를 해결하기 위해 인슐린 주사를 맞기도 한다. 나머지 5~10%가 제1형에 해당되는데, 이는 체내 베타세포를 앗아가는 비정상적인 면역체계 반응으로 인해 유발된다(변형된 감각신경이 원인일 가능성도 있다). 따라서 제1형 당뇨병자들은 평생 동안 외부의 인슐린에 의지해야만 한다. 제2형 당뇨병자와 마찬가지로 제1형 당뇨병자 역시 잘못된 생활습관으로 인슐린 저항 상태를 야기할 수 있는데, 그렇게 되면 이들의 당뇨병 관리는 한층 더 어려워진다. 따라서 제1형이든 제2형이든, 당뇨병을 잘 관리하여 건강한 삶을 살고 당뇨합병증을 예방하는 비결은 서로 비슷하다고 할 수 있다.

당뇨병 치료의 밝은 미래

아직 당뇨병의 예방과 관리에는 문제점이 존재하지만, 당뇨병 치료에 대한 전망은 점점 더 밝아지고 있다. 여기서 우리가 전하려는 메시지는 당뇨병은 적절하게 관리할 수 있다는 것이다. 당신이 이미 당뇨합병증을 갖고 있다 해도 늦었다고 생각하지 말자. 당뇨병을 관리하는 데 있어 늦었다는 개념은 없다.

당뇨병을 연구하는 사람들은 수십 년 전부터 당뇨병을 갖고도 장수하는 사람들의 비결을 알아내고자 그들을 추적하기 시작했다. 조슬린 당뇨병 센터Joslin Diabetes Center는 1970년에 '50년 메달'이라는 상을 제정했다. 이는 반세기(50년으로 정한 이유는 1921년부터 인슐린을 사용할 수 있었기 때문이다) 동안 인슐린을 이용해 성공적으로 당뇨병을 치료한 사람들에게 수여하는 상이었다. 2005년까지 전 세계 2,200명 이상이 이 메달을 받았다. 1996년에는 인슐린 탄생 75주년을 기념하여, 당뇨병 보유 기간이 75년인 사람에게 처음으로 메달을 수여했다. 2005년엔 이런 놀라운 성과를 거둔 사람이 무려 16명이나 되었다. 당뇨병에 사용하는 인슐린을 최초로 생산한 릴리 제약회사Lilly Pharmaceuticals 역시 1974년에 시작된 '릴리포라이프 프로그램LillyforLife Program'의 일환으로 인슐린 사용자에게 수여하는 25년, 50년, 75년 상을 제정했는데, 지금까지 1,500명 이상이 50년 상을 받았다. 이 상을 받은 대부분이 제1형 당뇨병자였지만, 25년 이상 인슐린을 사용해온 제2형 당뇨병자 또한 수상 자격에서 제외되지 않았다.

이들이 놀라운 이유 중 하나는 혈당측정기가 널리 보급된 것이 1980년대 이후라는 사실 때문이다. 즉, 이들은 오랫동안 정확한 혈당수치를 측정하지 못했다는 뜻이며, 자신의 혈당을 완벽하게 제어할 수 있는 방법이 이들에게 없었다는 것이다. 더욱이 미국인 평균 수명이 남성은 74세, 여성은 78세 정도인 것을 감안하면, 당뇨병과 함께 75년을 살았다는 것은 평균 수명을 능가했다는 의미도 된다.

에덜만 박사는 미국 전역에서 참가하는 연간 수천 명 이상의 컨퍼런스 참가자들과 접촉하면서, 건강하게 장수하고 있는 많은 사람들을 접할 수 있었다. 이들 대부분이 예전엔 소아당뇨병이라고 알려진 제1형 당뇨병을 가지고 있었다(대부분의 제1형 당뇨병이 소아기나 청소년기에 발병하기 때문이었다). 하지만 제2형 당뇨병자들도 상당수 있었다. 에덜만 박사가 접촉한 당뇨병 환자들의 유형은 달랐지만, 그가 배운 교훈은 동일했다. 즉,

모든 당뇨병은 철저한 혈당관리를 통해 당뇨합병증으로부터 자유로워질 수 있다는 것이었다.

에델만 박사는 자신이 10대였을 때 담당의가 그에게 혈당조절의 중요성에 대해 보다 적절한 조언을 해주었더라면 좋았을 것이라 생각한다. 현재 그는 자신의 당뇨병을 잘 다스리고 있긴 하지만, 아직도 과거 당뇨병 관리에 소홀했던 대가를 치르고 있기 때문이다. 그가 지금 알고 있는 것을 그때도 알았더라면, 당뇨병과 함께한 지난 38년간 아무런 건강상의 문제가 없었을 것이다. 에델만 박사는 현재와 미래의 건강을 보장해 주는 핵심적인 요소가 바로 적절한 혈당조절이라고 단언한다.

모든 유형의 당뇨병을 효과적으로 다스리기 위해선 매일매일 필요한 규칙을 지키고 적절한 선택을 해야 하는 엄격함이 요구되는 것이 사실이다. 하지만 지난 25년간 새로 개발된 당뇨병 관리 도구와 최첨단 약물 및 신기술의 보급에 힘입어, 당뇨병 관리는 점점 간편해지고 있다. '초속효성 인슐린rapid-acting insulin' 아날로그, 제1형과 제2형을 동시에 치료하는 신약, 혈당과잉 제어측정기, 2006년에 개발된 연속 혈당측정기(CGM, Continuous Glucose Monitors) 등은 실로 당뇨병 관리의 큰 짐을 덜어 주었다. 그 결과 수많은 당뇨병자들은 이제 합병증 없이 건강하게 장수하는 데 필요한 모든 것을 손에 넣게 되었다.

유대교 랍비인 허시 마이젤즈Hirsch Meisels는 "현재와 미래에만 집중하십시오. 과거에 머물러 있어선 안 됩니다"라고 충고한다. 머지않아 더 나은 치료법이 나올 것이라는 희망을 갖고, 지금 이 순간 당신의 당뇨병을 다스리는 데 최선을 다하는 것이 무엇보다 중요하다.

장수하는 두 당뇨병자 이야기

뉴욕 주에 사는 클레버랜드Cleverland 형제처럼 건강하게 장수하는 당뇨병자도 드물 것이다. 이들 형제가 당뇨병과 함께한 세월을 합하면 무려 157년이 넘는다. 밥 클레버랜드Bob Cleverland는 2007년 3월에 87번째 생일을 맞았다. 5살에 당뇨병 판정을 받고 무려 82년간이나 당뇨병을 갖고 살아온 그는, 단연 최고령의 '성공적인 당뇨병 생존자' 중 한 사람이다. 더욱 놀라운 건 그의 형 제럴드 클레버랜드Gerald Cleverland다. 제럴드는 같은 해 1월에 91세 생일을 맞았는데, 그는 16살 때부터 75년간 제1형 당뇨병을 안고 살았다. 전문가들은 제1형 당뇨병을 갖고 생의 대부분을 살면서 제럴드처럼 장수한 사람은 아직 본 적이 없다고 한다.

두 형제의 장수에 이들 가족의 좋은 유전자가 한몫을 한 것도 있겠지만, 그것만이 결코 이들의 장수 비결은 아니다. 이 두 형제를 비롯해 장수한 여러 당뇨병 환자들을 연구한 과학자들은 "이들은 분명 유전적인 영향도 있지만, 당뇨병 관리에 대한 이해와 주의, 끊이지 않는 노력, 헌신과 의지 또한 겸비한 사람들이다"라고 말한다. 이들 형제는 혈당측정과 인슐린 투여, 식이관리, 규칙적인 운동 등에 지나칠 정도로 엄격했다. 이들이 당뇨병 초기 시절에 할 수 있었던 것이라곤, 나름대로 매사에 경계심을 늦추지 않으면서 그에 대한 결과에 희망적인 마음을 갖는 것이 고작이었다.

이들 형제가 당뇨병과 함께한 대부분의 세월은 소위 당뇨병의 '암흑시대'라고 일컫는 시기였다. 우리 두 저자가 겪었던 것보다 훨씬 암울한 시기였던 것이다. 1980년대 이전에는 혈당관리를 최적화해 주는 가정용 혈당측정기와 '인공합성 인슐린human synthetic insulin' 등의 당뇨병 관리 도구들이 상용화되지 않았다. 당시에는 당뇨에 걸리면 수명이 매우 짧아진다고 예상되었고, 신체 일부분의 절단, 시력 상실, 신장 및 심장질환

등도 예상되는 결과였다.

클레버랜드 형제는 인슐린이 상용화되기 몇 해 전인 1916년과 1920년에 당뇨병이 발병했음에도 오랜 세월을 건강하게 살고 있다. 1922~1923년 전까지 제1형 당뇨병에 걸렸다는 것은 몇 주 혹은 몇 달 후 죽는다는 사형선고나 다름없었다. 극히 소량의 탄수화물과 음식을 섭취하는 '기아 식이요법starvation diet'을 실천한다 해도 결과는 크게 다르지 않았다. 식이관리와 운동으로 어느 정도의 조절이 가능한 제2형 당뇨병의 경우에도 심각한 만성질병과 짧은 수명은 당시로선 피하기 힘든 결과였다. 이 형제가 태어난 몇 해 후, 토론토Toronto 대학의 연구원들이 (비록 이상적인 것과는 거리가 멀었지만) 인체에 효과가 있고 안전한 인슐린을 추출하는 데 성공했다. 1922년에는 엘리 릴리Eli Lilly 사가 최초로 인슐린을 대량 생산했다. 인슐린의 발견은 1925년 5살의 나이에 당뇨병에 걸린 제럴드를 죽음으로부터는 구해 냈지만, 힘든 세월의 풍파로부터는 구해 내지 못했다. 인슐린 치료의 초창기였던 당시에 당뇨병 관리란 힘들고 고통스러운 것이었다.

초기 인슐린은 돼지나 소의 췌장에서 추출되어, 그 순도가 상당히 떨어졌다. 따라서 오늘날의 인슐린보다 몇 배나 많은 양을 투여해야 했다. 게다가 그 농도도 일정하지 못한 경우가 대부분이었다. 얼마 후 인슐린 제품의 순도 및 농도가 보다 향상되었지만, 심각한 부작용을 호소하는 사람들이 적지 않았다. 또한 당시 인슐린은 그 효과가 지속되는 시간이 짧아 자주 투여해야만 했다. 게다가 당시 당뇨병자들은 자신의 혈당수치를 정확히 측정할 길이 없었기에 위험 수위의 고혈당 및 저혈당 상태를 오르내리는 위험한 경우도 잦았다. 1936년에 효과가 지속되는 시간이 보다 길어진 인슐린(장기 지속 인슐린)이 개발되기 전만 해도, 의사들은 환자들에게 한밤중에 일어나 인슐린을 투여하도록 지시했다. 잠든 사이 인슐린의 부족으로 혈당수치가 치솟는 것을 방지하기 위함이었다. '인공합성 인슐린' 은 1982년 릴리 사가 휴물린Humulin이라는 이름으로 FDA의 승인을 받은 뒤 상용화되기 시작했다.

당뇨병이 전 인류의 건강을 위협하는 질병으로 빠르게 성장하고 있는 지금, 이 두 형제의 놀라운 성공담은 우리들에게 시사하는 바가 크다. 당뇨병이 있으면서도 건강하게 장수한다는 건 모든 당뇨병자들에게 가능한 일이다. 다행스럽게도 당뇨병 판정과 동시에 당뇨합병증과 단명이라는 예정된 선고를 받던 때는 이미 먼 옛날이 되어 버렸다. 클레버랜드 형제는 삶에 대한 매우 긍정적인 자세와 더불어 식이관리와 운동, 그리고 자신들의 혈당측정에 남다른 노력을 기울임으로써 전반적으로 건강하게 장수할 수 있었다.

오래도록 행복한 삶을 살기 위해 그들이 지켜야 했던 규칙은 그리 쉬운 것이 아니었다. 밥 클레버랜드는 "전 어렸을 때도 단것을 먹어본 적이 없어요. 아예 입에 댄 적도 없었죠"라고 회고한다. 또한 그의 형 제럴드는 하루에 일곱 번 이상 자신의 혈당과 인슐린 투여량에 세심한 주의를 기울이고, 디저트와 빠르게 흡수되는 전분 음식을 피한다. 또한 적절한 식이관리와 운동을 통해 가벼운 체중을 유지한다. 그는 식품에 표기된 원료를 꼼꼼히 살피며 자신의 몸에 무엇이 들어가는지, 또 얼마만큼의 인슐린이 들어가는지를 정확히 파악한다. 두 형제 모두 식이관리와 운동이 자신들의 웰빙에 얼마나 중요한지 잘 알고 있다.

87세인 밥은 지금도 야외에서 32km 이상 자전거를 타는 열정적인 자전거 애호가다. 형 제럴드는 정기적으로 운동 프로그램에 참여하며 매일 약 2.3kg 무게의 아령으로 운동을 한다. 이들이 평균 수명 이상을 살면서도 심각한 당뇨합병증 없이 건강을 유지할 수 있었던 가장 큰 비결은 남다른 성실함에 있다. 두 사람 모두 당뇨병자에게 매우 흔한 증상인 발의 순환 및 신경 문제를 갖고 있긴 하지만, 그것도 아주 최근에 발병한 것이다. 여기서 간과하지 말아야 할 점은 그토록 오랜 세월을 당뇨병과 함께했고 그 대부분의 세월을 혈당측정기 없이 살았지만, 최근까지도 그런 증상이 전혀 없었다는 것이다. 제럴드는 '방아쇠 손가락(trigger finger, 지절협착성 건초염으로 '방아쇠 수지' 라고도 한다. 심할 경우 손가락이 구부러져 펴지지 않아 이 이름이 붙었다-옮긴이)' 을 펴기 위한 수술을 몇 차례에 걸쳐 받았다. 이 또한 당뇨병 환자에게 흔한 증상인데, 수술 이외에는 손가락을 펼 수 있는 방법이 없다. 하지만 이러한 것들은 비교적 사소한 합병증에 불과하다. 이 형제는 용기와 희망을 주고자 계속해서 다른 당뇨병 환자들을 만나고 있다. 제럴드는 이렇게 말한다.

"결코 쉽지만은 않았지만 아주 멋진 삶이었죠."

당신에게 펼쳐질 미래

처음 이 책을 구상한 건 2006년 초 〈뉴욕 타임즈〉에 클레버랜드 형제의 이야기가 소개되었을 때였다. 이들의 이야기는 당뇨병자도 건강하게 장수할 수 있다는 사실을 대중들에게 일깨워 주었다. 당뇨 판정을 받고 나면 사람들은 거의 필연적으로 클레버랜드 형제처럼 당뇨병 경험이 풍부한 사람의 조언과 도움을 구하기 마련이다. 아마 당신도 당신 자신이나 당뇨병을 가진 가족을 위해 이런 조언을 이미 구했을 수도 있다. 당신이 당뇨병과 어떻게 인연을 맺게 되었든, 당신은 분명 당뇨병이 있는 다른 사람들로부터 배움을 얻을 수 있다. 비교적 짧은 기간 동안 당뇨병을 앓은 사람이라 할지라도, 그에게도 당신이 배울 점은 분명히 있다. 이 책에 나오는 사례를 통해 효과가 있는 것과 없는 것이 무엇인지 확실한 단서를 찾을 수 있을 것이다. 게다가 그들은 당신을 돕기 위해 기꺼이 자신들의 지식을 공유하고자 한다. 그들은 당신 역시 건강한 삶을 오래도록 향유하길 바라기 때문이다.

이런 풍부한 경험의 소유자들로부터 가능하면 많은 것을 배우고자, 우리는 50명이 넘는 사람들과 인터뷰를 했다. 그들 중에는 제1형 당뇨병자도 있고 제2형 당뇨병자도 있다. 나이는 34~93세 사이이고, 당뇨병 보유기간은 19년에서 83년까지다. 그들의 3분의 2가 40년 이상, 40% 가까이가 50년 이상 당뇨병과 함께 살아온 사람들이다. 또한 그들 대부분이 인슐린 상용자이기도 하다. 설령 당신이 인슐린을 사용하지 않는다 해도 이 책에 나오는 정보의 99%가 당신의 당뇨병 관리에 직접적인 영향을 끼치리라 확신한다. 이러한 인터뷰에서 보석을 걸러 내는 작업과 동시에 우리는 당뇨병에 관한 최신 정보 및 관련 연구, 학술 논문 등을 참조하기도 했다. 또한 여러 당뇨병 전문가들의 지식도 활용했다.

그 결과가 바로 이 책에 수록된 가장 중요하고도 보편적인 50가지의 당뇨병 관리 비결이다. 혈당을 최적화하고 당뇨합병증을 예방하기 위해 이 비법들을 일상생활에 녹아들게 하는 것은 그리 어렵지 않을 것이다. 이 책에 담은 비결 외에 다른 비결도 물론 있지만, 이 책을 보다 응집력 있게 만들기 위해 가장 중요하고 모든 사람에게 적용되는 50가지 비결로 축소했다. 여기에 수록된 50가지 비결은 최신 경향을 반영한 동시에 당뇨병을 가진 모든 사람, 심지어 임신당뇨병 환자에게도 적용될 수 있는 가장 보편적인 것들이다.

우리는 이들의 이야기가 당신을 보다 건강하고 충만한 삶으로 인도해주리라 확신한다. 설사 당신이 이 책의 단 몇 가지 비결만을 실천한다 하더라도, 당신의 미래는 이 책에 등장하는 사람들이 지나온 세월보다 더욱 밝을 수 있다. 현대에 살고 있는 당신은 당뇨병 관리에 있어 놀라운 진보의 혜택을 마음껏 누릴 수 있기 때문이다. 보다 심층적으로 다룬 아홉 명의 특출한 '성공적인 당뇨병 생존자들'의 이야기 또한 당신의 영감을 불러일으키기에 충분할 것이다. 그럼 1924년부터 당뇨병을 안고 살았지만 건강하게 장수한 글래디스 덜Gladys Dull의 이야기부터 시작해 보자. 이 책을 읽으면서 당신의 미래를 아름답게 꾸며 나가길 기대해 본다.

글래디스 덜, 나이: 90세

유형: 제1형 당뇨병, 보유기간: 83년

클레버랜드 형제의 장수도 감탄의 대상이지만, 이들과 견주어 조금도 손색없는 사람이 바로 글래디스 덜이다. 그녀는 7살이 되기 직전인 1924년 11월부터 인슐린 주사를 맞기 시작했다. 따라서 밥 클레버랜드보다 조금 더 오랫동안 주사를 맞은 셈이다. 어쨌든 그녀는 우리가 아는 당뇨병자들 중에서 가장 오랜 세월을 당뇨병과 함께한 사람이다.

그녀는 3살이던 1920년에 유행성 독감으로 양부모를 잃고 다른 가정에 입양되었다. 당뇨병 진단을 받기 전 그녀는 자주 아팠고, 시도 때도 없이 늘 소변을 봐야 했다고 한다. 그리고 양부모와 함께 간 병원에서 당뇨병 진단을 받았다. 그녀의 치료에 자신이 없던 그곳 의사는 그들에게 메이요 클리닉Mayo Clinic으로 가도록 권했다. 메이요 클리닉에 도착한 그녀는 새로 개발된 릴리 사의 인슐린 치료를 받기 위해 곧바로 입원했다. 그녀는 80여 년 전 과거를 회상하며 이렇게 말한다.

"첫 번째 주사를 맞던 때가 기억나네요. 전 겁에 질려 있었죠. 당시 주삿바늘은 지금보다 훨씬 더 아팠어요. 지금보다 훨씬 더 비싸기도 했고요."

그녀의 양어머니는 그녀를 위해 메이요 클리닉에서 제공하는 일련의 교육을 받아야 했다.

“그 이후로 어머니는 제가 먹는 모든 음식을 저울에 달았어요. 어머니는 제가 먹어야 하는 양보다 항상 1g을 더 먹게 했어요.”

글래디스는 1943년에 결혼하여 아들을 하나 두었다. 당뇨병이 없었던 그녀의 다른 네 형제 모두가 그녀보다 먼저 세상을 떠났다. 5형제 중 가장 장수한 사람이 거의 평생을 당뇨병과 함께한 글래디스인 것이다. 최근에 세상을 등진 여동생은 알츠하이머병을 앓았는데, 당뇨병 환자는 이 병에 걸릴 위험성이 더 높음에도 글래디스는 조금도 알츠하이머 징후를 보이지 않고 있다. 그녀는 이렇게 말한다.

“여동생이 알츠하이머병을 앓는 것을 지켜보면서 알츠하이머를 앓는 것보다 당뇨병을 갖고 사는 것이 낫다는 생각이 들었어요.”

당뇨병이 있는 이 활기찬 90세의 여인은 자신이 ‘성공적인 당뇨병 생존자’가 된 가장 큰 이유로 삶에 대한 적극적인 자세와 세심하고도 꾸준한 당뇨병 관리를 꼽았다.

“젊었을 때 전 승마, 자전거, 오토바이 등 갖가지 활동적인 스포츠를 즐겼어요. 또 제가 하는 모든 일에 항상 적극적이고 열정적이었죠.”

그녀는 지금까지도 자신이 먹는 양을 엄격하게 지킨다. 그 덕분에 이제는 자신이 먹는 음식의 무게를 저울로 달지 않고도 대충 짐작할 수 있다.

“제가 이렇게 건강한 삶을 살 수 있었던 것은 양어머니의 힘이 컸어요. 양어머니는 항상 제가 먹는 음식 종류와 양에 세심한 주의를 기울여 주셨거든요. 지금 생각해 보면 그저 고마울 따름이죠.”

그녀가 장수할 수 있었던 또 하나의 비결은 인슐린 주사다. 그녀는 1924년부터 지금까지, 인슐린 주사 맞는 것을 마치 신성한 종교의식처럼 엄격하게 지켰다.

"지금까지 단 한 번도 인슐린 주사를 거른 적이 없어요. 지금까지 6만 번 이상 주사를 맞았죠."

정기적으로 인슐린 주사를 맞는 것은 당신이 장수하기 위해 치러야 할 아주 사소한 희생에 불과하다. 당뇨병을 가진 우리 모두 행복한 삶을 향유하며 장수하길 기원한다!

1부

감정에 관한 비결

I

먼저 삶에 몰입하고 그 다음 당뇨병을 생각하자

'성공적인 당뇨병 생존자'가 되기 위한 가장 중요하고도 최우선적인 비결은 정상적인 삶을 살아야 한다는 것이다. 2살 때부터 52년간 당뇨병과 함께한 돈 기포드Don Gifford는, "당뇨병은 육체적 상태이기도 하지만 심리적, 영적 경험이기도 합니다"라고 말한다.

'통합 당뇨병 서비스(IDS, Integrated Diabetes Services)'에서 당뇨병 교육 전문가로 활동하고 있는 주디 트리파시Judy Tripathi 또한 돈의 말에 동의하면서, 먼저 삶에 몰입하고 그 다음 당뇨병을 생각하라고 조언한다. 12살부터 43년간 당뇨병과 함께한 주디는 당뇨병을 극복하는 가장 큰 비결로, 당뇨병에 대한 지나친 집착 대신 세심한 주의를 꼽았다. 먼저 삶에 몰입하라는 말이 당뇨병을 무시하고 살라는 의미는 결코 아니다. 당뇨병을 질병으로 지나치게 부각시켜 삶의 큰 걸림돌로 인식하지 말아야 한다는 의미다.

사실 심리적 면이나 정당성 면에서 '당뇨병 환자diabetic'라는 명칭은 바람직하지 않다. 그 대신 만성적인 질병을 가지긴 했지만 그 사람의 인격체에 보다 더 초점을 두기 위해 '당뇨병이 있는 사람person with diabetes'으로 칭해야 할 것이다. 현재 73세이며 70년간 당뇨병을 안고 살아온 패티 챔버즈 섀퍼Patty Chambers Schaeffer의 경우, 다행스럽게도 그녀의 부모는 그녀의 당뇨병을 심각한 것으로 떠벌이지 않았다. 그녀는 "전 푸른 눈을 가졌고, 갈색 머리카락을 가졌으며, 당뇨병을 갖고 있죠. 당뇨병은 단지 제 삶의 일부분일 뿐이에요"라고 말한다. 60년 당뇨 경력의 71세인 베나 페트로타Vena Petrotta도 패티의 말에 동의하면서, 정상

인과 똑같이 살아야 한다고 말한다. 12살 때부터 60년간 당뇨병을 안고 살아온 피터 가리티Perter Gariti 역시 이와 비슷한 생각을 갖고 있다.

"당뇨병은 항상 당신과 함께 있습니다. 따라서 그 녀석의 존재를 의식하고 있어야 합니다. 하지만 그 녀석에게 빠져들 필요도 없고 우울해할 필요도 없습니다. 당뇨병을 갖고도 충분히 멋진 인생을 오래도록 살 수 있습니다."

50년 생애 중 32년간 당뇨병을 안고 살아온 마리아리스 컨Marialice Kern은 당뇨병이 자신의 삶을 바꾸어 놓긴 했지만, 그것을 심각하게 받아들이지 않는 법을 배운 것이 무엇보다 중요했다고 말한다. 그리고 당뇨병에 걸리기 전의 모습 그대로 살 것을 조언한다.

14세에 당뇨병 진단을 받고 31년을 당뇨병과 함께한 척 아이치텐Chuck Eichten은 살면서 힘들었던 점 중 하나가 정상적인 삶을 살기 위해 당뇨병의 속박에서 벗어나려 애썼던 것이라 회고한다. 그는 항상 먼저 삶에 몰입하고 그 다음 당뇨병을 생각하려고 애썼지만, 그것이 마냥 쉽지만은 않았다. 그는 대학 시절 겪었던 어려움을 이렇게 회고했다.

"저만 빼고 모든 아이들이 시도 때도 없이 닥치는 대로 마구 먹어댔죠. 새벽 2시에 피자를 시켜 먹는 건 흔한 일이었으니까요. 그리고는 다음날 오후까지 늦잠을 자곤 했어요. 하지만 전 그럴 수 없었죠."

그때까지만 해도 그는 하루에 한 번만 인슐린 주사를 맞았고, 다양한 음식을 먹지 못했다. 만일 그에게 지금과 같은 인슐린과 혈당측정기, 인슐린 펌프 등이 있었다면 먼저 삶에 몰입하고 그 다음 당뇨병을 생각하는 생활을 보다 쉽게 실천할 수 있었을 것이다.

50세의 폴 맥기건Paul McGuigan은 반평생을 당뇨병과 함께 살았다. 그는 당뇨병이 당신을 짓누르도록 내버려 두어선 안 된다고 충고한다.

"당뇨병은 만성적인 병입니다. 따라서 장기적인 안목으로 당뇨병에 대처할 필요가 있습니다. 오늘 여러분의 당뇨병을 관리했다면 마음껏 여러분의 인생을 살아가십시오."

그는 자신의 처지를 비관하지 않고, '한번 해보자', '계속 전진하자'와 같은 긍정적인 태도를 선택한 사람이다.

2
긍정적인 자세를 갖자

여러 '성공적인 당뇨병 생존자들'은 삶에 대한 긍정적인 자세가 행복한 삶과 장수에 중요한 열쇠임을 확신한다. 긍정적인 자세는 당뇨병으로 인한 우울증을 예방해 주고, 삶에 대한 행복감을 느끼게 해준다. 이러한 확신을 뒷받침해 주는 연구 결과가 있다. 1960년 중반부터 40년간 노스캐롤라이나 대학University of North Carolina의 학생들을 연구, 추적한 결과에 따르면, 비관론자는 낙관론자에 비해 사망률이 42%나 높았다. 또한 우울증에 걸릴 확률도 높았으며, 신체적인 건강 또한 좋지 않을 확률이 높았다. 긍정적인 인생관을 갖는 데 영향을 끼치는 요인에는 여러 가지가 있다. 가족과 친구들의 관심과 배려, 모든 상황에서 밝은 면을 보려는 의식적인 노력, 강한 신념과 열정적인 종교생활 등을 비롯해 실로 다양한 요인이 보다 긍정적인 인생관을 만드는 데 일조를 한다.

돈 기포드는 이렇게 말한다.

"저는 낙관적인 관점 덕분에 매일 매일이 행복하고, 삶에 대한 만족감으로 가득합니다. 전 제가 지금 살아 있고 건강하다는 사실을 그 무엇보다 행운으로 느끼며 하느님께 감사드립니다."

척 아이치텐 또한 돈 기포드와 같은 마음을 갖고 있다.

"다른 여러 만성적인 질병과는 달리 당뇨병은 상당 부분 스스로가 통제할 수 있는 병입니다. 전 항상 할 수 있다는 자신감과 활기로 충만해 있으며, 결코 당뇨병에 대한 부정적인 생각을 키우지 않습니다. 암 선고를 받은 것과는 차원이 다르니까요."

43년의 '성공적인 당뇨병 생존자'인 캐런 포에니시Karen Poenisch는 8살의 나이에 당뇨병 판정을 받았다. 담당의사는 그녀에게 죽진 않겠지만 평생 동안 매일 주사를 맞아야 한다고 설명했고, 어린 그녀는 죽는 것보다는 그게 낫겠다고 대답했다. 긍정적인 마음가짐이 당뇨병을 갖고도 행복한 삶을 살 수 있는 필수조건이라는 그녀의 확고한 믿음은 지금까지 조금도 흔들린 적이 없다.

"당신에게 당뇨병이 있다는 사실을 받아들이고 그 병을 다스릴 수 있는 최선의 방법을 모색하세요. 그동안 저는 당뇨병을 가진 제 삶에 보탬이 되는 것이라면 주저 않고 도전해 보려 했어요. 결코 당뇨병을 모른 척할 순 없죠. 그건 곧 죽음을 의미하니까요."

당뇨병 교육 전문가이기도 한 그녀는 자신의 당뇨병에 대한 적절한 인식과 관리에 소홀하지 않은 사람이 대체적으로 훨씬 더 행복한 삶을 산다고 말한다.

39년간 당뇨병을 갖고 살아온 66세의 윌 스피어Will Speer는 긍정적인 자세의 중요성을 보여 주는 또 한 명의 산 증인이다. 그는 지금까지 자신의 당뇨병으로 인해 우울함을 느꼈던 기억이 전혀 없다고 한다. 실제로 그는 당뇨병에만 걸린 것을 오히려 행운으로 느끼고 있었다. 27세의 나이에 당뇨병 진단을 받았을 당시 담당의가 그에게 해준 유일한 조언은 앞으로 5년 정도밖에 남지 않았으니 하고 싶은 일을 마음껏 하라는 것이었다. 그는 이렇게 말한다.

"전 재향군인 병원Veterans Hospital에 가곤 하는데, 그곳엔 저보다 상태가 훨씬 더 심각한 사람들이 많이 있습니다. 제겐 당뇨병을 가진 두 명의 배다른 형제도 있습니다. 그중 한 명은 자신의 당뇨병을 원망하며 허송세월만 보내다 결국 당뇨합병증으로 죽었지만, 다른 한 명은 사탕과 초콜릿, 콜라를 마음껏 즐기며 지금 70살이 넘었는데 살아 있죠. 심장발작을 일으키기도 했고 다른 문제들도 있긴 하지만 말입니다. 전 단지 최선을 다하려고 노력할 뿐입니다."

애너 마리아 굴드Anna Maria Gould는 9살에 당뇨병 진단을 받은 이후 지난 42년간 줄곧 긍정적인 자세를 유지해 왔다.

"전 항상 모든 일에 긍정적이고 낙관적이 되려고 해요. 매사에 적극적이고 도전을 두려워하지 않는 편이기도 하고요. 전 당뇨병으로 인한 갖가지 문제들을 미리 예방하려고 애쓰죠. 그러기 위해선 그 즉시 실천의 미덕을 발휘해야 하고요. 자신의 병을 인정하고 그 병과 함께 살아가는 법을 배워야 한다고 확신해요."

5살부터 27년간을 당뇨병과 함께 살아온 랍비 허시 마이젤즈 역시 우리에게 똑같은 메시지를 전한다.

"항상 긍정적인 마음가짐을 갖도록 하십시오! 자신과 자신의 당뇨병에 대해 항상 긍정적으로 말하십시오!"

긍정적인 마음을 갖지 못할 이유가 있는 사람이 있다면 그건 바로 패트리샤 라 프랑스-울프Patricia La France-Wolf일 것이다. 그러나 생후 22개월에 당뇨 판정을 받아 63년간을 당뇨병과 함께 살아온 그녀는 삶에 대한 부정적인 자세를 완강히 거부한다.

"당뇨병이 당신의 삶을 처참하게 짓밟도록 내버려 둘 이유는 조금도 없어요. 항상 긍정적인 자세를 갖는다면 당신의 식이관리나 운동, 약물

요법 등도 긍정적인 방향으로 나아갈 거예요."

지난 30년간 당뇨합병증으로 인해 앞을 보지 못하고 살아온 그녀는 그 누구보다도 이 사실을 잘 알고 있다. 그녀는 분명 자신이 말하는 교훈을 몸소 실천하고 있다. 긍정적인 마음가짐이 그녀가 시력을 잃었음에도 장수할 수 있었던 으뜸 비결인 것이다. 그녀는 최근까지도 캘리포니아 주 재활국에서 갓 시력을 잃은 사람들에게 장애를 갖고도 행복한 삶을 누릴 수 있는 방법에 관해 가르쳤다. 퇴직 후에도 그녀는 계속해서 봉사활동을 했고, 당뇨합병증으로 시력을 잃은 사람들을 교육했다. 2006년에 릴리포라이프LillyforLife 사는 그녀의 놀라운 생애와 공로를 표창하기 위해 '뛰어난 업적을 달성한 성인Adult Achiever' 부문의 릴리포라이프 공로상을 수여했다.

캐럴 세션즈Carol Sessions는 3살이던 1960년에 당뇨병 판정을 받고, 그때부터 47년간을 당뇨병과 함께하고 있다. 그녀의 종교적인 믿음은 긍정적인 사고방식을 갖고 당뇨병을 잘 헤쳐 나가는 데 중요한 역할을 했다. 캐런 포에니시도 이에 동의한다.

"신에 대한 흔들리지 않은 믿음이 제게 큰 도움이 되었죠. 임신을 하기 전 어떻게 혈당을 조절해야 할지 몰라 곤혹스러울 때, 하느님께 그 방법을 가르쳐 달라고 기도했어요. 그리고 얼마 후, 샤워를 할 때 갑자기 그 해답이 떠오르는 것이었어요. 그래서 전 임신할 수 있었죠."

우울증은 당뇨병을 가진 사람들에게 실로 큰 문제점으로 대두된다. 따라서 우울증을 예방하거나 효과적으로 치료하는 것이 무엇보다 중요하다. 전문가들에 의하면 우울증이 당뇨병을 야기하는 경우도 드물지 않다고 한다. 이는 스트레스 호르몬인 코르티솔cortisol이 체내 인슐린 작용을 둔화시킨다는 점에서 충분히 가능한 일이다. 일반적으로 우울증에 시달리는 사람은 일반 사람들에 비해 혈중 코르티솔 수치가 높다. 따라서 그들의 대처능력이 떨어지게 되는데, 이것은 자신의 몸을 적절하게 관리하는 능력이 저하된다는 의미이다. 또한 우울증으로 인해 당뇨병을 발병시키거나 악화시키는 음식 또는 행동에서 안정을 찾으려는 경향이 높아진다.

당신이 우울증에 취약하다면, 기분전환을 위한 활동이나 전문가와의 면담, 약물 치료 등 긍정적인 감정을 끌어올리기 위한 여러 방법을 통해 좀 더 행복하고 낙천적이 될 필요가 있다. 티베트의 승려들을 연구한 결과, 긍정적인 마음 상태는 훈련을 통해 습득될 수 있음이 증명되었다. 실험에 참여한 승려들은 몇 시간 동안 자신의 사고를 집중시켜 매우 긍정적인 마음 상태에 도달할 수 있었다. 이는 특정한 방법으로 의식적인 사고를 한다면 당신의 뇌가 재조정될 수 있다는 것을 보여 준다. 또한 당신의 현재 기분이 어떻든 의식적으로 환한 표정을 지으면 그 자체가 당신의 사고 패턴에 영향을 끼쳐 실제로 기분이 보다 긍정적으로 변하게 된다.

3
희생자가 되지 말라

자신의 사고와 태도를 더 나은 방향으로 바꿀 수 있는 사람은 오직 자신뿐이다. 우리에게는 특정 상황을 바라보는 시각을 바꿀 수 있는 능력이 있다. 당뇨병을 바라보는 시각도 마찬가지다. 물론 완치가 불가능한 당뇨병의 특성상, 자신에게 당뇨병이 있다면 쉽사리 우울감에 빠질 수 있는 것은 사실이다. 그러나 필요한 도구와 정보를 이용해 혈당을 조절하기 위해 최선을 다한다면 그 어떤 일반인보다도 행복한 삶을 살아갈 수 있다. 할 수 있는 것은 실천하고 할 수 없는 것은 편하게 받아들인다면, 당뇨병을 긍정적으로 바라보기 시작하는 것이다.

자신을 당뇨병의 희생자로 생각하는 순간 실제로 당뇨병 조절능력이 떨어져, 결국 당뇨병의 희생자로 전락하고 만다. 자신이 그리는 이미지가 실제 현실이 되듯, 많은 '성공적인 당뇨병 생존자들' 이 산악등반, 세계여행 등 여러 도전적인 일들을 즐기며 장수한다. 그들은 당뇨병이 자신들의 발목을 잡는 것을 완강히 뿌리치고, 당뇨병이 자신을 지배하도록 결코 내버려 두지 않는다.

돈 기포드는 이렇게 권고한다.

"'당신은 당뇨병이 있으니 이런 일은 할 수 없겠죠?' 라는 말을 듣지 않도록 해야 합니다. 자신을 당뇨병의 희생자로 보지 마십시오. 그 순간 당신의 삶은 끝나는 것이니까요."

돈 기포드는 산악등반을 하고 로스쿨을 다니며 가족을 부양하고 있다. 이로 미루어 보아 그는 자신을 당뇨병의 희생자로 전락하도록 내버려 두지 않았음이 분명하다. 제너럴 일렉트릭에서 일했던 피터 가리티 역시 당뇨병에도 불구하고 오랜 세월을 열정적으로 살았다.

"12살에 당뇨병 진단을 받았는데, 그때 아버지는 제게 당뇨병을 갖고 사는 것이 결코 나쁘지만은 않다고 말씀해 주셨죠. 자신의 몸을 더 잘 관리하는 법을 배우고 항상 건강에 신경 쓰다 보면, 오히려 얻는 점이 더 많을 수 있다는 것이 그 이유였죠."

그의 아버지의 말은 60년이 지나 이제는 72세의 노인이 된 지금도 그의 머릿속에 강력한 메아리로 생생하게 울려 퍼지고 있다. 피터는 아버지 덕분에 처음부터 당뇨병을 긍정적으로 바라볼 수 있었다고 한다.

65세의 리치 험프리즈Rich Humphreys 역시 51년 이상을 당뇨병과 함께 살았지만 당뇨병이 자신의 발목을 잡도록 내버려 두지 않았다. 그는 당뇨망막병증(당뇨병으로 인해 망막의 미세순환에 장애가 생겨 시력 감소가 발생하는 눈의 합병증—옮긴이)으로 시력을 잃어 가기 시작할 무렵에도 아이들을 위한 '즐거운 숲속 길'을 만드는 작업에 착수했다. 미술 선생님이었던 그는 앞을 보지 못하면 이 일을 계속하기가 불가능하다는 걸 깨달았다. 하지만 다행스럽게도 1년 넘게 완전히 시력을 잃었던 한쪽 눈이 회복되어, 현재 그의 두 눈은 제 기능을 회복한 상태다. 그의 중요한 철학 중 하나는 '삶을 모험으로 여기고 즐기는 것'이다. 69년간 당뇨병을 안고 사는 73세의 전직 해양학 교수 앨 루이스Al Lewis는 당뇨병이 자신의 사고방식을 조금 바꾸긴 했지만 "근본적인 사고방식은 바뀌지 않았다"고 말한다. 그는 당뇨병에도 불구하고 10대에는 바다낚시를 갔고, 성인이 되어서는 스쿠버다이빙에 도전했다. 당뇨병은 그가 하고 싶은 일을 하는 데 결코 장애가 되지 못했다.

밥 엘더Bob Elder는 69년 생애 중 46년을 당뇨합병증 없이 건강하게 살 수 있었던 비결로 '당뇨병에 집착하지 말기'를 꼽는다.

"전 당뇨병을 핑계 삼는 것을 정말 싫어합니다. 하지만 당뇨병이 있다는 사실은 한순간이라도 잊어선 안 되겠죠. 제가 당뇨병으로 인해 어느 정도는 제한적이라는 사실을 항상 의식하고 있습니다."

그가 인생을 즐기는 데 있어 당뇨병은 조금도 방해가 되지 않는다. 그는 하고 싶은 일을 하는 데 주저하지 않으며, 매사에 적극적이고 활동적이다.

72년 생애 중 43년을 당뇨병과 함께한 캐롤린 밸컴Carolyn Balcom은 당뇨병 때문에 하고 싶은 일을 못한 적은 전혀 없었다고 말한다. 그녀는 세 명의 친자와 두 명의 양자를 키웠으며, 일곱 명의 손자손녀를 두었다.

"아이들이 자라 학교에 다니게 되자 전 예전에 하던 간호사 일을 다시 시작했고, 25년을 쭉 일했어요. 야간근무를 했던 터라 그 스케줄에 맞춰 인슐린을 조절하는 요령도 터득하게 되었죠."

당뇨병의 희생자가 되기를 거부한 사람들의 이야기 중 단연 주목을 끄는 것은 47살의 마크 블랏스타인Marc Blatstein의 사례다. 그는 10살에 당뇨병 판정을 받았는데, 당뇨병 덕택에 목숨을 구했다고 한다. 그는 30살이던 1984년 4월 29일에 사촌의 부탁을 받아 창고에서 물건을 옮긴 후, 화장실을 찾다가 6m 아래로 떨어지는 사고를 당했다. 딱딱한 콘크리트 바닥에 등부터 떨어지면서 등뼈가 세 조각이 나고, 갈비뼈는 거의 모두 부러지는 심한 외상을 입었다. 다리는 마비되어 감각을 잃었고, 심한 내상까지 동반되었다. 생존할 가망이 없어 보였다.

그는 응급실로 향하던 구급차 안에서 응급요원 중 한 사람이 "가망이 없어 보이는데요"라고 말하는 소리를 들었다. 그 순간 그는 마음속으로 그 사람의 말에 대꾸했다.

'그건 당신 생각일 뿐이야. 내겐 처자식이 있고 아직도 살아갈 날이 많아. 말도 안 되는 소리는 집어치우라고. 난 절대 죽지 않아!'

몇 차례의 위험한 수술, 폐에 입은 심한 내상(폐가 혈액으로 가득했다), 극히 제한적인 움직임만 가능하다는 그의 다리에 대한 예후 등 여러 극단적인 상황에도 불구하고, 그는 의사들이 틀렸음을 증명해 보였다. 물론 그렇게 되기까지는 고단하고 지루한 길을 걸어야 했다. 2주 동안의 인공호흡기, 몇 달에 걸친 견인기traction와 전신 깁스 및 교정기brace, 재활운동 등의 도움으로 마크의 강철 의지는 빛을 발하기 시작했다. 마크는 다시 정상적으로 걸을 수 있게 되었고, 결국엔 사고 전의 모든 신체능력을 완전히 회복하기에 이르렀다.

마크의 담당의사는 당뇨병이 그를 강하게 만든 원동력이라고 믿었다.

평소 당뇨병에 단련된 마크는 새로 발견한 의지를 불사를 수 있었고, 큰 사고로부터 회복될 수 있도록 스스로 노력할 수 있었던 것이다. 의사는 또한 마크가 실로 기적과 같은 일을 해냈다고도 했다. 마크는 당시를 이렇게 회고한다.

"아래로 떨어지자 정신이 아득해졌습니다. 딱딱하고 차가운 창고 바닥에 누워 있다는 사실을 인식하자 방금 어떤 일을 당했는지 조금씩 깨닫기 시작했죠. 제 경우 당뇨병이 재앙으로부터 절 구해준 생명의 은인이었던 셈입니다. 전 살아남았고 예전처럼 다시 정상인으로 살아갈 수 있게 되었습니다. 이 모두가 당뇨병 덕분이죠!"

이 모든 사례들은 당신이 스스로를 일반인 못지않은 무한한 잠재력을 지닌 존재로 볼 것인가의 여부가 전적으로 당신에게 달려 있음을 보여준다. 일단 도전과 변화를 주도하는 삶을 선택하고 나면, 당신은 결코 다른 삶을 원치 않을 것이다.

4
유머감각을 가져라

당뇨병이 있어도 건강하게 장수하는 사람들이 꼽는 또 하나의 비결은 바로 유머감각이다. 자신의 당뇨병과 인생에 대한 유머감각을 유지하며 가능한 한 많이 웃는 것이 당뇨병 극복에 상당한 도움이 된다. 한 연구에 따르면 웃음은 혈압을 낮추고, 당뇨병자들의 식사 후 혈당조절에도 도움이 된다고 한다. 스트레스를 유발하는 상황에서도 웃을 수 있는 능력을 가진 사람은 심장질환에 걸릴 위험성도 낮다. 그렇다면 웃음을 최고의 명약이라고 할 수 있지 않을까?

리치 험프리즈는 자신의 당뇨병과 삶에 대해 기회가 있을 때마다 유머감각을 발휘하는 사람이다. 그는 만성적인 질병을 가진 사람들에겐 유머감각은 필수라고 말한다. 그는 당뇨합병증으로 인해 굽은 방아쇠 손가락을 펴는 수술을 받은 직후에도 간호사에게 장난을 쳤다.

그에게는 만우절이 가장 좋아하는 날이다. 그의 진료 날짜가 만우절이었을 때, 그는 미리 왼손에 고무풀로 가짜 흉터를 만들었다. 그리곤 붉은색 물감을 그 위에 칠하고 유성 사인펜으로 봉합선을 그려 넣었다. 붕대로 가짜 상처를 감은 후 그는 오른손(실제 수술 받은 손)으로 6살 난 아들의 손을 잡고 진료실로 들어갔다. 그날 담당의사는 리치의 가짜 상처에 그려진 기이한 봉합선을 보고 어떻게 실밥을 풀어야할지 한참 애를 먹고 있었다. 이때 리치가 익살스런 표정과 함께 "만우절입니다"라고 외치며, 어리둥절해하는 의사에게 진짜 봉합선이 있는 오른손을 내밀었다.

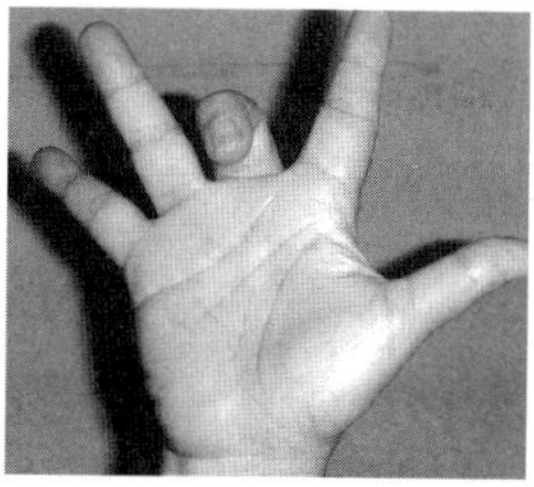

방아쇠 손가락

9살 때부터 50년 가까이 당뇨병과 함께해온 메리 수 루빈Mary Sue Rubin도 당뇨병에 성공적으로 대처한 으뜸 비결로 유머감각을 꼽는다. 또한 컨설팅 업체를 경영하는 마크 블랏스타인 역시 성공적인 당뇨병 대처의 중요한 열쇠로 웃음을 꼽으며 이렇게 말한다.

"전 많이 웃고 농담도 많이 합니다. 때때로 모타운 뮤직(Motown music, 1950년대부터 디트로이트의 흑인 중심으로 생긴 강한 비트를 가진 리듬 앤드 블루스-옮긴이)을 들으며 따라 부르기도 하죠. 전 당뇨병을 가진 사람들이 많이 웃고 자신의 병을 낙관적으로 여기는 데 작은 보탬이나마 주기 위해 그들과 얘기할 수 있는 기회를 가능한 한 많이 가지려 합니다. 그건 저 자신을 돕는 일이기도 하거든요. 전 아주 어렸을 때부터 웃음이 얼마나 강력한지를 깨달았습니다."

51년 생애 중 41년을 당뇨병과 함께한 제인 도만Jane Dohrmann 또한 자신이 이제껏 발견한 최고의 명약 중 하나가 웃음이라고 말한다.

"사람들이 시기적절하다고 생각하지 않을 때조차도 자주 웃었어요. 하지만 어쩔 수 없었어요. 전 웃는 것을 너무 좋아하고 웃음은 모든 것을 해결해 주니까요."

그녀는 최근 자신이 심장도자술heart catheterization 및 관상동맥 스텐트 주입술coronary artery stent placement을 받았을 때의 사례를 우리에게 들려주었다. 담당 심장전문의가 중재적 시술(신체를 가르지 않고 관을 넣은 후 영상장비를 통해 시술하는 것–옮긴이)을 하는 동안 아주 진지한 자세로 그녀에게 괜찮은지를 물었다. 담당의 질문에 그녀는 괜찮다고 답변한 후, "의사 선생님도 괜찮으세요?"라고 되물었다.

23세에 발병하여 30년 이상 당뇨병을 보유하고 있는 래리 베러티Larry Verity 역시 유머감각을 잃지 않고 당뇨병을 다스리는 데 도움을 주면서 당신의 상황을 잘 이해할 수 있는 친구를 찾으라고 충고한다. 35년을 당뇨병과 함께한 46살의 론 데눈지오Ron DeNunzio 또한 비슷한 조언을 한다.

"당신의 당뇨병 역사에서 특정 상황을 떠올려 보고 거기에 농담을 던져 보십시오. 예를 들면, 저혈당 상태가 되어 당신이 평소와는 다른 행동을 보였을 때와 같은 상황을 말입니다. 웃음은 당뇨병을 재미있는 것으로 만들어 줍니다."

우리는 론의 말에 충분히 공감하지만, '당뇨병'과 '재미'를 한 문장 안에 넣어 말할 사람이 과연 얼마나 될까?

5
스트레스와 죄책감을 날려 버리자

스트레스가 정신적인 것이든 육체적인 것이든, 모든 스트레스는 체내의 아드레날린 및 코르티솔의 수치를 상승시킨다. 이는 곧 체내의 인슐린 활동을 저하시키고 혈당을 증가시키는 결과를 초래한다. 심적 스트레스가 지속되거나 이를 빈번하게 받으면 당뇨병을 다스리기가 훨씬 더 힘들어진다. 3개월간의 '스트레스 관리 프로그램'과 관련된 연구에 따르면, 당뇨병이 있는 사람도 스트레스를 잘 관리하면 체내 혈당조절 능력을 향상시킬 수 있다고 한다. 또 다른 연구에서는 혈당조절을 잘하는 제1형의 당뇨병 환자들은 (보다 빈번한 자가 혈당측정을 비롯해) 자신의 당뇨병에 남다른 주의를 기울이는 동시에 문제 해결과 임무 달성에 역점을 두는 생활 전략을 실천하는 것으로 드러났다. 유사한 예로, 5차례에 걸쳐 진행된 '실제 상황'에 기반을 둔 '집단 스트레스 관리 프로그램'을 마친 제2형 당뇨병 환자들은 실제로 스트레스가 줄어 당뇨병이 호전된 것으로 나타났다. 당뇨병과 같은 만성적인 질병은 쉽사리 당신의 사고에 부정적인 영향을 끼치고, 그로 인한 스트레스는 당신의 신체건강을 위협한다. 의식적인 심호흡 같은 간단한 방법만으로도 스트레스를 경감시켜 혈당조절 능력을 향상시킬 수 있다.

어떤 사람은 병원 방문에 조건반사적으로 스트레스를 받기도 한다. 일

례로 캐럴 세션즈는 병원에 갈 때마다 심한 불안감을 느낀다. 그녀는 일전에 한 당뇨병 전문가에게 자신의 이런 증상에 대해 물어본 적이 있었는데, 그는 그녀의 증세가 외상 후 스트레스 증후군의 형태를 띤다고 했다. 당뇨병으로 인해 3살이란 어린 나이에 주사에 대한 두려움 등을 감수해야 했던 잦은 병원 출입이 낳은 결과라는 것이다. 흥미롭게도 많은 사람들이 병원 진료실에만 들어서면 스트레스를 받는 '흰 가운 증후군'을 경험한다. 진료과정과 그 결과에 대한 예기 불안으로, 진료실에서 혈압을 재면 집에서보다 그 수치가 높아지는 것이 그리 드물지 않다. 진료실에서 잰 혈압 수치가 정상을 벗어나거나 평소보다 훨씬 높게 나왔다면 잠시 시간을 두고 다시 한 번 혈압을 재보는 것도 좋다. 또는 일시적인 혈압 상승의 원인이 되는 불안감을 조장하지 않는 집이나 다른 장소에서 혈압을 측정할 수도 있다. 병원에서 혈당을 측정하는 것에도 스트레스를 받는다면, 이러한 감정적인 요인이 혈당수치에 반영되지 않도록 병원 방문 전에 스스로 혈당을 측정하도록 하자.

우울증을 포함한 감정적인 스트레스는 삶에서 피할 수 없는 고난이나 시련을 겪을 때 유발될 수도 있다. 스트레스와 우울 장애는 운동 의욕을 떨어뜨리고 식습관에 악영향을 끼치는 등 건강관리 능력을 현저하게 저하시킨다.

댄 스피나졸라Dan Spinazzola는 경과가 좋지 않은 어깨 수술과 형의 죽음, 직장에서의 지나친 스트레스 등이 맞물려 자신의 혈당수치가 적정 수준을 훨씬 벗어났다는 걸 깨달았다. 93세의 블론디 프램Blondie Fram은 40년을 넘게 제2형 당뇨병을 안고 살았다. 그녀 또한 감정적인 스트레스가 자신의 혈당을 치솟게 한다는 걸 알고 있다. 그래서 그녀는 가급적이면 주위 상황에 초연해지려 애쓴다. 유방암 수술을 두 차례나 받은 그녀는 자신에게 주어진 것과 사이좋게 사는 법을 배웠다고 담담하게 말한다.

애너 마리아 굴드는 일상적인 스트레스가 당뇨병 관리의 가장 큰 적이라고 느낀다. 학교 고문인 그녀는 학생과 선생님들의 필요를 동시에 충족시켜야 하기에, 이따금 자신의 업무에서 오는 스트레스가 엄청나다고 느낀다. 특히 최종마감 날이 임박하면 그 스트레스는 한층 더 가중된다고 한다. 이런 날이면 어김없이 스트레스의 희생양이 되고 자신의 당뇨병 관리에 적신호가 들어온다고 한다.

"전 가능한 한 운동을 많이 하려고 노력해요. 스트레스가 심한 날에는 특별히 더요. 운동을 하면 스트레스가 해소되고 잠도 깊이 잘 수 있기 때문이죠."

제인 도만에게는 어떤 상황에서든 웃음을 잃지 않고 낙천적인 자세를 유지하는 것이 스트레스를 줄이는 길이다. 23년을 제2형 당뇨병과 함께 살아온 68세의 자크 바르나이스Zach Barneis 역시 효과적인 당뇨병 관리의 가장 큰 걸림돌로 스트레스를 꼽는다. 그는 최선을 다해 스트레스를 줄여야 한다고 역설한다.

한편, 때때로 당뇨병과 같은 만성질병이 비교적 걱정을 적게 하는 심리구조를 만들어 주기도 한다.

돈 기포드는 이렇게 말한다.

"살다 보면 스트레스로 힘겨워하는 사람들을 볼 때가 있습니다. 그럴 때 전 스트레스로부터 자유로워지기 위해 한 발짝 뒤로 물러섭니다. 대부분의 일들이 우리가 생각하는 것처럼 그리 심각하진 않죠. 당뇨병을 다스리는 것보다 쉬운 일들이 대부분이기도 하고요."

요컨대 스트레스를 유발하는 상황에서 마음을 다스리는 것은 그리 복잡하게만 보이지는 않는다. 보다 큰 시각을 갖고 상황을 조망하면서, 단순히 그 상황에 지나치게 스트레스를 받지 않기로 마음을 고쳐먹거나 스트레스를 분출할 수 있는 다른 긍정적인 통로를 찾으면 되는 것이다. 캐런 포에니시 역시 스트레스를 줄이는 것이 사는 데 중요한 문제라는 점에는 동의하지만, 타인(특히 아이들)이 개입될 경우 그것은 그리 만만한 문제는 아니라고 생각한다.

"전 스트레스를 받긴 하지만 제 혈당에 큰 영향을 끼치진 않는 것 같아요. 아마 항상 스트레스를 받아 스트레스에 적응이 되었나 봐요."

감정적인 문제를 떠나 질병이나 수면 부족 같은 육체적인 스트레스만으로도 혈당의 대참사가 야기될 수 있다. 베나 페트로타는 밤에 충분한 휴식을 취해야 한다고 말한다. 옳은 말이다. 최근의 연구에 따르면, 잠을 너무 적게 (혹은 너무 많이) 자는 사람은 당뇨병에 걸릴 위험성이 높다는 것이 증명되었기 때문이다. 수면 부족이 체내 코르티솔의 수치를 상승시킨다는 것이다. 7살 때부터 당뇨병과 함께 살아온 49세의 버나데트 맥킨타이어Bernadette McIntyre는 이렇게 말한다.

"당뇨병이 있는 사람에게 적당한 휴식은 건강에 필수적이라고 확신해요. 제가 세균에 감염되거나 감기에 걸렸을 땐 거의 항상 그전 며칠 동안 충분한 휴식을 취하지 못해 피로감이 누적된 후였어요. 전 충분한 휴식이 다른 여러 질병의 재발도 예방해 준다고 믿죠. 간호사였던 어머니는 제가 어렸을 때부터 충분한 휴식의 중요성을 강조했어요. 이점에 대해 지금까지도 어머니께 감사하는 마음이죠."

콜버그 박사는 자신도 충분한 휴식을 취하고 나면 걱정이 줄어들고, 보다 밝고 긍정적인 마음으로 세상을 바라보게 된다는 것을 느꼈다. 반대로 정신적 스트레스가 극심한 대부분의 경우는 육체적으로 피곤할 때였다. 32살 이후 36년간을 당뇨병과 함께한 나탈리 손더즈Natalie Saunders 역시 잠을 적게 자면 혈당이 올라간다고 단도직입적으로 말한다.

비슷한 맥락으로, 당신의 당뇨병 및 혈당조절에 대해 죄책감을 느끼는 것 역시 또 다른 스트레스를 낳을 뿐이다. 나탈리 손더즈는 과거에 불안정한 혈당수치로 괴로워했다.

"전 책에 나온 방법 그대로 실천했어요. 하지만 혈당을 제대로 조절하지 못했죠. 전 상황이 좋지 않으면 지나치게 예민한 반응을 보였죠. 이것 때문에 저의 혈당은 또 다시 요동치게 되었고요. 그래서 스트레스를 줄이려고 마음을 편하게 먹으려 애썼죠."

척 아이치텐은 이따금씩 혈당조절에 강박관념을 가졌다.

"혈당측정이 마치 제 자신에 대한 시험처럼 느껴질 때가 있었습니다. 시험에 통과했는지 떨어졌는지를 끊임없이 알고 싶어 한 거죠. 혈당수치가 저의 기대치에 못 미치기라도 하면 마치 큰 잘못을 저지른 것 같았습니다."

그는 이제 자신의 혈당수치가 기대치를 조금 벗어나더라도 예전처럼 죄의식을 느끼지 않고 보다 편안한 마음을 가질 수 있게 되었다. 1979년, 16살의 나이에 당뇨병이 발병한 제시카 칭Jessica Ching은 당뇨병을 절대로 완벽하게 통제할 수는 없다는 걸 받아들여야 한다고 말한다. 그녀는 처음 12년 동안은 인슐린 펌프를 거부했지만, 1991년에 인슐린 펌프를 사용하기 시작한 이래로 지금까지 자신의 삶과 당뇨병을 잘 통제해 왔다. 그녀는 이렇게 충고한다.

"당뇨병이 기승을 부리도록 내버려 두어선 안 돼요. 그럼 그 녀석은 순식간에 당신을 집어삼켜 버릴 테니까요. 당뇨병의 존재를 받아들이고, 그 녀석을 다스리기 위해 당신에게 적합한 방법을 실천하는 것만으로 충분해요. 만일 당신이 매일 초콜릿과 단것을 먹고 싶다면, 당신의 삶이 당신의 욕망을 어떻게 수용할 수 있을까 고민해 보세요."

댄 스피나졸라는 자신이 최선을 다하려고 노력하지만, 자신이 당뇨병을 가진 사람의 본보기는 될 수 없다는 것을 인정한다. 그는 올바른 식습관을 지키지 못하고, 49세에 당뇨병 판정을 받기 전까지 평생을 먹어온 쿠키를 지금도 끊지 못하는 것에 죄의식을 느낀다. 하지만 그의 오랜 습관은 쉽게 끊어지지 않았다.

"전 쿠키를 너무 많이 먹습니다. 그러고 나면 죄책감이 밀려들죠. 하지만 얼마가지 않아 다시 자기합리화를 하며 또 쿠키에 손을 뻗게 됩니다. 그야말로 쿠키의 노예라고 할 수 있죠."

죄책감이 들 수 있는 상황은 여러 가지가 있다. 자신을 더 잘 돌보지 못했다는 걸 깨달았을 때뿐만 아니라 당뇨병이 있는 당신을 걱정해 주는 주위 사람들에게 심려를 끼쳤을 때도 죄책감이 밀려들 수 있다. 10살 때 당뇨병 판정을 받은 마크 블랏스타인은 당시에 느낀 죄책감을 이렇게 회고한다.

"제게 당뇨병이 있다는 말을 하면서 눈물을 흘리는 부모님을 보니 두려운 마음이 들었습니다. 당뇨병이라고 진단받은 것에 대해선 그리 개의치 않았습니다. 부모님의 마음을 아프게 한다는 것이 절 괴롭혔죠. 전 부모님께 죄책감을 느꼈고, 이러한 죄책감은 오랫동안 제 안에 자리 잡고 있었습니다."

죄의식은 당뇨병 관리에 아무런 도움이 되지 않는다. 따라서 죄의식을 마땅히 긍정적인 자세와 보다 건전한 마음가짐으로 바꿔야 할 것이다. 55세의 코미디언 짐 터너Jim Turner는 약 38년 전에 당뇨병 판정을 받았다. 그는 당뇨병이 있는 다른 사람들과 얘기를 나누며 서로의 이야기를 공유하는 것이 당뇨병 치료에 큰 도움이 된다고 말한다.

"당신이 느끼는 모든 자책감이나 죄의식을 다른 사람과 공유하면 그 무게는 가벼워질 것입니다. 다른 사람들과 얘기를 나누는 것은 정말이지 제게 큰 도움이 되죠. 저뿐만 아니라 다른 사람에게도 도움이 되는 일이기도 하고요."

육체와 정신의 상관관계를 충분히 이해하지 못하면 마음가짐이 얼마나 중요한지 간과하게 된다. 정신적 건강과 신체적 건강은 상호의존적인 불가분의 관계이기에 서로 큰 영향을 끼친다. 따라서 정신적인 문제를 제대로 다루지 않고는 육체적인 건강을 기대하기 어렵다. 당뇨병을 갖고도 건강하고 행복하게 장수하기 위해선 스트레스와 죄책감을 줄일 수 있는 방법을 터득해야 한다.

더 나은 혈당조절을 위한 이완조절 및 스트레스 줄이기

- 몇 분간 심호흡을 한다. 서서히 숨을 들이마셨다가 서서히 숨을 내쉬며 스트레스가 당신의 몸에서 빠져나가는 것을 시각화한다.
- 조용히 앉아 지금 해변이나 조용한 언덕, 또는 산 정상이나 숲속 등과 같은 고요하고 평온한 곳에 있다고 상상한다(당신이 가장 평온함을 느끼는 곳을 선택한다).
- 평온하게 앉아 명상을 한다(되도록이면 눈을 감는다). 깊고 느리게 숨을 쉬면서 당신의 모든 생각을 10~20분간 한 가지(마음속의 어떤 이미지나 방의 사물, 또는 어떤 소리 등)에 집중시킨다.
- 근육을 이완시킨다. 즉, 당신의 신체 부위 한 곳에 힘을 주었다가, 얼마 후 그 부위의 긴장을 완전히 푼다. 발가락부터 출발해 점점 더 위로 올라가면서 몸의 모든 부위에 적용한다.
- 마음에 평온을 가져다주는 음악이나 노래, 또는 기타 청취물을 듣는다.

- 스트레스에 대처하고 자신감을 향상시키기 위해 자기최면을 실행한다. 이것은 명상과 유사하지만 일반적으로 긍정적인 자기암시의 말을 사용한다는 점에서 명상과 구별된다. 예를 들면, '나의 몸은 건강하다', '당뇨병은 내 손안에 있다' 등이 그것이다.
- 규칙적으로 요가 및 요가 호흡을 한다.
- 밖으로 나가 활기차게 걷는다. 자리에서 일어나 몇 분 동안 주위를 서성거리는 것만으로도 혈액의 흐름이 빨라진다.

6
인생의 목표를 정하고 노력하라

당뇨병을 갖고도 잘 살아갈 수 있는 필수적인 요소는 자신의 꿈을 설정해 그 꿈을 좇고, 현실에서 이루는 것이다. 목표 설정과 관련해 영감을 주는 사례가 하나 있다. 패트리샤 라 프랑스-울프는 30년 전 당뇨합병증으로 인해 시력을 잃었다. 그녀는 가만히 앉아 자신의 신세를 한탄하는 대신, 다시 학교에 입학해 재활상담학 석사학위를 받았다. 학위를 받은 후 수년 동안 그녀는 당뇨병이 있는 맹인들에게 음성 혈당측정기talking blood glucose meters 사용법을 비롯해, 당뇨병 및 당뇨합병증과 관련한 감정적인 문제를 다스리는 법을 가르쳤다. 또한 일반 맹인들에게도 장애를 극복하고 잘 살아갈 수 있는 방법을 가르쳤다. 그녀는 이렇게 말한다.

"이 세상에는 항상 좋은 것도, 항상 나쁜 것도 없어요. 상황이 좋지 않더라도 참고 견뎌내야만 합니다."

65세인 리치 험프리즈는 33살에 세계일주 목표를 세웠다. 그는 유럽을 횡단했고, 이스라엘에서 8주 동안 일한 후 앵커리지로 갔다. 그리고 히치하이크로 알래스카 해안으로 가서, 자전거를 타고 오리건을 거쳐 펜실베이니아 주에 있는 자신의 집으로 돌아왔다. 결국 그의 마지막 목표였던 미국 횡단의 꿈도 이룬 셈이다. 그는 이 모든 것을 혼자서, 혈당측정기도 없이 이루었다.

짐 터너에게 있어 당뇨병이란 그저 극복해야 할 또 하나의 장애물에 불과했다. 그는 당뇨병 초기부터 '무엇이든지 하고야 만다'는 굳은 의지를 보였고, 그가 하고 싶은 일을 달성하기 위해 목표를 세웠다. 한 예로, 그는 1973년 겨우 21살의 나이에 3개월간 자전거로 유럽을 여행하기로 마음먹었다. 그는 이렇게 회고한다.

"전 홀로 자전거를 타고 이탈리아와 독일을 횡단했습니다. 저의 혈당수치도 모르는 채 말이죠. 그 여행은 무엇이든 할 수 있다는 자신감을 심어 주었습니다."

어떤 사람들은 스포츠 분야의 목표를 세운다. 그중에는 올림픽에서 금메달을 딴 사람도 적지 않다(29장에서 훌륭한 운동선수들을 더 많이 만날 수 있다). 더그 번즈Doug Burns는 7살 때부터 36년간 당뇨병을 안고 살았다. 그는 제1형 당뇨병을 가진 사람으로서는 최초로 보디빌딩에서 최고의 자리에 오르겠다는 자신의 꿈을 한시도 망각하지 않고 끊임없이 노력했다. 그리고 마침내 2006년에 무약물 보디빌딩으로 '미스터 내추럴 유니버스 Mr. Natural Universe' 타이틀을 획득했다. 그는 젊었을 때에는 혈당측정기가 없어 당뇨병 관리를 제대로 하지 못했고, 보디빌딩 운동을 시작해 보다 강인해지기 전까지 어떤 운동도 할 수 없었다. 그는 무약물 파워 리프팅(바벨을 들어 올리는 경기라는 점에서는 역도와 같지만, 바벨을 들어 올리는 방법에 큰 차이가 있다-옮긴이)에서 주 신기록과 지역 신기록, 미국 신기록을 세웠다. 그리고 여섯 개의 파워 리프팅 대회까지 석권한 후, 그는 보디빌딩으로 전향해 '미스터 USA' 타이틀을 거쳐 마침내 그의 최종 목표인 '미스터 유니버스'에 등극하게 되었다.

또 다른 운동선수인 빌 킹Bill King은 지금으로부터 23년 전인 24세에 당뇨병 판정을 받을 당시에 마라톤 선수로 활약하고 있었다. 당시 그의 몸은 과도한 훈련, 두 가지 직업의 병행, 학교생활, 애인과의 이별, 바이러스 감염 등 복합적인 문제로 엄청난 스트레스가 쌓여 있었다. 하지만 그에게 당뇨병이 있다는 말을 들었을 때 그의 머리에 처음 떠오른 건, 다시 마라톤을 하려면 당뇨병을 다루는 방법을 배워야겠다는 생각뿐이었다. 그는 지금까지도 자신의 건강을 유지하기 위해 계속 뛰어야 한다고 굳게 믿고 있다. 그는 당뇨병 판정을 받은 이후로 17차례나 마라톤 대회에 출전했다.

당신의 목표가 거창할 필요는 없다. 당뇨병을 이겨내고 건강하게 장수할 것이라는 목표도 훌륭한 것이다. 밥 클레버랜드는 먹는 음식에 세심한 주의를 기울이고, 혈당수치를 지속적으로 체크해야 한다고 말한다. 그의 가장 큰 인생 목표는 자신이 할 수 있는 최고의 당뇨병 관리를 실천하는 것이다. 그의 목표인 건강하게 장수하는 삶을 살기 위해 그는 더 나은 당뇨병 관리 방법을 시도하는 데 망설이지 않는다. 제인 도만 역시 무엇이 되었든 인생의 목표를 세우고, 그 목표를 달성하기 위해 최선의 노력을 경주하는 것이 당뇨병과 같은 만성질병을 가진 사람들에게 매우 중요하다고 강조한다.

74세의 짐 아서Jim Arthur는 64년 동안 당뇨병을 안고 살았다. 그의 목표 역시 당뇨병을 이기고 건강하게 장수하는 것이다. 그의 건강 상태와 나이를 보면 이미 자신의 목표를 달성한 셈이지만 말이다. 그가 13살 때쯤의 일이다. 가장 친한 친구 집에 놀러간 그는 우연히 친구 어머니의 말을 엿듣게 되면서 자신의 목표를 확실히 정하게 되었다. 친구 어머니는 짐이 자신의 집에 놀러와 있는 것을 모르고, 그녀의 친구에게 "짐이 정말 안 됐어요. 그 아이가 45살을 넘기면 그건 기적과도 같은 일이죠"라고 말하는 것을 듣게 되었다. 그는 이 말을 듣고 강한 도전의식이 발동했다. 그녀의 말이 틀리다는 걸 증명해 보이기 위한 목표가 생긴 것이다. 이미 고인이 된 친구의 어머니를 떠올리며 짐은 "제가 벌써 75살이라는 걸 알면 아마 놀라실 겁니다"라고 말한다.

확고한 목표 의식이나 강한 동기가 당뇨병을 가진 사람들이 건강하고 오래 사는 데 도움이 된다면, 목표를 세우고 그 목표에 전력투구해야 할 충분한 이유가 있지 않을까? 정상을 향해 계속 올라가도록 하자. 운이 나빠 산중턱까지만 올랐다 하더라도, 정상에 오르기 위해 당신이 쏟은 그동안의 열정과 노력은 최소한 당신의 삶을 향상시켰음엔 틀림이 없을 것이다.

제럴드 클레버랜드, 나이: 91세
유형: 제1형 당뇨병, 보유기간: 75년

뉴욕 주 시러큐스Syracuse 토박이인 제럴드 클레버랜드는 적어도 현재까지는 최고령의 당뇨병 환자다. 그는 농담조로 자신은 늘 2등만 했다고 투덜댄다. 고등학교에선 차석 졸업생으로서 고별사를 낭독하지 못했고, 대학 학부과정과 석사과정에서도 2등에 머물렀다. 심지어 그의 집안 당뇨병 경력에서도 그는 7년 차이로 동생 밥 다음으로 2등에 그친다. 하지만 일생의 대부분을 당뇨병과 함께하면서도 장수한 사람으로는 단연 제럴드가 1등이다. 그가 100번째 생일을 맞이하게 된다면 제1형 당뇨병을 가진 사람으로서는 최초로 100살까지 사는 사람이 된다.

우리들로선 단지 한 끼의 식사를 위해 혈당측정기의 혜택 없이 뜨개질바늘 같은 주삿바늘로 몸을 찔러 주사하는 것을 상상하기 어려울 것이다. 그것도 무려 50년 동안이나 말이다. 동생 밥 다음으로 당뇨병 진단을 받은 것도 마음이 편치 못했다. 동생이 7년 동안 당뇨병으로 고생하는 것을 지켜봐야 했기 때문이다. 하지만 그는 긍정적인 태도로 자신의 당뇨병을 받아들였다. 또한 보다 혁신적인 당뇨병 치료법 및 관리 도구가 개발되리라는 희망을 잃지 않았다.

담당의에게서 '고고학적 발견' 이란 별명을 얻은 그는, 자신의 장수 비결을 왕성한 활동력(평생 동안 거의 매일 상당히 긴 거리를 걸었다), 식습관에 대한 세심한 주의, 인생에서 최고의 순간이 앞으로 올 것이라는 낙관적인 신념 등으로 꼽는다.

그의 식단표를 보면 그의 세심한 식습관을 알 수 있다. 당뇨병 초창기 시절, 담당의가 그에게 당뇨병을 다스리기 위해 먹어야 할 것들이 적힌 메뉴를 주었는데, 그는 그것을 지금까지도 부엌문에 붙여 놓고 참조하고 있다. 그는 당뇨병을 관리하는 것은 '공중에서 흔들거리는 외줄을 타는 것'과 같다고 말한다. 그는 탄수화물이나 식사량이 혈당에 미치는 영향에 대해선 그 누구보다 더 잘 안다고 자신 있게 말한다. 그는 음식에 대해 사람들이 잘못 인식하고 있는 것을 보면 안타깝다고 한다. 예를 들어, 많은 사람들이 '무설탕' 디저트는 혈당수치에 악영향을 끼치지 않는다고 오해한다는 것이다. 실은 많은 양의 탄수화물을 함유하고 있는 무설탕 음식이 대부분인데도 말이다.

제럴드는 지금까지도 자신의 역할에 최선을 다하고 있다. 그는 처음에 중등학교 사회 교사로 출발해, 후에 시러큐스에서 최초의 남자 초등학교 교사가 되기로 결심했다. 그리고 초등학교 교장까지 역임했으며, 27년간 공립학교 부교육장으로 일하면서 교육학 박사학위를 취득했고, 퇴직하기 전까지 공립학교 교육장으로서 교육 분야에 몸담았다. 또한 지역 장로교회에서 70년간 장로로 봉사했고, 센트럴 뉴욕의 노숙자 및 소외받은 사람들을 대상으로 여러 해 동안 적극적인 봉사활동을 했다. 최근 그는 조슬린 당뇨병 센터와 릴리 제약회사로부터 장수를 공식적으로 인정받았다. 또한 그의 남다른 업적도 인정받아 시러큐스 대학의 '훌륭한 졸업생 상'을 받는 영광도 누렸다.

그는 현재 91세의 나이에도 지역 주민들에게 당뇨병을 갖고도 잘 살아갈 수 있는 방법을 가르치고 있다.

또한 62년간 행복한 결혼생활(2002년 아내와 사별)을 하면서 두 명의 자녀, 다섯 명의 손자손녀, 그리고 다섯 명의 증손자증손녀를 두었다. 그에게 아내의 도움이 많이 필요한 건 아니었지만, 그의 아내는 밤에 그의 혈당이 내려가는지를 세심하게 살피는 것을 비롯해 그의 건강 상태에 세심한 주의를 기울였다.

지금까지도 그의 딸은 하루에 세 차례씩 전화를 걸어 그의 혈당이 지나치게 낮지 않은지를 체크하고, 안부를 묻기 위해 그의 집에 자주 들른다. (절단한 오른발 두 발가락과 같은) 당뇨병과 관련된 신체적인 불편함에도 불구하고, 그는 항상 긍정적이고 낙관적인 사고방식을 가지고 있다.

그는 당뇨병으로 유명세를 떨치는 것이 다소 불편하다고 털어놓는다.

"전 그저 평범한 사람이라 생각합니다. 모든 사람들이 대단하다고 여길 만한 사람은 따로 있죠. 당뇨병을 가진 많은 사람들에게 영감을 주고 본보기가 될 만한 사람 말입니다. 그렇지도 못한 제가 사람들을 실망시키지 않을까 염려됩니다."

밥 클레버랜드, 나이: 87세

유형: 제1형 당뇨병, 보유기간: 82년

당뇨병에 있어 자신의 형 제럴드에 결코 뒤지지 않는 밥 클레버랜드는 지금까지 글래디스 덜 다음으로 가장 오래 제1형 당뇨병과 함께 살아온 사람이다(글래디스 덜과 불과 1년 차이도 나지 않는다). 그는 인슐린이 상용화된 직후인 1925년에 당뇨병 진단을 받았다. 물론, 그의 장수를 타고난 유전자 덕분이라 생각할 수도 있다. 하지만 그가 장수할 수 있었던 건 결코 그의 유전자 때문만은 아니다. 당뇨병 진단을 받았을 때 그의 나이는 5살이었지만, 그는 지금도 그때의 일을 생생하게 기억하고 있다.

"전 제가 병원에서 죽게 될 거라고 생각했습니다."

당시 그는 몸이 마를 대로 마른 상태였지만, 의사는 그의 혈당을 조절하기 위해 '기아 식이요법' 을 하도록 했다. 그것이 인슐린이 개발되기 전인 당시에는 일반적인 당뇨병 치료법이었기 때문이다. 하지만 다행히도 그는 1921년에 개발된 인슐린의 혜택을 누릴 수 있었다. 담당의가 그에게 투여할 인슐린 양을 조정해 그의 식이요법에 적용할 수 있게 되자, 그는 집으로 돌아올 수 있었다.

그에게는 당뇨병 초창기 시절이 특히 힘든 시기였다. 저혈당으로 당뇨병혼수(당뇨병으로 혈당수치가 높아짐에 따라, 뇌가 침해당하여 생기는 혼수 상태-옮긴이)에 빠진 적도 있었다. 그는 "당시만 해도 제대로 혈당수치를 측정할 수 있는 길이 없었습니다. 전적으로 추측에 의존할 뿐이었죠"라고 당시를 회고한다. 당시 유일한 혈당수치 측정법인 소변검사 방법은 비효과적이고 부정확하기로 악명 높은 것이었다. 이러한 상황에서도 그와 그의 어머니는 일찍이 운동의 긍정적인 효과를 깨달았다.

"저에게 많은 양의 인슐린이 투여되었죠. 하지만 어머니는 제가 운동을 많이 하면 인슐린 투여량을 줄여 주었습니다. 어머니는 제 소변검사도 도맡아 하셨는데, 소변에 당이 없다고 판단되면 인슐린 투여량을 줄였습니다."

그의 어머니의 인슐린 조정 방법이 당시 일반적인 의료 차원의 방법보다 훨씬 앞섰던 것 같다. 지금까지도 밥은 하루에 32km 이상 자전거를 타는 열정적인 자전거 애호가다. 다리 근육 문제로 예전처럼 많이 걷지는 못하지만, 가끔씩 인슐린(그는 '장기 지속 인슐린' 인 란투스Lantus를 투여한다)을 전혀 투여하지 않고 하루 종일 자전거를 타기도 하는데, 그래도 그의 혈당수치는 하루 종일 적정 수준을 유지한다.

현재 밥은 자신이 당뇨병을 갖고 있다는 것에 떳떳하고, 힘닿는 대로 다른 사람을 도울 수 있다는 것에 자부심을 느끼고 있다. 하지만 과거 당뇨병 초창기 시절에는 자신의 당뇨병에 대해 얘기하는 것을 꺼렸다. 당뇨병이 있어도 그에 개의치 않는 고용주를 찾기가 쉽지 않았기 때문이다. 그는 대학에서 회계학을 전공했지만, 당뇨병이 있다는 사실을 밝히면 일자리를 구할 수 없었다. 결국 그는 일자리를 얻기 위해선 자신의 건강 상태를 숨겨야만 했다.

"자리가 나면 연락을 주겠다는 말을 몇 차례 듣고 난 뒤, 당뇨병이 있다는 사실을 숨기기로 작정했습니다. 그러고 나서 마침내 제너럴 모터스의 회계사로 고용되었죠. 물론 제 병에 대해선 거짓말을 했지만 말입니다."

직장생활에 있어 당뇨병은 그에게 걸림돌이 아니었다. 그는 자기 분야에서 오랫동안 성공적인 경력을 쌓아 갔다. 그러다 마침내 제너럴 모터스 총회계부의 최고책임자가 되어 다년간 성공적으로 그 직책을 수행했다.

그가 운동을 많이 하는 것은 회계장부와 전화기를 붙들고 하루 종일 책상에 앉아 있어야 했던 그의 직업적인 특성 때문이기도 하다. 그는 자신이 꾸준히 건강을 유지해올 수 있었던 것은 많은 운동량, 식습관에 대한 세심한 주의, 규칙적인 혈당측정, 그리고 사랑스럽고 자상한 아내 등 여러 요인들이 잘 결합되었기 때문이라고 말한다. 그는 약 60년간 행복한 결혼생활을 했다.

그의 형 제럴드와 함께 밥의 건강과 장수도 조슬린 당뇨병 센터와 릴리 제약회사로부터 인정받았다. 몇 년 전 두 단체는 두 형제를 기념하기 위해 기념비를 세웠다.

"지금까지 산 것을 진정 축복이라 여깁니다. 조슬린 당뇨병 센터의 의사조차 저같이 오랫동안 당뇨병을 갖고 산 사람을 보지 못했다고 하더군요."

만약 당뇨병을 갖고 100년을 산 최초의 사람이 나온다면, 그건 바로 밥 클레버랜드일지도 모른다.

2부

지식에 관한 비결

7
자신의 병은 스스로 책임져라

궁극적으로 당신의 당뇨병을 책임지는 사람은 다름 아닌 당신 자신이다. 따라서 당신이 할 수 있는 최선책은 자신의 당뇨병에 대해 스스로 책임을 지고 최고의 보호자가 되는 것이다. 당신이 이미 습득한 지식을 백분 활용하여 보다 나은 당뇨병 관리법을 찾도록 하라.

어떤 사람은 자신의 건강 상태를 정확히 알고자 하지 않는다. 건강을 위해 자신이 어떤 것을 해야 하고 어떤 것을 고쳐야 할지에 대해 듣는 것조차 거부하는 사람도 있다. 당뇨병에 있어서 '모르는 게 약이다' 라는 속담은 적용되지 않는다. 당신이 무시했거나 제대로 대처하지 않은 것은 건강상으로 문제가 되어 끈덕지게 당신을 따라다니며 괴롭힐 수 있다. 패트리샤 라 프랑스-울프는 책임감의 중요성을 깨닫고, 당뇨합병증으로 시력을 잃은 사람들을 대상으로 하는 강좌에서 책임감에 대해 가르친다. 그녀는 자기 관리에 대한 책임은 자기 자신에게 있다고 역설한다. 피터 가리티도 패트리샤의 의견에 동의하면서, 자신을 스스로 통제할 수 있는 자신만의 엄격한 규율이 필요하다고 말한다.

58년간 당뇨병을 앓아온 돌로레스 브레흠Dolores Brehm은 19살이던 대학 2학년 때 당뇨병 진단을 받았다. 그녀는 처음부터 자신의 당뇨병을 스스로 관리하고 책임져야 했다. 그녀의 부모가 그녀의 당뇨병에 대해 무관심했기 때문이다. 그녀에게 있어 가장 큰 장애물이었던 것은 당시(1949년)에는 당뇨병에 대처하기 위한 교육을 거의 받을 수 없었다는 것이다.

"제가 먹어야 할 것과 먹지 말아야 할 것이 적힌 종이 한 장만 받고, 상담이나 조언은 거의 없었어요."

그 후 그녀는 당뇨병에 관한 방대한 지식을 쌓았다. 지금은 당뇨병에 관한 유익한 정보가 넘쳐나고 그런 정보에 쉽게 접근할 수 있다. 당신은 자신을 위한 최고의 보호자가 되기 위해 이러한 정보를 이용해야 할 것이다.

많은 사람들이 자신의 당뇨병을 무시하는 과정을 거친다. 특히 당뇨병에 관한 정보와 관리 도구가 많지 않았던 과거에는 더욱 그랬다. 돈 기포드도 다소 반항적이고 무모했던 10대와 20대 시절에 자신의 당뇨병 조절에 소홀했다. 마크 블랏스타인 역시 비슷한 시기를 거쳤다면서, "10대 시절에 전 당뇨병을 저절로 낫기라도 하는 것처럼 아무것도 아닌 것으로 여겼습니다. 정말 잘못된 생각이었죠!"라고 말한다.

론 데눈지오는 젊은 시절 여러 차례 자신의 당뇨병 관리에 반항적인 태도를 보였다.

"다이어트 탄산음료를 마시긴 했지만 기회만 생기면 캔디를 먹었습니다. 1980년대 중반쯤 당뇨 전문의를 찾아간 적이 있었는데, 그때도 여전히 그의 말을 귀담아 듣지 않았죠. 한 번도 사용하지 않은 혈당측정기도 있었고요."

결국 론은 값비싼 대가를 치르고서야, 당뇨 판정을 받는 즉시 당뇨병 관리에 만전을 기해야 당뇨합병증을 예방할 수 있다는 교훈을 얻었다. '성공적인 당뇨병 생존자'라면 론이 얻은 교훈에 동감하지 않을 수 없을 것이다.

에덜만 박사는 학창시절 여름이 되면 주말마다 남자아이들을 대상으로 한 캠프에서 일한 적이 있다. 당시 캠프에서는 '오줌 싸기 시합'을 했는데, 가장 오랫동안 소변을 보는 사람이 이기는 것이었다. 그는 한 주도

빠지지 않고 계속해서 챔피언 자리에 등극했다. 더 영광스러운 건 그가 지금까지도 1분 15초라는 경이적인 기록을 세운 최고기록 보유자라는 사실이다. 1분 15초라는 기록이 별것 아닌 것처럼 느껴진다면 당신도 한번 도전해 보라. 사실 이 이야기는 그에게 있어 단지 재미있는 추억담만은 아닐 것이다. 그 정도로 그의 당뇨병은 통제되지 않았다는 반증일 테니까 말이다. 통제되지 않은 그의 당뇨병은 결국 과도한 갈증과 소변이라는 결과를 낳은 셈이다.

하지만 그는 주위의 관심을 끌기 위해 고의적으로 당뇨병을 키운 반항적인 10대는 아니었다. 문제가 없다는 담당의의 무책임한 위로와 격려는 계속되었지만, 그의 당뇨병 관리 전선에 심각한 이상이 있다는 걸 깨달은 건 그로부터 몇 해가 지난 뒤였다. 당시만 해도 가정용 혈당측정기 및 헤모글로빈 A1c 테스트(테스트 전 2~3개월에 걸친 전반적인 혈당관리에 대한 피검사)라는 것이 없었기에, 그는 자신이 자신의 몸에 해를 끼치고 있다는 사실을 전혀 몰랐다. 게다가 당시 그는 구체적으로 어떻게 당뇨병을 관리해야 하는지, 바람직한 당뇨병 관리가 추구하는 몸 상태는 어떤 것인지, 또 그 이유는 무엇인지에 대해서도 들어본 적이 없었다. 물론 그는 그 이후, 초창기의 당뇨병 지식 부족과 관리 태만을 만회하기 위한 대장정을 떠났다.

인생의 이른 시기에 당뇨병에 걸린 아이들이라면 당분간은 정보 수집을 부모에게 의존할 수밖에 없다. 8살에 당뇨병 진단을 받은 캐런 포에니시 역시 당시 어느 누구도 그녀 가족에게 식이관리에 관한 실질적인 정보를 제공하지 않았다고 회고한다. 결국 그녀의 어머니는 영양사인 이웃에게 자문을 구했고, 당분과 지방 섭취를 줄이라는 조언을 받았다. 이후 캐런은 자신이 당뇨병 교육자가 되어 지난 28년간 인슐린 펌프 및 최근엔 연속 혈당측정기(CGM, Continuous Glucose Monitors)에 관심이 있는 사람들과 자신의 지식을 나누고 있다. 만일 당신의 자녀가 당뇨병이 있다면, 자녀를 위해 가능한 한 많은 정보를 수집할 필요가 있다.

건강은 자신에게 달려 있다는 사실을 더 빨리 깨달을수록 당신의 건강은 오래간다. 직업상 당뇨병이 있는 사람들을 비롯해 의료계 종사자들과 교류가 많은 빌 킹은 이렇게 말한다.

"당뇨병 치료를 전적으로 의료진에게 맡겨선 안 됩니다. 현재 우리는 '의료 서비스 공급 부족 시대' 에 살고 있습니다. 한마디로 의사와 충분한 시간을 가지기가 힘들다는 것이죠. 당신이 직접 수집해야 할 정보도 있습니다. 구형 혈당측정기를 사용하고 있다면, 최신 혈당측정기로 바꾸도록 하십시오. 인슐린 사용자라면 인슐린 펌프도 고려해 보기 바랍니다. 의사가 당신을 위해 이런 결정을 해주리라고 기대하지 마십시오."

에덜만 박사는 자가 당뇨병 관리의 열렬한 옹호자다. 당뇨병 환자들의 교육을 목적으로 하는 비영리 단체인 당뇨병 관리 협회TCOYD의 사명은 '당뇨병이 있는 사람과 그 가족들을 격려하고 교육하며, 그들이 더욱 건강하고, 행복하고, 의미 있는 삶을 살 수 있도록 그들의 당뇨병 관리에 보다 적극적인 역할을 수행하는 것' 이다. 그는 당뇨병자들에게 자신만의 적절한 당뇨병 관리법을 공부하라고 권한다. 또한 자신을 위한 최고의 보호자가 되기에 충분한 지식과 자격을 갖출 것을 당부하기도 한다. 최신 당뇨병 치료법에 대해 알고 그것을 지혜롭게 활용하는 것이 당뇨병과 함께 잘 살아갈 수 있는 열쇠이며, 자신을 위한 최고의 보호자가 되는 데 필수적인 요소다.

8
당뇨병에 관한 모든 것을 배우자

아는 것이 힘이다. 자신의 당뇨병에 대해 가능한 한 많이 아는 것이 당뇨병을 가진 사람이 장수할 수 있는 결정적인 비결이라는 것은 모두가 동의할 것이다. 거의 모든 '성공적인 당뇨병 생존자들' 은 당뇨병에 대한 정보를 가능한 한 많이 수집하고, 수집한 정보를 더 나은 당뇨병 관리에 활용하라고 조언한다. 당뇨병의 적절한 관리는 평생 건강을 유지하는 데 필요한 한 부분이면서 결정적인 요소이기도 하다.

자크 바르나이스는 제2형 당뇨병 진단을 받고, 당뇨 관련 서적인 미국 당뇨병 협회 시리즈American Diabetes Association' s series 전권을 구입했다. 그는 이 책에서 얻은 지식으로 단백질 섭취량까지 측정하는 등 자신의 식이관리에 매우 엄격했다. 그는 정기적으로 담당의(내분비 전문의)를 방문하긴 했지만, 모든 걸 독학으로 공부했고 스스로에게 엄격했다고 회고한다. 그는 당뇨병을 갖고 장수할 수 있는 비결은 당뇨병이 자신의 신체에 끼치는 영향, 자신의 전반적인 건강 상태 등을 비롯해 당뇨병에 대해 많은 지식을 쌓는 것이라고 확신한다. 그는 이렇게 덧붙인다.

"요즘은 이런 면에서 정말 편해진 것 같습니다. 인터넷을 통해 쉽게 얻을 수 있는 풍부한 정보, 당뇨병 환자를 위한 여러 모임이나 단체, 그리고 손쉽게 궁금증을 해소할 수 있는 각종 당뇨병 관련 사이트나 이메일 덕분이죠."

패트리샤 라 프랑스-울프는 효과적인 당뇨병 관리에 있어 가장 중요한 요소 다섯 가지를 지적한다. 그 다섯 가지는 바로 식이관리, 책임감,

운동, 마음가짐, 약물이다.

"교육이 대단히 중요하죠. 요즘 같은 시대에도 제2형 당뇨병 진단을 받았는데도 자신의 당뇨병에 대해 잘 모르는 사람들이 많아요. 무조건 과일과 채소를 많이 섭취하라고만 말해선 안 되죠."

그녀는 식이관리, 운동, 약물 등과 관련한 조언이 보다 구체적일수록 사람들은 그만큼 더 쉽게 그것을 실천한다고 생각한다.

래리 베러티 역시 교육이 많은 사람들의 인생을 변화시킨다는 데 동의한다.

"30여 년 전 당뇨병 진단을 받았을 때 내가 들은 최고의 조언은 간호사가 내게 한 말이었습니다. 그 간호사는 자신들도 당뇨병에 대해 아는 것이 그리 많지 않다고 경고한 뒤, 더 많은 것을 알기 위해 최대한 많이 읽어야 한다고 충고해 주었죠."

그는 당뇨병에 관한 한 이미 전문가의 경지에 도달했지만, 지금도 당뇨병에 관한 더 많은 지식을 찾아 헤매고 있다. 캐런 포에니시 역시 교육이 매우 중요하다는 견해에 공감한다(당뇨병 교육자인 그녀로선 당연히 그래야겠지만 말이다). 그녀는 인슐린이 어떻게 효과를 발휘하고 그 효과의 정점은 어디인지를 파악하는 것이 매우 중요하다고 생각한다. 그녀는 인슐린이 정점에 달했을 때는 운동을 삼가라고 조언한다. '통합 당뇨병 서비스'에서 일하고 있는 주디 트리파시는 당뇨병에 해박한 지식을 가진 사람들과 함께 일하고, 언제라도 당뇨병에 관한 방대한 자료를 참조할 수 있는 것이 자신의 인생을 바꾸어 놓았다고 생각한다.

캐롤린 밸컴은 이렇게 말한다.

"교육은 정말 중요해요. 여기엔 이견의 여지가 없죠. 전 당뇨병에 대해 배우는 것을 멈춘 적이 없어요. 아마 앞으로도 그럴 거고요. 나 자신을 돌보는 것에 대해 내가 배울 수 있는 모든 것을 배우고 싶어요."

그녀는 간호사라는 직업이 많은 도움이 되었고, 기본적인 지식을 습득하는 출발점이 되었다고 한다.

"간호과 교수님이 강조했어요. 규칙에 따라 생활하면 당뇨합병증이 올 가능성은 현저하게 줄어든다고요. 간호사로서, 그리고 당뇨병이 있는 한 사람으로서 전 처음부터 이 말에 공감했어요."

나탈리 손더즈 또한 당뇨병과 함께한 36년간 많은 정보를 수집하려 노력했다. 그녀는 조슬린 클리닉을 수차례 방문하는 탐구욕을 보이기도 했다.

"지식은 유익한 것이죠. 당뇨병에 해박한 사람들에게 말을 건네고 질문을 던져, 가능한 한 많은 정보를 얻어 내세요. 당뇨병에 관련된 독서도 게을리하지 마시고요. 저 또한 최근에 저희 당뇨병 강사로부터 많은 것을 배웠죠."

론 데눈지오는 최고의 교육은 당뇨병이 있는 사람들, 특히 에덜만 박사와 같이 당뇨병이 있으면서 의료 분야에 종사하는 사람들에게서 받을 수 있다고 생각한다. 폴 맥기건은 24세에 당뇨병 진단을 받은 후, 당뇨병에 대해 알고자 하는 열망으로 자신의 직업을 그만두고 간호사 학위에 도전했다.

"간호사라는 직업은 당뇨병에 관한 지식들을 쉽게 얻을 수 있죠. 그래서 제 자신의 당뇨병 관리가 훨씬 더 편해졌습니다. 전 내분비 전문의 등 당뇨병에 해박한 사람들로부터 많은 도움을 받았습니다."

그는 직장에서 접할 수 있었던 당뇨 관련 도구와 기구, 검사 등도 많은 도움이 되었다고 말한다. 24세에 그가 당뇨 판정을 받았을 땐 혈당측정기가 막 등장하기 시작할 무렵이라 널리 보급이 되지 않은 상태였지만, 그는 자신의 직업 덕분에 곧바로 혈당측정기의 혜택을 누릴 수 있었다. 빌 킹 역시 자신이 지금까지 당뇨합병증 없이 건강을 유지해온 비결은 그의 직장에 당뇨병이 있는 사람들이 많았기 때문이라고 말한다.

패티 섀퍼도 당뇨병에 관한 새로운 소식과 정보를 계속 접하라고 권고한다. 1980년대에 혈당측정기가 상용화된 후부터 당뇨병 분야는 눈부신 발전을 거듭하고 있다.

인터넷 이외에도 다양한 읽을거리를 찾을 수 있다. 사실 요즘에는 당뇨병에 관한 정보가 지나치게 많기 때문에 신뢰할 수 있는 정보를 선별하는 안목도 필수적이다. 예를 들어 구글 검색창에 '당뇨병'을 치면 150만 개가 넘는 사이트가 조회된다! 점점 더 늘고 있는 블로그, 게시판, 웹진, 인터넷 채팅에 이르기까지 웹상에서 정보를 수집할 수 있는 형태도 다양하다. 평생이 걸려도 인터넷이 제공하는 정보를 다 읽을 수 없을 정도로 정보가 넘쳐나는 셈이다. 따라서 정보의 출처에 유의하도록 하자. 평판이 좋은 출처인지 짚고 넘어갈 필요가 있는 것이다. 아울러 웹상에서 얻은 지식으로 약물이나 식이요법을 바꾸고자 할 경우, 반드시 사전에 의사의 조언을 구하도록 하자.

에덜만 박사가 당뇨병 초창기에 부딪친 주요 장벽 중 하나는 당시(1970년)에 받은 교육이 극히 제한적이었다는 것이다. 15살이란 나이는 관련 지식을 받아들이기에 충분한 나이였지만, 그가 받은 교육은 카이저 퍼머넌테(Kaiser Permanente, 건강관리 협회)에서 제공하는 제2형 당뇨병 관련 강좌가 전부였다. 39명이 수강했던 이 강좌는 과체중인 제2형 당뇨병자들을 위한 교육이었는데, 그는 이 강좌에서 자신에게 필요한 지식을 거의 배우지 못했다. 설탕 섭취를 해선 안 된다는 것과 앞으로 프렌치프라이(가늘게 썰어 만든 감자튀김–옮긴이)에 뭘 찍어 먹을까 고민했던 것, 그리고 소변검사법 및 하루에 중간형 인슐린인 NPH와 '속효성 인슐린 regular insulin'을 각각 한 차례씩 주사해야 한다는 것이 이 강좌에 대해 그가 기억하는 전부다. 이 강좌를 담당했던, 크고 뚱뚱한 몸집의 끽연가 의사 역시 건강한 역할모델과는 거리가 멀었다. 에덜만 박사가 당뇨병 진단을 받은 지 겨우 11년 만에 당뇨망막병증에 걸린 것도 초기 당뇨병에 대한 교육의 부재 때문이었다. 여러분은 최대한 교육의 기회를 많이 가지기 바란다. 당뇨병은 결국 당신의 질병이고 지식은 당뇨병을 갖고도 양질의 삶을 살 수 있는 열쇠이기 때문이다.

9
당신의 지식을 공유하라

당신이 습득한 당뇨병 관련 지식을 다른 이들과 공유하라. 이는 지식을 제공받는 사람뿐만 아니라 지식을 제공하는 당신에게도 도움이 된다. 개인적인 경험이나 전문적인 경험으로부터 축적한 당신의 지혜를 어떻게 다른 이들과 공유할 수 있을까? 당뇨병 환자를 위한 캠프의 카운슬러나 당뇨병 관련 자원봉사자로 활동할 수 있고, 다른 당뇨병 환자들의 역할모델이 될 수도 있다. 지난 20년간 당뇨병이 있는 수천 명의 사람들에게 강의와 상담을 통해 자신의 지식을 전파한 마크 블랏스타인은 공유의 미덕을 실천하는 좋은 본보기이다. 그는 자신의 지식을 다른 사람들과 공유하는 것은 자신에게도 도움을 준다고 말한다. 그는 다른 사람에게 자신의 당뇨병 경험담을 얘기하는 데 조금의 망설임도 없다. 연구에 따르면, 마크와 같은 사람들은 다른 사람들에게 당뇨병 관리 의욕을 고취해 실제 그들의 건강과 삶을 향상시키는 데 크게 기여하는 것으로 나타났다.

리치 험프리즈 역시 당뇨병을 가진 다른 사람들, 특히 아이들에게 건강하고 모범적인 역할모델이 되는 것에 대한 중요성을 역설한다. 그는 당뇨병 아동들을 위한 캠프인 캠프 호 미타 코다Camp Ho Mita Koda를 20년간 운영해 오고 있어서, 역할모델의 중요성에 대해 그 누구보다 실감하고 있다. 캐럴 세션즈는 당뇨병 캠프에 대한 특별한 경험을 갖고 있다. 아이 때 그녀는 캘리포니아 산맥에 위치한 장기 당뇨병 캠프에 참가한 적이 있었는데, 후에 카운슬러 훈련생으로 다시 그곳에 가 자신의 풍부한 경험을 캠프에 참가한 아이들과 공유했다.

제인 도만은 자원봉사 및 당뇨병 관련 단체의 일원으로 활동하면서 자신과 비슷한 처지의 사람들을 도왔다.

"전 현재 소아당뇨 연구재단(JDRF, Juvenile Diabetes Research Foundation)에서 자원봉사자로 일하고 있고, 어렸을 때부터 미국 당뇨병 협회(ADA, American Diabetes Association)의 회원으로 활동해 오고 있어요. 또한 최근에는 www.insulinpumpers.com에서 여러 사람들에게 도움을 주고 있죠. 이 일을 하면 다른 사람들을 위해 좋은 일을 하고 있다는 느낌이 들어 기분이 좋아져요. 오래전 제게 많은 도움을 주었던 저의 첫 당뇨병 친구가 떠오르기도 하고요."

28년간 당뇨병과 함께한 줄리 크루프니크Julie Krupnick 역시 자신이 사는 지역의 미국 당뇨병 협회에서 자원봉사자로 일하고 있다. 론 데눈지오도 미국 당뇨병 협회와 당뇨병 환자를 위한 여름 캠프에서 적극적으로 활동하고 있다.

당뇨병이 있는 사람들 중에는 의료보건 관련 직업에 끌려 실제로 그 방면의 전문가가 되는 사람들이 많다. 우리 두 저자 또한 그러한 사람들에 속한다. 에덜만 박사는 주로 당뇨병 환자들을 치료하는 내분비학자로서 이 방면에서는 나름대로 잘 알려져 있다. 그는 다른 사람들을 돕는 것이 자신의 소명이라 생각한다. 콜버그 박사는 어렸을 때부터 운동생리학에 끌렸다. 당뇨병 판정을 받은 어린 시절, 운동이 그녀의 유일한 낙이었기 때문이다. 비록 그녀의 박사 연구논문만은 흡연자들의 체내 혈당대사가 주제였지만, 지금까지 그녀의 모든 연구는 당뇨병 조절 및 당뇨합병증 예방에 있어서 운동이 갖는 역할에 관한 것이었다.

이 책의 집필을 위해 만난 마리아리스 컨과 래리 베러티 또한 운동생리학을 전공했으며, 당뇨병 연구에 지대한 관심을 쏟고 있다. 이 외에도 우리가 만난 사람들 중에는 간호사, 의사, 당뇨병 교육자, 영양사 등 당뇨병을 가지고 있으면서 보건 관련 분야에 종사하는 사람들이 상당수에 달했다.

IO
당뇨합병증에 대해 이해하자

1980년대에 상용화된 가정용 혈당측정기를 적절히 사용하면, 당뇨합병증 중 상당수를 충분히 예방할 수 있다. 그러나 당뇨합병증은 여전히 우리를 위협하는 존재다. 지금 이 순간에도 당뇨합병증으로 고통 받고 있는 사람들이 적지 않다. 따라서 무엇이 당뇨합병증을 유발하는지, 당뇨합병증의 징후에는 어떤 증상이 있는지, 당뇨합병증을 어떻게 예방해야 하는지를 알고 노력하는 것이 당신이 할 수 있는 최선의 방법이다.

여러 연구 결과로 미루어 보면, 장기간에 걸친 높은 혈당수치가 잠재적으로 눈과 신장, 신경에 심각한 손상을 준다는 것은 의심의 여지가 없다. 당뇨병이 있는 사람이라면 당뇨병과 관련해 가장 잘 알려진 3대 당뇨합병증인 당뇨망막병증, 당뇨병신증, 당뇨병신경병증에 대해 들어보지 않은 사람은 없을 것이다.

제대로 관리하지 않은 당뇨병은 성인기의 시력 상실을 야기한다. 증식 당뇨망막병증이란 당뇨망막병증이 심화된 단계로, 이 질병으로 인해 맹인이 되는 사람이 연간 수만 명에 이른다. 이들 중 유리체 절제술(눈 속의 공간을 채우고 있는 무색투명한 젤리 모양의 조직인 유리체를 제거하고 대치하는 수술-옮긴이)을 통해 시력을 되찾는 사람은 일부에 지나지 않는다. 이 외에도 당뇨병이 야기할 수 있는 안과 관련 당뇨합병증으로는 녹내장, 백내장, 당뇨병성 황반부종, 당뇨시신경병증, 당뇨병신경병증으로 인한 외안근 장애 등이 있다.

이 책의 집필을 위해 만난 50여 명 중 당뇨병 경력이 40년에서 83년까지인 사람의 3분 2인 20여 명이 당뇨망막병증을 앓고 있고, 백내장 수술을 받은 사람이 아홉 명이었다. 여기서 우리가 간과해서 안 될 점은 우리가 인터뷰한 '성공적인 당뇨병 생존자들'은 혈당관리에 필수적인 혈당측정기의 혜택을 오랫동안 누리지 못했다는 것이다. 다행히 이제는 어디서나 쉽게 혈당측정기를 구입할 수 있고 가격도 저렴해졌지만 말이다. 요즘은 심각한 안과 관련 당뇨합병증의 발생률은 점점 낮아지고 있고, 당뇨망막병증의 예방치료 또한 행해지고 있다.

당뇨병은 신장에도 부정적인 영향을 끼칠 수 있다. 당뇨병은 투석 및 궁극적으로 신장 이식술로 치료해야 하는 신장질환의 주요 원인 중 하나이기도 하다. 우리가 인터뷰한 사람들 중 여섯 명이 신장질환의 징후가 있다는 진단을 받기는 했지만, 그중 투석을 해야 될 만큼 상황이 악화된 경우는 없었다. 신장질환의 상당수는 신장기능을 보호해 주는 약물로 그 진행을 막거나 지연시킬 수 있다. 에덜만 박사 역시 20년 전에 발병한 신장질환을 약물로 치료한 적이 있다.

전통적으로 당뇨병 환자의 60~70%는 신경계 손상을 경험한다. 신경계 손상의 증상에는 감각의 손상(저림 또는 무감각), 발이나 손의 신경통, 위 마비(소화기능 저하), 기립고혈압(일어설 때 심한 어지럼증을 느낌), 발기부전, 성기능의 저하 등이 있다. 우리가 인터뷰한 사람들 중 약 30%가 현재 신경계통의 문제를 경험하고 있지만, 그중 단 네 명만이 심각한 위마비 증상(메스꺼움, 구토, 부기, 복부 및 가슴 통증, 설사, 변비 등)을 경험하고 있다. 당뇨병성 궤양은 흔히 발과 다리의 신경계 손상을 야기한다. 그 결과 미국에서 연간 4만 명 이상이 발가락이나 발, 또는 다리 절단수술을 받는다. 우리가 인터뷰한 사람들 중 네 사람도 하나 이상의 발가락 또는 발을 잃었다. 인터뷰 대상자들 중 단 한 명만이 발기에 문제가 있다고 언급했지만, 발기에 대한 질문은 우리의 일반적인 질문이 아니었기에 그들 중 발기에 문제가 있는 사람이 더 있을 수 있다는 점을 밝힌다. 아직 당뇨병 진단을 받지 않은 남자의 경우에 발기 이상은 흔히 당뇨병 및 혈관 문제의 징후이다.

또한 당뇨병은 심장 및 다른 혈관 질환의 악화를 가속하기도 한다. 전체 미국인들의 주요 사망원인인 심장질환은 당뇨병이 있는 사람의 경우에도 주요 사망원인이다. 하지만 당뇨병이 있는 사람이 심장발작으로 사망할 위험성은 더 높다. 처음 심장발작을 경험한 뒤 자신에게 제2형 당뇨병이 있다는 걸 알게 되는 일도 흔하다. 이 경우 이미 몇 해 전부터 당뇨병이 있었을 가능성이 높고, 만약 그렇다면 그 기간 동안 심각한 신체적 손상이 있을 수 있다. 이 경우 무지는 결코 약이 될 수 없을 것이다. 이런 진단받지 않은 제2형 당뇨병 환자가 전체 제2형 당뇨병 환자의 3분의 2나 되는 것으로 추정된다. 심장혈관 문제는 제2형 당뇨병 환자에게 있어 매우 흔한 문제지만, 적절한 혈당조절로 이 문제를 크게 줄일 수 있다. 제1형 당뇨병 환자의 경우에도 철저한 당뇨병 관리가 심장혈관 질환의 위험성을 현저하게 감소시키긴 마찬가지다.

관상동맥의 플라크(지방 침착물-옮긴이)는 어렸을 때부터 축적되기 시작한다. 당뇨병이 있는 사람에게 고혈압이나 콜레스테롤 수치 상승 등의 흔한 문제가 발생하면, 심장질환의 진행 속도는 일반인보다 더 빨라진다. 안타깝게도 당뇨병이 있는 성인의 약 4분의 3이 고혈압(수축기 혈압 140mmHg, 이완기 혈압 90mmHg 이상)인데, 이 경우에는 약물 조절이 실효를 거두지 못할 수도 있고, 대부분 비정상적인 지방과 콜레스테롤 혈중 수치로 이어진다. 40년 이상 당뇨병과 함께한, 우리가 만난 35명 중 이미 일곱 명이 혈관이 막혀 심장동맥 우회로 조성술을 받았고, 또 다른 한 사람은 발의 혈관 흐름을 향상시키기 위해 다리 혈관에 혈관 성형술을 받았다.

당뇨병이 있는 사람은 뇌졸중에도 더 취약하다. 우리가 인터뷰한 사람들 중 뇌졸중을 경험한 사람은 단 세 명에 불과했지만 말이다. 그중 한 경우는 한쪽 눈의 시야 일부분만이 손상된(시신경 손상) 비교적 가벼운 것이었고, 다른 한 경우는 성공적인 약물 치료로 더 이상의 문제가 없었다. 나머지 경우엔 환자가 보행능력이 떨어지긴 했지만 휠체어나 목발을 이용할 정도는 아니었다.

당뇨병은 생명을 위협할 정도는 아니어도 삶의 질에 심각한 악영향을 끼치는 또 다른 건강상의 문제를 일으키기도 한다. 이 중 비교적 잘 알려지지 않은 당뇨합병증으로는 치주(잇몸)질환, 관절 문제(방아쇠 손가락, 오

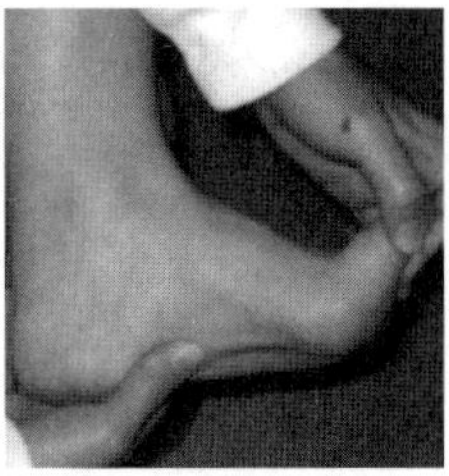
아치형 발

십견, 손목굴증후군 등), 갑상선 질환, (발가락의) 곰팡이 감염, 장도리 발가락(일반적으로 근육의 불균형으로 야기되며 둘째, 셋째, 넷째 발가락의 중간 관절이 굽는 변형), 아치형 발high arches, 발굽의 건조, 처진 눈꺼풀, 방광 및 가슴 부위의 감염(여성의 젖분비관milk duct 막힘 등), 임신 및 출산 관련 문제 등이 있다. 인터뷰 대상자들 중 다섯 명이 정도의 차이는 있지만 당뇨로 인한 치주질환을 경험했는데, 이 질환으로 치아를 잃은 사람은 한 사람이었다.

옛날에 당뇨병에 걸린 많은 사람들이 방아쇠 손가락(수술을 받았을 정도로 심각한 상황을 경험한 사람은 여섯 명이었다), 손목굴증후군(다섯 건), 오십견(다섯 건)을 경험했거나 경험하고 있다. 인터뷰 대상자들 중 네 명이 갑상선에 문제가 있다는 진단을 받았는데, 그중 최소 한 명이 영구적인 처진 눈꺼풀 증상을 보였다.

인터뷰 대상자들 중 네 명이 자신의 발굽이 갈라졌다고 언급했고, 자신의 당뇨합병증을 인식하지 못하는 경우가 있는 것으로 미루어 장도리 발가락이나 발굽의 건조한 피부 증상을 보이는 사람이 있을 가능성도 있다. 하지만 당뇨병이 있는 사람 모두가 이러한 증상을 보이는 것은 아니다. 끝으로, 당뇨병 관리를 잘못한 산모는 크고 작은 출산 문제나 출생아의 결함 등을 야기할 수 있지만, 우리가 인터뷰한 사람들 중에는 아무도 이러한 문제를 겪지 않았다.

II

당뇨병을 깔보지 말자

당뇨병이 있으면서도 관리를 제대로 하지 않아 당뇨합병증에 시달리는 사람들을 보면 안타깝지만, 이는 당뇨병 관리의 중요성을 피부로 느낄 수 있는 아주 소중한 경험이 될 수도 있다. 설사 소중한 경험까진 아니라도 최소한 당뇨병의 위력을 얕잡아 보지 않는 계기가 되기엔 충분할 것이다. 당뇨병은 당신에게서 건강과 삶을 순식간에 앗아갈 수 있는 엄청난 파괴력을 지녔다. 당뇨병의 위력에 공포감을 느낀다면, 그 공포감을 혈당을 철저하게 관리해 건강한 삶을 살기 위한 자극제로 삼자.

실제로 이러한 공포감은 많은 당뇨병 환자에게 주요 동기부여 요인으로 작용한다. 당뇨병 경력 53년의 바바라 박스터Barbara Baxter는 12살에 당뇨병 진단을 받았다. 당시 의사는 그녀에게 관리를 잘하지 않으면 16살을 넘기기가 쉽지 않을 거라고 말했다. 그때부터 이 섬뜩한 경고는 줄곧 그녀의 마음 한구석에 남아 있었다. 캐런 포에니시의 가장 큰 두려움은 당뇨병으로 인한 심장발작의 가능성이다. 그녀는 당뇨합병증을 미연에 방지하는 것이 자신의 최대 관심사라면서, 지금 이 순간도 당뇨합병증 걱정을 하고 있다고 덧붙인다.

돈 기포드에게는 당뇨합병증으로 14살에 사망한 사촌동생이 있었다. 그는 또한 당뇨병 때문에 신장질환에 걸려 힘든 삶을 살고 있는 고향사람들도 알고 있다.

"앞으로 이런저런 당뇨합병증에 걸려 일찍 죽게될 나 자신을 상상하곤 했습니다. 운이 좋아 결혼을 해 아이가 생겼다 해도, 과연 그 아이의 대학등록금을 마련할 때까지 살 수 있을지 걱정이 되더군요."

그에게는 또한 어린 시절 병원에서 당뇨합병증으로 시력을 잃은 사람과 신체 일부가 절단된 사람들을 지켜보았던 기억도 있다. 그는 당뇨합병증에 대한 극심한 공포감을 이용해 보다 건강한 삶을 만들어 나갔다. 지금까지 그는 13세에서 29세까지의 반항적인 시기(형편없이 당뇨병 관리를 했던 시기)에도 불구하고, 당뇨병으로 인해 15년 전 레이저 치료로 바로잡은 당뇨망막병증을 비롯해 단지 사소한 문제만을 겪었을 뿐이다. 요즘 그는 당뇨병 관리에 소홀한 사람을 보면 안타까운 마음이 들곤 한다.

밥 클레버랜드 역시 당뇨합병증을 걱정한 사람이다. 그가 중학생 때 교장선생님이 당뇨합병증으로 다리를 절단했는데, 그는 자신도 그렇게 되지 않을까 걱정했다고 한다. 메리 수 루빈도 당뇨합병증에 대한 두려움이 당뇨병 관리에 대한 동기부여 요인이 될 수 있으며, 그 두려움을 보다 건강한 삶을 살기 위한 자극제로 이용해야 한다고 말한다.

"지금보다 젊었을 땐 당뇨병에 대한 두려움이 없었어요. 하지만 당뇨병에 대해 알면 알수록 점점 더 당뇨병에 대해 걱정하게 되죠. 당뇨병 관리에 소홀해 건강상의 문제를 안고 사는 사람들을 보면 느끼는 바가 커요."

프레디 프레드릭슨Freddi Fredrickson은 10대 후반에 당뇨병 진단을 받았다. 그녀는 당뇨병과 함께한 46년의 대부분을 당뇨합병증에 대해 염려하며 살았다.

"전 앞으로 제 신장에 문제가 생길 거라 확신했어요. 이러한 확신은 제게 공포와 불안을 가져다주었지요. 당뇨병 진단을 받은 지 15년이 되어 소변검사를 받았는데, 의사가 저에게 신장질환이 있을지도 모른다고 말했어요. 전 그때 이후로 하루에 네 번 주사를 맞는 등 당뇨병 관리에 만전을 기했고, 제 신장은 아직까지 한번도 탈난 적이 없어요."

래리 베러티는 1970년대에 처음 당뇨병 진단을 받고 정보 사냥을 했지만, 그가 얻은 정보는 당뇨병이 수명을 3분의 1로 단축시킨다는 것뿐이었다. 하지만 그는 두려움을 당뇨합병증의 가능성을 줄이려는 강한 동기부여의 기회로 삼아 자신을 채찍질 했고, 31년이 지난 지금 아무런 당뇨합병증 없이 건강한 삶을 누리고 있다.

반면, 론 데눈지오는 당뇨합병증의 위력을 톡톡히 경험했다. 그는 당뇨병 진단을 받은 지 20년 만에 발과 다리의 일부분을 잘라야 했다.

"전 제 인생을 많은 혼란과 함께한 배움의 연속이었다고 생각합니다. 전 22번 쓰러졌지만 24번 일어났습니다. 당뇨합병증은 제 자신을 더 강인하고 선한 사람으로 만들었죠."

모든 사람이 모든 당뇨합병증을 두려워하는 것은 아니다. 패티 섀퍼의 유일한 두려움은 시력에 있다. 그녀는 스스로를 책벌레로 부를 만큼 독서를 좋아하기 때문이다.

"시력을 잃는 것 외엔 크게 두려운 것이 없어요. 어떤 좋지 않은 일이 제게 일어나면 그저 그런가 보다 하는 거죠."

캐롤린 밸컴 또한 당뇨합병증의 가능성에 대해 잘 인식하고 있다. 그녀 역시 심각한 당뇨합병증을 앓는 사람들을 볼 기회가 있었기 때문이다. 하지만 그녀는 그저 자신을 돌보는 데 전념할 뿐이라면서, 걱정하고 불안해하면서 시간을 허비하고 싶지 않다고 말한다. 43년 동안 당뇨병과 함께하면서 지금까지 그녀가 경험한 당뇨합병증은 경미한 위 마비뿐이었다.

"전 제게 나쁜 일이 생길 거라는 생각은 하지 않아요. 하지만 그럴 가능성이 있다는 건 인식하고 있죠."

주디 트리파시도 비슷한 경우다. 그녀 역시 당뇨병과 함께한 43년 동안 당뇨합병증으로부터 자유로웠다.

"전 당뇨합병증에 대한 두려움에 사로잡혀 있지는 않은 것 같아요. 제가 최선을 다하고 있다는 걸 알기 때문이죠."

그녀는 당뇨병의 힘을 빌려 지속적인 건강 및 행복을 위한 사고와 영감, 욕망을 불러일으킨다고 한다.

12
당뇨합병증은 미리 예방하라

당뇨병으로 인한 건강상의 문제가 발생하기 전에, 그것을 예방하고 잘 다스리는 법을 배우는 것은 충분히 가능한 일이다. 60평생 중 42년을 당뇨병과 함께 생활한 존 로도세비치John Rodosevich가 한 말에 모든 것이 요약된다.

"당뇨병 관리에 있어 즉각적인 만족을 주는 것은 없습니다. 애초에 좋은 습관을 생활화해 당뇨합병증을 미연에 예방해야 하는 것이죠."

이 말은 곧 최신 당뇨병 관리 기술 및 도구에 대한 정보 습득이 반드시 있어야 한다는 뜻이다. 예를 들면, 신장질환의 진행을 억제하기 위해선 '안지오텐신 전환효소 억제제angiotensin-converting enzyme inhibitors'와 고혈압 약물, 그리고 혈당을 최적화하기 위한 보다 나은 방법이 수반되어야 한다. 이런 공격적인 치료법으로 많은 사람들이 투석과 신장 이식이 필요한 신장질환의 최종 단계를 피할 수 있고, 신장질환 문제를 해결할 수 있다.

'안지오텐신 전환효소 억제제'나 '안지오텐신 수용체 차단제angiotensin receptor blockers'로 알려진 약물들은 초기 신장질환을 30~

70%까지 지연시킬 수 있다. 신장질환의 정도를 파악하고 최선의 방법을 강구하기 위해 소변 내의 알부민albumin 수치 및 크레아티닌creatinine 수치를 해마다 측정하는 것이 좋다. 고단백질 식단이 신장질환의 원인이 되는 일은 거의 없지만, 만일 심각한 신장질환을 앓고 있다면 단백질 섭취를 제한하는 것이 현명하다.

에델만 박사도 1989년 종합검진을 받은 결과 소변에 다량의 단백질이 함유되어 있었지만 지금까지 건강하게 살고 있다. 그래도 그는 신장질환을 예방하기 위해 현재 '안지오텐신 전환효소 억제제'와 고혈압 약물을 복용하고 있다. 마크 블랏스타인 역시 1980년대 중반 신장질환 진단을 받은 이후로 '안지오텐신 전환효소 억제제'를 복용해 오고 있다. 그 결과 현재까지 그의 신장기능은 대단히 양호한 편이다. 담당의조차도 신장질환 진단 후 20년이 지난 그의 최근 검진 결과를 보고 깜짝 놀랐다고 한다. 프레디 프레드릭슨 역시 자신의 신장을 위해 거의 종교적으로 '안지오텐신 전환효소 억제제'를 사용했다. 30년 전 그녀에게 이상이 발견된 이후 지금까지의 검진 결과 정상이었음에도 말이다.

추가적으로, 운동으로 인해 당신의 신장기능 검진 결과(소변 내 미세 알부민 및 단백질 함량, 혈장 내 크레아티닌 함량, 크레아티닌 청소율[청소율이란 피 속에서 어떤 물질을 제거하는 속도를 의미한다. 이는 주로 신장의 역할이므로 신장에서 어떤 물질이 제거되는 청소율이 임상적으로 중요하다–옮긴이] 등)가 비정상적으로 나타날 수 있다는 것도 인지하도록 하자.

당뇨병이 없는 운동선수일지라도 중간 정도의 운동 강도에서 높은 강도까지 운동을 한 차례 하고 나면, '운동 유도 단백뇨' 작용을 통해 단백질 함유량 수치가 증가될 수도 있다는 것이 임상적으로 증명되었다. 24시간 소변검사 또는 1회 소변검사를 위해서는 일상적인 활동 이외의 모든 운동을 삼가는 것이 좋다. 콜버그 박사의 경험을 예로 들어보자. 20년 전 이런 사실을 몰랐을 당시 그녀는 소변 샘플을 채집하는 당일에 한 시간 동안 적당한 운동을 했다. 그 결과 그녀의 소변 내 단백질 수치가 비정상적으로 높게 나왔다. 그녀는 확실한 검사 결과를 위해 그 다음 주에는 운동을 하지 않은 채 재검사를 실시했고, 신장의 모든 수치가 완벽하게 정상으로 나왔다.

61년 당뇨 경력에 73세인 리처드 번스타인Richard Bernstein 박사는 뉴욕 주에서 꽤 유명한 당뇨 클리닉을 운영하고 있다. 그는 자신의 당뇨합병증 경험을 통해 많은 당뇨합병증이 회복될 수 있음을 깨달았다. 그는 1946년 당뇨병 판정을 받았을 때 고탄수화물 식이관리를 하게 되었고, 그것으로 거의 죽을 지경에까지 이르렀다고 한다. 약 20년간 당뇨병 관리를 제대로 하지 못하고 30대에 이르자 심각한 당뇨합병증이 시작되었다. 그는 그때서야 자신의 식단을 저탄수화물로 바꾸었다. 그 후 몇 년간 자신의 혈당수치를 최적으로 유지한 결과 거의 모든 심각한 당뇨합병증에서 회복되었다.

"신경계통의 문제들은 좋아졌지만 근육골격계통의 문제점은 좋아지지 않았습니다. 발등의 근육 일부가 손상되었고, 처진 눈꺼풀, 장도리 발가락, 아치형 발의 증상이 약간 남아 있습니다. 오십견이던 어깨는 마사지를 통해 나았지만, 20년 후 다른 쪽 어깨가 같은 증상을 보였을 때는 되돌리기엔 너무 늦은 후였죠. 하지만 고탄수화물 식단으로 야기된 심각한 단백뇨는 이미 오래전에 사라졌고, 심근증과 높은 혈액지질 수치도 자취를 감추었습니다."

이 모든 것이 그의 빈틈없는 혈당조절 덕분이었다. 그는 또한 동맥 벽에 있는 근육층의 석회화도 정상으로 되돌려 놓았다. 이런 석회화는 혈관의 노화를 크게 앞당겨 심장질환을 유발시킬 수 있는 당뇨합병증이다.

"가장 좋은 것은 당신의 혈당수치에 뾰족한 부분이 없어야 한다는 것이죠. 다른 사람처럼 당신의 혈당수치도 언제나 정상으로 유지시켜야 한다는 뜻입니다. 그것이 바로 생존자가 될 수 있는 길이죠."

중추신경계의 손상으로 인해 식사 후 위를 비우는 것을 더디게 만드는 위 마비와 같은 특정 당뇨합병증은 식사 후의 혈당조절을 더욱 힘들게 만들 수 있다. 탄수화물의 흡수 속도가 기대보다 더디면 식사 후나 인슐린 투여 후 저혈당 상태가 될 수 있는데, 이것은 이후에 지나치게 높은 혈당수치로 이어진다. 패트리샤 라 프랑스-울프는 이런 문제로 고통 받고 있다.

"전 적당량의 탄수화물만을 섭취하려고 노력합니다. 탄수화물 섭취량을 지나치게 줄일 순 없지만요. 하루에 80g 이하, 혹은 한 끼에 30g 이하의 탄수화물만 섭취해요. 그 이상을 섭취하면 혈당을 떨어뜨리기가 여간 힘들지 않아요. 인슐린 펌프를 사용하더라도 말이죠."

경미한 위 마비를 겪고 있는 에덜만 박사는 식사 후 위장을 비우는 속도를 추가적으로 지연시키는 시믈린(Symlin, 혈당을 낮추는 프람린타이드 pramlintide와 위장의 포만감을 높이는 아밀린Amylin 호르몬이 혼합된 약품-옮긴이)이 도움이 된다는 걸 알았다. 일반적으로 시믈린의 사용은 권장되지 않음에도 말이다(시믈린에 대한 보다 자세한 사항은 31장 참조). 베나 페트로타는 의사가 처방해준 레그란Reglan을 사용해 증상을 조절하는데, 그녀는 이 약물이 상당히 효과가 있다고 느낀다. 시믈린과 레그란은 의사의 처방이 있어야만 사용할 수 있다.

중추신경계가 아닌 말초신경계의 문제는 발과 다리, 그리고 때로는 손과 팔에 통증이나 저림을 야기하는데, 이러한 증상은 심발타Cymbalta, 뉴론틴Neurontin, 리리카Lyrica 등의 약물로 조절될 수 있다. 이러한 약물도 의사의 처방이 있어야만 사용할 수 있다. 최근의 연구를 보면 흥미로운 사실이 있다. 당뇨병이 있는 사람이 오랫동안 유산소운동을 하면 말초신경계의 손상 자체를 막거나 진행을 지연시킬 수 있다는 것이다. 따라서 운동은 이러한 당뇨합병증을 예방하는 훌륭한 치료법이 될 수 있다.

문제를 쉽게 해결할 수 있는 초기에 눈의 변화를 발견해 적절한 치료를 받기 위해 매년 정밀한 눈 검사를 받기 바란다. 이러한 눈 검사는 안과전문의에게 받는 것이 이상적이다. 당뇨병이 있는 사람이 시력을 잃는 대부분의 이유가 너무 늦게 안과전문의를 찾기 때문이다. 대부분의 경우 초기에 발견되면 예방할 수 있다는 사실을 명심하도록 하자. 반드시 기억해야 할 보편적인 원칙은 아동기에 당뇨병 판정을 받으면 사춘기가 되는 시점(만13세 정도)에 눈 검사를 받아야 하고, 그 외에는 당뇨병 판정을 받는 즉시 눈 검사를 받아야 한다는 것이다.

안과 관련 문제도 치료가 비교적 까다로운 것도 있고 그렇지 않은 것도 있다. 1965년 21살의 나이에 당뇨병에 걸린 그랜트 맥아더Grant McArthur는 시력을 완전히 잃어버리는 경험을 했다. 군에 입대한 그는 베트남 전쟁에 참전하기 위해 훈련을 받던 중 갑자기 안구 뒤쪽에 극심한 고통을 느꼈고, 그 고통은 며칠간 지속되었다. 그리고 일시적 시력 상실을 경험했다. 그는 군 병원에서 난생 처음 자신의 혈당을 측정했는데, 그의 혈당은 정상 범위를 크게 벗어나 있었다.

군 병원에서 약 7개월간 눈을 위한 스테로이드 치료를 받은 후 그의 시력은 일부 회복되었다. 하지만 불안정한 신생 혈관의 성장으로 눈 속에 출혈이 생겨 시력이 감퇴되면(증식 당뇨망막병증), 대개 안구 후부(망막)의 주변부를 레이저로 태우는 시술을 한다. 이때 유리체가 흐려져 있으면 그것을 수술로 제거하기 위해 유리체 절제술이 병행된다. 리치 험프리즈도 유리체 절제술로 1년 반 동안 볼 수 없었던 한쪽 눈이 회복되었다. 나탈리 손더즈의 경우에는 망막증이 악화되어 왼쪽 눈을 실명했다. 그녀는 왼쪽 눈에 레이저 시술 및 유리체 절제술을 받은 후, 망막증이 발병하지 않은 오른쪽 눈도 레이저 시술을 받았다. 그녀는 보험에 드는 셈치고 오른쪽 눈도 레이저 시술을 받았다고 말한다.

심장혈관 질환 문제는 적절한 초기 개입, 식이관리 및 운동, 혈압과 콜레스테롤 수치를 조절하는 약물, 심장동맥 성형술, 관상동맥 스텐트 주입술, 심장동맥 우회로 조정술 등의 방법으로 대처할 수 있다. 금연과 함께 아스피린 요법도 성인 대부분에게 권장된다. 혈관 문제의 경우 심장발작이나 뇌졸중이 일어나기 전에 초기 개입을 함으로써 이른 사망이나 그에 따른 각종 질병의 가능성을 현저하게 줄일 수 있다. 따라서 의사에게 정기적인 검진을 받기 바란다. 특히 신체의 특정 부위에 혈액의 흐름이 원활하지 못한 증상이 나타날 경우엔 필히 정기검진을 통해 사전에 불행을 방지해야 한다. 가만히 있거나 움직일 때 가슴에 통증이 있거나 숨이 찰 때, 혹은 걸을 때 다리에 통증이 오는 증상 등은 모두 심장혈관 질환의 징후일 수 있으므로 가급적 빨리 의사의 검진을 받아야 한다.

발작이나 뇌졸중이 일어났을 경우 3시간 이내에 병원에 가서 조직 플라스미노겐 활성제(tPA, tissue Plasminogen Activator)라고 불리는 혈전 용해제를 이용하면 훨씬 더 좋은 예후를 기대할 수 있다. 짐 아서는 뇌졸중으로 쓰러졌지만, 제때에 조직 플라스미노겐 활성제를 투약한 이후로는 뇌의 혈액 흐름이 감소되는 징후를 보인 적이 없다. 갑작스런 시력의 상실, 걷거나 서는 능력의 상실, 어눌한 말 등은 뇌졸중의 징후일 수 있으므로 즉시 의사의 검진을 받아야 한다. 아스피린, 플라빅스Plavix와 같은 항혈소판제나 쿠마딘Coumadin과 같은 항응혈제는 혈액의 응고능력을 방해함으로써 발작이나 뇌졸중을 예방하는 데 중요한 역할을 한다. 하지만 위궤양이 있거나 애드빌Advil과 같은 다른 항염증제를 이미 사용하고 있는 경우엔 하루에 작은 아스피린 한 정(80mg) 이상을 복용해선 안 된다. 그 외의 경우엔 에코트린Ecotrin과 같은 코팅 처리된 325mg 아스피린이 발작이나 뇌졸중 예방에 더욱 효과적이다.

뻣뻣한 관절frozen joints이나 방아쇠 손가락, 또는 다른 형태의 건염과 같은 치명적이진 않지만 불편함을 주는 당뇨합병증의 해결책은 다양하다. 의학용어로 유착성 관절낭염으로 불리는 오십견은 만성적인 염증이나 상처, 또는 현저한 어깨 활동범위의 상실로 야기될 수 있는데, 이는 유발점 부위의 마사지나 물리치료로 치료할 수 있다. 뻣뻣한 관절(주로 어깨 부위에 발병하나 골반 부위에 발생하기도 함)은 얼마간 활동에 지장을 초래하긴 하지만, 영구적인 치명타는 입히지 않는다.

방아쇠 손가락의 경우엔 수술로 치료될 수 있는데, 당뇨병이 있다면 1회 이상 수술을 받는 경우가 흔하다. 다른 관절염이나 건염의 경우엔 예방차원으로 이부프로펜Ibuprofen이나 아스피린과 같은 항염증제를 복용함으로써 통증이나 뻣뻣함을 미리 다스릴 수 있다.

자신의 당뇨병, 특히 신경병증과 관련된 문제점을 예방하고 다스리기 위해 민간(약초)요법에 눈을 돌리는 사람들도 있다. 애너 마리아 굴드는 건염에 걸렸을 때 글루코사민 보충제와 함께 오메가-3 지방산(대개 등 푸른 생선, 아마인[아마의 씨. 아마인유의 원료이며, 당뇨병과 장질환을 치료하는

데 쓰거나 기관지의 카타르성 질환에 냉침제로 쓴다-옮긴이] 및 특정 견과류에 함유됨) 보충제를 사용해 도움을 얻은 반면, 마크 블랏스타인은 말초신경병증의 예방과 치료를 위해 오메가-3 지방산 보충제를 복용했다. 리치 험프리즈는 플라보노이드flavonoid라 불리는 나무에서 추출된 자연 영양소인 케르세틴quercetin(식품이 변질되는 것을 방지하기 위한 산화방지제로 사용되는 식품첨가물의 일종-옮긴이)의 신봉자이다. 그는 자신의 다리에 서서히 나타나는 신경병증을 다스리기 위해 케르세틴을 복용한다.

"전 8년 동안 앓은 한쪽 다리의 신경병증을 케르세틴으로 고쳤습니다. 케르세틴을 3년 정도 복용했을 때 신경병증이 반 정도는 나았죠. 그로부터 6개월 후에는 다리의 신경병증이 완전히 사라졌습니다. 전 이 약초로 제 신경병증이 나았다고 확신합니다. 한동안 이것을 복용하지 않았더니 신경병증이 다시 찾아왔거든요."

우리 주위에서 쉽게 구할 수 있는 케르세틴이 다량 함유된 자연식품에는 코코아, 적색 포도 및 적색 포도주, 사과(특히 사과 껍질), 살구, 녹색콩(깍지콩), 블루베리, 블랙베리, 나무딸기, 월귤bog whortleberry(철쭉과의 상록 소관목-옮긴이), 그 밖에 잘 알려지지 않은 장과류, 브로콜리, 메밀, 셀러리, 체리, 덩굴 월귤, 회향 잎, 케일, 상추(모든 종류), 양파, 대부분의 고추, 자두, 시라 잎, 시금치, 고구마 잎, 쑥, 홍차 및 녹차(특히 잎으로 끓인 차), 토마토(특히 방울토마토) 및 토마토를 원료로 만든 식품, 양갓냉이, 꽃가루 등이 있다.

비슷한 맥락으로 시금치와 같은 자연식품에 함유된 강력한 노화 방지제인 알파리포산alpha-lipoic acid 역시 손발의 신경병증 증상(심한 통증, 저림, 무감각 등)을 완화시켜 준다. 짐 아서는 신경병증으로 인한 심한 통증을 완화하기 위해 심발타와 뉴론틴을 복용했는데, 최근 이 약물의 부작용인 어지럼증을 경험했다. 그래서 짐은 신경병증 전문의를 찾게 되었고, 지금은 알파리포산과 보리지유borage oil(감마 리놀레산 다량 함유. 감마 리놀레산은 금달맞이꽃 종자유evening primrose oil에도 다량 함유되어 있으나 보리지유의 감마 리놀레산 함유율이 금달맞이꽃 종자유에 비해 두배 이상 높다-옮긴이), 벤포치아민benfotiamine(티아민 또는 비타민B1의 합성제제), 비타민C 등이 함유된 노화 방지제를 복용하고 있다.

노화 방지제는 백내장을 포함해 갖가지 당뇨합병증의 예방에 중요한 역할을 한다. 백내장은 최소한 부분적으로는 체내 글루타티온glutathione의 결핍으로 야기된다고 할 수 있다. 즉, 글루타티온의 결핍이 수정체 내의 노화 방지 시스템에 이상을 초래하는 것이다. 알파리포산, 비타민E와 비타민C, 셀렌selenium 등과 같은 영양소는 체내 글루타티온의 수치 및 활동성을 상승시켜 눈을 비롯한 여러 신체 조직을 보호해 준다. 하지만 이러한 영양소를 과다 섭취하면 역효과가 생길 수 있다. 거의 모든 노화 방지제가 과다 섭취했을 경우 역효과를 야기한 것으로 나타났기에, 적정량을 복용하는 것이 무엇보다 중요하다. 또한 섭취하는 자연식품이 병원에서 처방받은 약물과 반응해 부작용을 유발할 수도 있다.

따라서 이러한 자연 영양소를 섭취하기 전에 반드시 의사의 조언을 구해야 할 것이다. 이러한 자연 영양소 및 비타민 요법은 현재 과학적으로 확증된 바가 없기에 에덜만 박사는 공식적으로는 자신의 환자들에게 이러한 자연식품을 처방하지 않는 편이다.

제임스 W. 콴더James W. Quander, 나이: 2004년 86세로 사망
유형: 제1형 당뇨병, 보유기간: 80년

만일 당뇨병의 역사에도 선구자가 있다면, 그 영예는 최근 사망한 제임스 W. 콴더에게 돌아가야 할 것이다. 단순히 당뇨병으로 장수했다는 것 이외에 그가 특별한 건 미국 흑인 중 제1형 당뇨병을 갖고 가장 오래 산 사람이라는 점이다.

그는 6살이 되기 직전인 1918년에 당뇨병 진단을 받았다. 당시 그의 부모는 그가 3살 때에도 비슷한 증세를 보였다는 것을 깨달았다. 만일 그 증세가 그의 당뇨병에 기인한 것이라면 그는 실제로 80년 이상을 당뇨병과 함께한 셈이다. 그는 1924년 초부터 인슐린의 도움을 받기 시작했다. 당시까지만 해도 인종차별을 규정하는 법률이 존재했기에, 흑인인 제임스가 갈 수 있었던 유일한 곳은 자유의 몸이 된 노예와 그들의 후손들을 위해 1863년에 설립된 프리맨즈 하스피털(Freeman' s Hospital, 현재 하워드 대학 병원Howard University Hospital)뿐이었다. 이곳은 성인을 위한 병원이었기에 그는 그 병원의 유일한 아동 환자였다.

당시 어린 제임스는 의학적으로 10살을 넘길 수 없었다. 그러나 제임스의 부모는 제임스의 예정된 이른 죽음을 인정하는 대신, 제임스에게 "넌 꽤 중한 병에 걸렸기 때문에 그 병과 싸워 이기기 위해 최선을 다해야 한단다. 엄마 아빠도 너에게 다른 형제들과 똑같은 삶을 선사하기 위해 최선의 노력을 기울일 거야"라고 말해 주었다. 1940년대까지 그가 거주하던 워싱턴 시에는 인종차별을 규정하는 법률이 존재했기에 그는 심한 차별대우를 감당해야 했다. 단지 흑인이라는 이유만으로 괜찮은 일자리를 구할 수 없었을 뿐더러, 당시만 해도 당뇨병이 전염된다고 생각하는 사람들이 많았던 탓에 그를 멀리하려는 사람들도 적지 않았다. 그는 ROTC

에도 지원할 수 없었다. 훈련 중 상처가 나면 다른 사람에게 당뇨병을 옮길 수 있다는 터무니없는 이유 때문이었다.

이런 이유로 제임스는 50대가 되던 1970년대 전까지도 자신에게 당뇨병이 있다는 사실을 숨겼다. 1970년대에 이르러서야 비로소 당뇨병이 전염되지 않는다는 것이 보편적인 상식으로 통했기 때문이다. 그는 흑인이라는 이유로 FBI에서 자신이 원하는 직책에 지원할 수 없었다. 그가 FBI에서 할 수 있었던 유일한 일은 우편 관련 잡무뿐이었다. 비록 우편 관련 잡무로 사회에 첫발을 내딛긴 했지만, 그는 후에 미 연방정부에서 경제 및 통계 전문가, 컴퓨터 프로그래머, 인적자원 전문가로 33년간 재직했다.

누구라도 당뇨병에 잘 대처할 수 있다고 굳게 믿었던 그는 신념, 희망, 사랑, 의지, 자제라는 다섯 개의 단어를 자신의 생활 원칙으로 삼았다. 그에게는 신과 자기 자신에 대한 변하지 않는 '신념'이 있었다. 그는 자신이 살아 있는 동안 당뇨병이 정복될 것이라는 '희망'을 늘 갖고 있었다. 그가 노년에 이르러 자신이 살아 있는 동안에 당뇨병이 정복된다는 것이 가능하지 않다는 것을 깨닫자, 그는 최상의 혈당 상태를 유지할 수 있는 당뇨병 관리 방법을 가르치는 데 자신의 에너지를 쏟았다. 그에게 있어 가족 및 친구들과 주고받은 사랑은 평생 동안 그를 지탱해준 크나 큰 힘이었다. 특히 당뇨로 인해 힘든 시기를 겪을 때 이러한 사랑으로 그는 역경을 뚫고 나아갈 수 있었다. 그는 자신에게 불굴의 '의지'가 있었기에 당뇨병이 있어도 최선을 다하는 삶을 살 수 있었고, 이러한 그의 성격은 자손들에게도 긍정적인 영향을 끼쳤다고 믿었다. 끝으로 그에게 있어 '자제'는 그의 어떠한 생활 원칙보다 큰 의미가 있었다. 그는 80년 이상을 자신의 질병을 다스리는 데 엄격한 자제력을 발휘했다.

그의 장남은 아버지의 특별한 삶에 대해 기술한 《콴더 가의 저력: 흑인 당뇨병 선구자의 실화The Quander Quality: The True Story of a Black Trailblazing Diabetec》(www.TheQuanderQuality.com 참조)를 2006년에 완성했다. 제임스는 아들에게 자신이 죽고 난 뒤 책이 출판되면 자신의 재산 절반을 당뇨병 교육 및 연구비 목적으로 하워드 대학에 기부하라고 유언했다. 여러 면에서 그의 이야기는 오랫동안 다른 사람들에게 영감을 주기에 충분하다 할 것이다.

3부

당뇨병 관리에 관한 비결

13
당신의 수치를 알고 아무것도 아니라고 생각하자

당뇨병을 갖고도 오랫동안 건강한 삶을 영위한 사람들의 특징 중 하나는, 1980년대 초에 혈당측정기가 범용화되자 그것을 거의 종교적으로 사용했다는 것이다. 자신의 혈당수치를 아는 것만으로 그치지 말고, 그 수치를 바탕으로 어떤 조치를 취할지도 알아야 한다는 것이 핵심이다.

빈번하게 혈당을 측정함으로써 신체가 여러 가지 요인(음식, 특정 활동 및 약물, 정신적 · 육체적 스트레스 등)에 반응하는 경향을 파악하여, 최대한 적절한 대처를 할 수 있어야 한다. 예를 들어, 혈당수치 경향에 따라 약물이나 인슐린을 조절할 수도 있을 것이다. 적절한 혈당수치를 유지하는 것이 당뇨합병증 예방의 결정적인 요인이라는 사실을 잊지 말도록 하자.

현재의 혈당측정기는 과거에 비해 훨씬 더 진보되었고, 미래에는 더욱 그럴 것이다. 밥 클레버랜드는 혈당측정기가 등장하기 전에는 혈당을 추측할 수밖에 없었다고 말한다. 지금도 혈당측정기를 사용하지 않고 느낌으로 자신의 혈당을 추측해 보는 사람이 많다. 하지만 이들은 자신의 추측이 실제와 큰 차이가 있음을 번번이 확인하게 된다. 패트리샤 라 프랑스-울프는 혈당이 떨어졌다는 느낌이 들 때 혈당을 측정해 보면, 실제로는 혈당수치가 자신의 추측보다 높거나 정상에 가까웠다고 말한다. 베나 페트로타도 이에 동의한다.

"전 초기 혈당측정기도 구입했어요. 소변검사는 말 그대로 소변검사일 뿐 혈당을 측정하는 것은 아니었죠. 몸 상태가 좋지 않을 때마다 혈당측정기는 제게 콜라를 마셔도 좋다고 말해 주었으니까요."

존 로도세비치도 이에 동감하면서, "당뇨병 초기 시절에는 의사를 만나도 실망만 했죠. 검사 결과를 알려면 6개월을 기다려야 했으니까요. 혈당측정기가 등장하기 전까진 당뇨병 분야에 큰 진전이 없었지요"라고 말한다.

당신의 몸 상태가 좋지 않다고 느낄 때 혈당수치가 올라갔는지 혹은 내려갔는지를 알아맞힌다는 건 현실적으로 힘든 일이다. 실제로 혈당이 빠른 속도록 변하고 있다면 증상이 어느 정도 악화되기 전까지는 혈당이 어느 방향(상승 혹은 하향)으로 변하고 있는지 알 수 없는 경우가 많다. 심지어 혈당이 한동안 계속 올라가다가 갑자기 급속도로 내려가기 시작하면 여전히 고혈당인데도 불구하고 저혈당을 경험할 수도 있다. 래리 베러티의 현명한 충고를 들어 보자.

"절대 저혈당 상태라고 추측하지 마십시오. 실제로는 고혈당 상태일 수도 있으니까 말입니다. 항상 당신의 혈당부터 정확히 측정한 후 그것에 따라 대처하기 바랍니다."

프레디 프레드릭슨은 적절한 혈당을 유지하기 위해 혈당측정을 많이 해야 한다고 권고한다.

"자신의 혈당수치를 알 수 있다는 건 상당히 고무적인 일이죠. 혈당수치를 알면 당뇨병을 적절하게 통제할 수 있다는 생각에 마음이 한결 가벼워지니까요. 전 정말이지 혈당이 떨어질까봐 걱정을 많이 하는 편이죠. 저혈당 상태가 되지 않도록 계속 신경을 곤두세우거든요. 혈당을 측정함으로써 체내의 탄수화물 비율을 비롯해 일정량의 인슐린이 어느 정도 혈당을 떨어뜨리는지를 파악할 수 있어요."

글래디스 덜은 보통 하루에 3회 혈당을 측정한다. 몸 상태가 좋지 않다고 느낄 때는 그 이상도 측정하지만, 인슐린 수치를 조정하는 일은 그렇게 많지 않다. 그녀의 식이관리가 상당히 일관성이 있기 때문이다.

돌로레스 브레흠은 건강 상태를 가늠하기 위해 혈압과 콜레스테롤 수치도 세심하게 살펴야 한다고 충고한다. 버나데트 맥킨타이어도 이에 동의한다.

"발 전문의, 당뇨병 전문의, 치과의사 등으로부터 정기검진을 받는 것을 비롯해, 다각도로 자신의 건강을 지속적으로 체크해야 해요. 신체 전반의 건강을 위해 현대의학의 혜택을 충분히 누려야 합니다."

나탈리 손더즈는 탄수화물, 트리글리세리드(triglyceride, 혈중 중성지방), 콜레스테롤 등의 수치까지 신경 쓰는 것이 사실 쉬운 일은 아니라고 말한다. 그녀가 지적하는 것처럼 우리가 지속적으로 신경 써야 할 것들은 결코 적지 않다.

콜레스테롤 수치는 혈당수치 다음으로 중요하다. 콜레스테롤 수치를 떨어뜨리기 위한 약물을 사용하고 있는 당뇨병 환자들도 많다. 이러한 약물 중 가장 유명한 것은 리피토Lipitor, 크레스토Crestor, 조코Zocor와 같은 '스타틴statin' 계 약물이다. 스타틴은 '나쁜' LDL-콜레스테롤 수치만을 낮추는 것으로 자신의 임무를 끝내지 않는다. 스타틴은 피가 응고되는 것을 막아 혈액의 흐름을 향상시키고 조직의 염증을 줄여 줌으로써 심장혈관의 건강을 지키는 데도 효과적이다.

이러한 약물들이 생명의 은인이 되는 경우도 많지만, 그것만이 콜레스테롤 수치를 낮추는 유일한 역군은 아니다. 비용이 들지 않고 부작용이 없는 적절한 운동과 식이요법, 혈당조절, 섬유질의 충분한 섭취 등도 이러한 약물에 버금갈 정도로 체내 콜레스테롤 수치를 낮출 수 있다.

어떤 방법을 택하든, 이 모든 방법들의 공통된 목적은 당연히 일생에 걸쳐 건강을 최적의 상태로 유지하는 것이다. 따라서 혈당수치와 지방혈층, 혈압 등도 최적의 상태를 유지할 수 있도록 세심한 주의를 기울여야 한다. 하지만 여기에 지나치게 집착하는 것은 오히려 당신의 건강에 역효과를 불러일으킬 수도 있다. 균형감각을 잃지 않으며 나아간다면 보다 향상된 의료장비들과 함께할 당신의 미래는 더욱 밝을 것이다.

혈당 및 헤모글로빈, 콜레스테롤, 혈압 등의 권장 수치

	음식 섭취가 없을 때 (취침 시)	그 외 시간
혈당(mg/dl)	70~120 (식전)	〈 180 (식후 2시간)
당화혈색Glycated hemoglobin(HbA1c) (%)	7.0 (미국 당뇨병 협회 목표 수치)	〈 6.5 (미국 임상 내분비학자 협회)
전체 콜레스테롤(mg/dl)	〈 200	〈 180 (더 나은 상태)
HDL-콜레스테롤(mg/dl)	〉 40 (남성) 〉 50 (여성)	〉 60 (남녀 모두에게 최적인 상태)
LDL-콜레스테롤(mg/dl)	〈 100 (당뇨병이 있는 경우)	〈 70 (심장질환의 위험성이 높은 경우)
트리글리세리드(mg/dl)	〈 150	
혈압	〈 120/ 〈 80	130/85는 절대 넘지 않아야 한다.

14
혈당측정 시간대를 다양화하자

당뇨병의 유형을 막론하고, 혈당측정 시간을 식사 전과 취침 전에만 국한시키지 말자. 무작위의 시간대에 보다 빈번하게 혈당을 측정할 필요가 있다. 그럼으로써 일정한 시간대에는 나타나지 않을 수 있는 혈당의 경향을 파악할 수 있다.

식후의 혈당 변화가 전반적인 혈당의 변화만큼이나 당뇨합병증 유발에 있어 중요하다는 연구 결과가 있다. 이로 미루어 식후의 혈당조절은 당뇨망막병증과 같은 (미세혈관 관련) 당뇨합병증을 예방하는 데 중요한 열쇠가 될 수 있다. 따라서 식전뿐만 아니라 가끔 식후 1~2시간이 지나 혈당을 측정함으로써, 당신이 섭취하는 다양한 식사에 따라 혈당이 변화하는 전반적인 경향을 파악할 수 있다.

미국 당뇨병 협회 및 미국 임상 내분비학자 협회는 식사 시작 2시간 후 혈당을 측정할 것을 권한다. 두 협회 모두 아직 이 지침을 수정하지 않고 있는데, 우리는 지속적인 혈당측정 실험 결과 식후 72분(±23분 편차)이 지나면 혈당이 최고조에 달한다는 것을 알게 되었다.

따라서 혈당측정은 다양한 시점에 걸쳐 하는 것이 가장 좋다. 혈당을 측정하지 않고는 인슐린을 얼마나 투여할지 알 수 없다. 당뇨병 경력 49년인 69세의 캐럴 소여Carol Sawyer는 자신의 몸 상태가 정상이 아니라고 느낄 때마다 혈당을 측정한다고 말한다. 그녀는 식전이나 취침 전에도 항상 혈당을 측정한다. 피터 가리티는 매일 4회 이상 혈당을 측정하는데, 식전에 혈당이 정상 수치를 웃돌면 반드시 식후에 한 번 더 혈당을 측정한다. 저혈당증은 캐럴 세션즈에게도 큰 고민거리이기에, 그녀 역시 빈번한 혈당측정으로 음식의 종류에 따라 차이가 나는 신체적 반응을 파악하려 한다. 그녀는 자신에게 맞는 음식을 알기 위해 여러 번에 걸쳐 식전 및 식후 다양한 시간대에 혈당을 측정했고, 갑자기 혈당수치를 올리는 음식은 피하고 있다.

프레디 프레드릭슨 탄수화물을 많이 섭취하거나 새로운 음식을 먹으면 각각 2시간과 4시간 후에 추가적으로 혈당을 측정하곤 한다. 버나데트 맥킨타이어도 자신의 혈당을 자주 확인해 보기는 마찬가지다. 그녀는 식후를 포함해 매일 10~12회 정도 혈당을 측정하는데, 혈당수치가 올라가면 이를 보상하기 위해 추가적으로 인슐린(대개 1~2유닛)을 투여한다. 밥 엘더도 하루 중 여러 시간대에 걸쳐 혈당측정을 하는 것이 당뇨병 관리에 상당히 중요하다는 데 동의한다.

"전 혈당을 150 이하로 유지하는 데 있어 상당히 공격적인 편입니다. 제겐 고혈당이 문제라 혈당이 올라가는 걸 정말 싫어하죠. 매일 5회 이상 혈당을 체크하는 이유도 여기에 있습니다. 그 외에도 의심이 들거나 집을 나설 때 별도로 혈당을 측정하곤 합니다."

콜버그 박사는 1980년대 중반에 처음 혈당측정기를 구입해 그 후 하루도 빠지지 않고 이를 사용했다. 다양한 음식과 활동에 따른 혈당수치를 파악하기 위해 하루에 몇 시간씩 혈당측정기에 매달린 적도 있었다. 임신 전과 임신 중에는 혈당조절을 최적화할 목적으로 식전 및 식후 1시간과 2시간에 각각 한 번씩, 그리고 가끔은 이보다 더 자주 혈당을 측정하곤 했다. 다양한 시간대에 빈번하게 혈당을 측정하는 것이 보다 세밀한 신체적 반응을 파악해 혈당조절을 최적화할 수 있는 유일한 방법이다. 그녀가 자신의 몸을 잘 파악하고 있는 건 그동안의 무수한 혈당측정 덕분이다. 여행이나 새로운 활동을 하는 등 반복적인 일상에서 벗어나면 그녀는 더 자주 혈당을 측정하곤 한다. 에덜만 박사 또한 사람들에게 충고한다.

"혈당을 측정하고, 측정하고, 또 측정하세요. 그리고 그 수치를 갖고 어떻게 대처해야 하는지를 배우도록 하세요."

안전을 위해 혈당을 보다 자주 측정하는 사람도 있다. 저혈당이 더 큰 문제로 발전하기 전에 그것을 바로잡으려는 것도 이런 경우일 것이다. 그랜트 맥아더는 저혈당증으로 자동차 사고를 냈기에 여행 중엔 혈당측정을 더 자주 한다. 그는 집을 나설 때와 밖에 있을 때도 잊지 않고 혈당을 측정한다. 제인 도만도 하루에 최소 5회, 상황에 따라 12~15회까지도 혈당을 측정한다. 자신의 몸 상태가 좋지 않다고 느끼거나 혈당에 문제가 발견되면 더 자주 측정하는 것이다. 당뇨병 경력 24년의 매트 베슬리 Matt Besley도 하루에 8~14회까지 자신의 혈당을 측정하는데, 특히 장시간 서핑을 하는 경우 혈당조절에 만전을 기하기 위해 더 자주 혈당측정기를 찾는다.

제2형 당뇨병이 있는 자크 바르나이스는 비교적 드물게 저혈당을 경험하지만, 아침에 일어날 때와 식전, 그리고 경미한 저혈당이나 고혈당을 느끼면 주저 없이 혈당측정기를 찾는다. 그는 인슐린을 이용하는 제2형 당뇨병자들도 자주 혈당을 측정하면 이득이 된다는 사실을 보여 주는 산 증인이다. 인슐린을 사용하지 않는 경우에도 각기 다른 음식과 활동이 혈당에 어떤 영향을 미치는지 파악하는 것은 여전히 중요한 문제다.

전반적인 혈당조절은 비교적 양호하나 식후의 혈당조절에 다소 곤란을 겪는 사람도 있다. 이런 상황이 장기간 지속되면 당뇨합병증으로 이어질 수 있는데, 이런 사람은 아직 사용해 보지 않은 다른 약물에 도전해 볼 필요가 있다. 다른 약물로 이러한 상황이 보다 효과적으로 통제될 수도 있기 때문이다.

15
저혈당에서 벗어나자

저혈당증(보통 혈당수치가 65mg/dl 이하인 경우를 저혈당증으로 분류한다)은 혈당수치의 조절 범위에 여유가 없는 사람에게 있어 피할 수 없는 결과이고, 경구 투약만을 하는 사람보다 인슐린 사용자에게 더 흔한 증상이다. 또한 특정 요인이 저혈당증을 유발할 수도 있는데, 이러한 요인으로는 최근 12시간 이내 두 잔 이상의 음주, 감정적 스트레스나 우울한 기분, 이전 24시간에서 48시간 이내에 경험한 저혈당증 삽화, 최근의 무리한 운동이나 장시간에 걸친 운동, (어떤 이유에서건) 혈당의 급격한 저하, 음식 섭취량의 감소 등을 들 수 있다.

10년 이상 당뇨병 경력의 사람들 대부분이 인슐린을 필요로 하는 저혈당증 상태가 되면 혈당을 상승시키는 호르몬(글루카곤glucagon, 아드레날린adrenaline 등)을 더디게 방출한다. 이러한 저혈당증의 경험은 당뇨병자들의 삶의 질을 떨어뜨리는 주요 요인들 중 하나다. 심지어 이러한 저혈당증을 두려워하는 것만으로도 사람들의 불안감을 높이기에 충분하다. 애너 마리아 굴드는 인슐린을 사용하는 제1형 및 제2형 당뇨병자 모두에게 저혈당은 정말 큰 골칫거리라고 말한다.

가벼운 저혈당도 불쾌감을 주긴 마찬가지지만, 그나마 다행인 건 탄수화물의 섭취로 쉽게 치료될 수 있다는 것이다. 반면, 증상도 없고 반응할 시간도 주지 않은 채 갑자기 혈당이 현저하게 떨어지면 멍해지거나 의식을 잃을 수도 있다. 만일 당신이 의식하지 못한 채 저혈당증을 경험한 적이 있다면, 당신에겐 '저혈당 무감지증hypoglycemia unawareness'이 있을 수도 있다. 이 증세를 갖고 있는 인슐린 사용자들은 대략 전체 인슐린 사용자들의 20%를 웃돈다. 제2형 당뇨병이 있는 사람에겐 이 증세가 비교적 드물게 나타나지만, 만약 이들이 이 증세를 경험한다면 심각한 저혈당 삽화를 경험할 가능성이 높다.

혈당이 지나치게 떨어지기 시작하면 대개 발한, 떨림, 쇄약, 시각적 변화 등의 증상을 경험하게 되는데, 이는 아드레날린과 기타 혈당을 상승시키는 호르몬이 방출됨으로써 일어나는 증상이다. 만일 당신이 저혈당을 감지하지 못한다면, 그것은 혈당 상승 호르몬 분비의 둔화로 인해 이러한 증상이 경미하게 나타나거나 아예 나타나지 않기 때문이다. 저혈당은 뇌의 인지능력을 저하시키기 때문에, 저혈당인 것을 알고도 이에 적절하게 대처하지 못하는 경우가 발생할 수 있다.

예를 들면, 음식 섭취의 필요성을 인식하지 못하는 경우도 있고, 다른 사람의 도움을 거부하기도 하며, 심한 경우 도움을 주려 출동한 구급대를 피해 달아나기도 한다. 저혈당 무감지증은 밤에 잠을 자는 동안 나타날 뿐만 아니라(취침 시 저혈당으로 잠을 깨는 사람은 절반도 안 된다) 낮에 깨어 있는 동안에도 나타난다. 이때 당신 주위에 있는 사람이 당신의 혈당이 많이 떨어졌다는 걸 감지하고 적절한 도움을 주지 않는다면, 대발작을 일으키거나 의식을 잃는 등 심각한 문제를 야기할 수 있다. 척 아이치텐은 발작이나 졸도는 피해야 한다고 충고한다. 다행히 그는 인슐린 펌프의 도움으로 이러한 증상에서 벗어날 수 있었다.

고혈당으로 인한 불쾌감은 대부분의 사람들에게 있어 저혈당으로 인한 불쾌감에 미치지 못한다. 글래디스 덜은 밤에 자는 동안 저혈당을 막기 위해 의도적으로 혈당을 올리기까지 한다. 그녀는 인슐린 투여량을 늘리면 어김없이 저혈당 상태가 된다면서, 저혈당 상태가 자주 되풀이되면 인슐린 투여량을 줄인다고 한다. 돈 기포드 또한 혈당측정기를 사용하기 전 여러 해 동안 저혈당과 그에 따른 발작이 두려워 의도적으로 자신의 혈당을 높였다. 어쨌든 장기적인 안목으로 볼 때 혈당수치를 정상으로 유지하는 것이 가장 좋고, 고혈당보다는 저혈당을 피하는 데 더 많은 노력을 기울일 필요가 있다.

윌 스피어는 당뇨병 경력 39년 동안 단지 세 번의 저혈당증을 경험했을 뿐이지만, 그는 지금도 저혈당이 두렵다고 말한다. 매일 5~10회 정도 지속적으로 혈당을 측정한 결과, 그는 지금까지는 자신에게 저혈당증이 없다는 결론을 내렸다. 버나데트 맥킨타이어는 혈당을 자주 측정함으로써 자신의 저혈당을 미리 감지해 더 이상의 악화를 막는다. 혈당측정이 인슐린 펌프의 기본 속도를 하향 조정하는 등 저혈당에 대처할 수 있는 시간을 벌어 주는 셈이다.

제인 도만은 당뇨병 경력이 40년이 넘었는데도 최근 몇 년 동안에만 저혈당을 경험했다고 한다. 이는 그녀의 혈당을 예측할 수 없게 만드는 엄청난 양의 인슐린 항체 때문일 가능성이 높다. 베나 페트로타는 당뇨합병증의 두려움 때문에 당뇨병과 함께한 거의 모든 기간 동안 엄격한 식이관리(장기적인 식이관리는 물론이고 저혈당 대처에 특별히 효과적인 식이관리)를 실천하고 있다. 그녀는 엄격한 식이관리를 실천하지 않는다면 자신의 친구처럼 쓰러질까봐 두렵다고 한다.

많은 사람들이 심한 저혈당으로 의식을 잃어 구급차나 응급실에 있는 자신을 발견하곤 한다. 그랜트 맥아더 또한 이와 비슷한 경험을 했다. 심한 저혈당으로 의식을 잃고 바닥에 쓰러져 있는 그랜트를 그의 룸메이트가 발견했던 것이다. 그는 당시에는 정말 무서웠지만, 두려움과 함께 살아가는 법을 배우게 되었다고 회고한다. 다행스럽게도 밥 클레버랜드는 당뇨병과 함께한 82년이라는 긴 세월 동안 단 한 번의 심한 저혈당만을 경험했을 뿐이다. 당시 그는 꽤 오랜 시간 등산을 하다 갑자기 혈당이 급격하게 떨어져 의식을 잃었다고 한다. 함께 있던 동료들이 구급차를 불렀고, 결국 구급차 신세를 져야 했다. 그는 그 한 번의 경험으로 당뇨병은 정말 특별한 주의를 기울여야 하는 병이란 걸 깨닫게 되었다고 한다.

심한 저혈당증 삽화 탓에 자신의 생명을 위태롭게 만드는 사람들도 있다. 캐롤린 밸컴도 그녀가 겪은 단 한 번의 심한 저혈당증으로 자동차 사고를 당했다. 바바라 박스터 역시 운전 중에 심한 저혈당증이 찾아와 자신의 집에서 몇 마일 떨어진 도로로 자신도 모르게 차를 몰고 간 적이 있는데, 후에 그녀는 그 사실을 기억하지 못했다. 그녀는 차에 올라탔던 것만 기억난다고 했다. 짐 아서 역시 자신도 모르게 차를 몰고 위험한 곡예를 한 적이 있다, 그는 자신이 차에 올라탄 것조차 기억하지 못했다고 한다. 마리아리스 컨도 감지되지 않은 저혈당증으로 운전 중 의식을 잃어, 결국 앞서 가던 차의 뒤를 받는 사고를 냈다. 다행히 크게 다친 사람은 없었지만, 이 사고를 계기로 그녀는 '초속효성 인슐린rapid-acting insulin'을 한 번에 4유닛 이상은 절대 투여하지 않는 것을 원칙으로 삼게 되었다.

앞에 말한 사람들은 크게 다치지 않는 선에서 그쳤지만, 이보다 심한 경우도 있다. 그랜트 맥아더는 의식을 잃은 채 집으로 차를 몰고 가다 공중전화기 부스를 심하게 들이받아, 목이 부러지는 사고를 당했다. 콜버그 박사가 아는 10대 소년은 부모 몰래 차를 몰다가, 심한 저혈당증으로 의식을 잃고 나무에 차를 들이받아 그 자리에서 즉사했다.

에덜만 박사 또한 당뇨병 관리 협회를 운영하는 지난 몇 년간 저혈당의 위력이 얼마나 강력한 것인지를 목격할 수 있었다. 얼마 전 그는 자신의 환자이자 친구를 저 세상으로 떠나보냈다. 그녀는 감지되지 않은 심각한 저혈당증으로 인해 밤에 잠을 자는 동안 치명적인 부정맥이 찾아와 세상을 떠났다. 여행을 많이 하는 에덜만 박사 자신도 여행 중 호텔에서 홀로 자다가 예고 없이 저혈당증이 찾아오지 않을까 우려한다. 그처럼 당신도 홀로 있는 시간이 많거나 혼자 여행할 일이 많다면 갑작스런 저혈당증의 침입을 경계해야 한다. 이런 사람에게 해줄 수 있는 최고의 충고 역시 밤과 낮의 저혈당증을 예방하기 위해 부단한 노력을 기울여야 한다는 것이다(뒤에 나오는 저혈당증 예방법 참조).

밤사이 당신의 저혈당증이 감지되지 않는 경우가 잦다면, 혈당수치를 의도적으로 약간 높이는 것도 고려할 수 있을 것이다. 실제로 제1형 당뇨병이 있는 아동의 부모들 중에는 밤에 자다가 일어나 아이의 혈당을 측정하는 부모들도 있다. 저혈당증의 위험성이 있는 혼자 사는 당뇨병자의 경우에는 갑작스런 사태를 예방하기 위해 친구나 친지가 수시로, 혹은 매일 정해진 시간에 전화를 하는 예도 있다. 위험한 상황이 되면 알람 소리가 나는 연속 혈당측정기가 당신의 생명을 구해 주는 훌륭한 선택이 될 수도 있다(35장 참조).

다행스럽게도 '저혈당 무감지증' 은 회복될 수 있는 증상이다. 최소 2년에서 10년 정도 당뇨병 경력이 있다면 혈당이 떨어졌을 때 글루카곤의 분비가 감소되는 것이 일반적이긴 하지만, '저혈당 무감지증' 으로 발전하는 가장 일반적인 이유는 빈번한 저혈당 증상 때문이다. 한 연구에 따르면 특별한 치료 없이 회복될 수 있을 정도의 저혈당을 밤새 자는 동안 경험한 사람은 다음날 자신의 저혈당 증상을 기억하지 못할 가능성이 높다고 한다. 또 다른 연구에 의하면 일반적인 저혈당 증상은 3주 동안 혈당이 떨어지지 않게 유지하면 회복될 수 있다고 한다.

따라서 당신에게 저혈당으로 인한 증상이 있다면 최소 이틀 동안은 혈당이 떨어지지 않게 각별히 신경 쓰기 바란다. 그럼으로써 다음에 찾아오는 저혈당 증상을 보다 잘 인식할 수 있다. 덧붙이자면, '저혈당 무감지증'에 대한 교육을 제공하는 몇몇 당뇨병 교육자들이 있다. 이런 교육을 받으면 자신의 혈당수치 변화를 보다 잘 인식할 수 있다. 연속 혈당측정기 또한 자신의 혈당이 내려가는 경향을 파악하고 갑작스런 혈당수치의 하향을 인식하는 데 상당한 도움을 주어, 위급한 사태를 미연에 방지할 수 있게 해준다.

예전엔 의사가 의도적으로 환자의 첫 저혈당증을 경험시키기도 했는데, 이는 환자로 하여금 자신의 저혈당증에 대한 느낌을 각인시키기 위해서였다. 그랜트 맥아더는 군 병원에 있을 때 이런 경험을 했다면서, 그때 이후로 혈당이 떨어지는 징후를 감지할 수 있었다고 한다. 짐 터너의 의사 역시 그에게 점심을 거르게 함으로써 의도적으로 저혈당을 경험케 했다. 하지만 매일 경험하다시피 하는 저혈당의 위협이 그에게는 가장 큰 당뇨합병증이다. 저혈당은 자주 세차고 빠르게 그를 엄습하지만, 저혈당이 아주 심각해지지만 않는다면 그가 늘 저혈당으로 인한 증상을 경험하는 것은 아니다. 빌 킹도 항상 저혈당을 감지할 수 없기는 마찬가지다. 특히 오랜 시간 운동을 하고 나면 이런 일이 더욱 잦다.

인슐린을 사용하는 거의 모든 사람들이 저혈당으로 인한 사건을 하나씩은 경험한다. 그중에는 돌이켜보면 웃음을 자아내는 얘기들도 있다. 짐 터너는 어느 날 밤 잠을 자며 꿈을 꾸고 있었다. 그는 꿈속에서 자신이 원한다면 어디든지 자유자재로 갈 수 있었다. 그가 저혈당증과 함께 꿈에서 깨어났을 때, 그는 그 꿈을 실제 현실로 착각해 여전히 꿈에서 발휘했던 능력이 자신에게 있다고 생각했다. 이때 그의 아내가 주스를 가져왔고 그는 주스를 마시기 위해 침대에서 벌떡 일어나 한 바퀴 공중회전을 한 후 바닥에 멋지게 착지했다. 그는 황당하고 위험천만한 묘기를 부렸지만, 털끝 하나 다치지 않았다. 순간적으로 까무러치게 놀란 그의 아내는 황급히 방을 뛰쳐나갔고, 그는 이에 질세라 재빨리 아내의 뒤를 쫓았다. 그는 슈퍼맨의 환상에서 깨어날 때까지 아내를 쫓고 또 쫓았다. 야밤에 숨이 차게 달린 덕분에 그의 아드레날린 수치와 혈당수치가 올라가, 그가 빨리 정상으로 돌아왔을지도 모른다. 콜버그 박사는 심각한 저혈당증으로 인해 TV 리모컨을 라디오로 착각해, 열심히 주파수를 맞추려던 사람도 본 적이 있다.

결론적으로 말하면, 대부분의 저혈당 일화는 방금 소개한 일화처럼 그리 재미있는 것은 아니며, 애초에 이런 일을 예방하는 것이 당뇨병을 갖고도 행복한 삶을 오래도록 누릴 수 있는 중요한 열쇠라고 하겠다.

저혈당증 예방법

- 자기 자신에 대해 알라. 특정 음식이나 활동, 스트레스에 당신의 몸이 어떻게 반응하는지를 파악하자. 이러한 것들에 대한 특별한 패턴이나 경향을 파악하기 위해선 지속적인 혈당측정이 필수적이다.
- 새로운 활동이나 음식, 또는 일상적이지 않은 것을 시도하거나 여행을 할 때는 보다 자주 혈당을 측정하자.

- 음식 섭취에 대해 '초속효성 인슐린'을 사용한다면, 특정 양의 탄수화물 섭취에 얼마 정도의 인슐린을 투여해야 하는지를 파악해, 인슐린 과다 투여의 위험에서 벗어나도록 하자.
- '인슐린 체재' 원칙을 상기하자. 즉, 대부분의 '초속효성 인슐린'이 혈류를 타고 퍼지려면 최소 2시간은 소요된다. 인슐린 투여로 혈당을 높이길 원한다면, 인슐린을 더 투여하기 전 이미 투여된 인슐린이 최대의 효과를 발휘할 때까지 기다리도록 하자.
- 식사를 염두에 두고 이미 인슐린이나 약물을 투여했다면, 절대 그 식사를 거르지 말자.
- 정확히 언제 식사를 하게 될지 모른다면(식당에서 음식을 기다릴 때처럼), 당신 앞에 음식이 놓이기 전까지는 인슐린을 모두 투여하지 말고 기다리도록 하자.
- 운동 후에 지연되어 발병할 수 있는 저혈당증을 감지하고 예방하기 위해서, 운동 후 몇 시간에 걸쳐 혈당수치를 예의주시하자.
- 격렬한 운동이나 장시간의 운동을 한 후 1시간 이내에 근육의 글리코겐을 보다 빨리 회복하기 위해, 약간의 단백질이나 지방과 함께 최소 15g의 탄수화물을 섭취하자.

16
저혈당을 효과적으로 다스리자

저혈당으로 인한 증상들은 여러 가지 음식과 음료로 치료될 수 있지만, 그중 가장 선호되는 것은 포도당 정제glucose tablet다. 당뇨병 경력이 15년 미만인 사람들은 아마 분필 맛이 나는 최초의 포도당 정제를 복용해본 적이 없을 것이다. 고맙게도 그 이후로 포도당 정제는 꾸준히 발전해 왔다. 비교적 오래전에 등장한 오렌지 맛이 나는 정제를 비롯해 지금은 수박, 열대과일, 코코넛, 사과, 딸기, 포도, 나무딸기 등 다양한 맛의 정제를 선택할 수 있다.

포도당 정제는 저혈당을 치료하는 다른 것들에는 없는 장점이 있다. 우선 포도당은 혈류에서 가장 신속하게 나타나는 당인데, 이것은 기본적인 포도당의 특징이다. 과일에 들어 있는 과당 등의 다른 당은 몸이 그것을 포도당으로 변환하는 과정을 거쳐야 하므로 그만큼 효과가 더디게 나타난다. 포도당 정제의 또 다른 장점은 정확한 용량에 있는데, 대개 한 알의 정제에 4g의 포도당이 들어 있다. 이것으로 과용의 위험성 없이 정확한 양의 탄수화물을 섭취할 수 있다. 약간의 시행착오만 거친다면 한 알의 포도당 정제가 당신의 혈당수치를 얼마나 상승시키는지 쉽게 파악할 수 있다. 돌로레스 브레흠의 경우엔 포도당 정제 한 알이 혈당수치를 15mg/dl 상승시킨다면서, "포도당 정제는 과식을 피하는 데 상당히 도움이 되죠. 심한 허기를 느끼는 건 저혈당일 때뿐이죠"라고 말한다. 마크 블랏스타인도 이에 동의하면서, 저혈당이 되면 닥치는 대로 먹곤 했지만, 포도당 정제나 포도당액을 사용하기 시작한 후부터 과식을 하는 경우는 거의 없다고 한다. 하지만 포도당을 지나치게 복용하면 마치 롤러

코스터처럼 저혈당과 고혈당 사이를 오르락내리락하게 된다. 인스타글루코오스InstaGlucose와 같은 포도당 젤도 저혈당 치료제로 쓰이는데, 이것은 대개 탄수화물 함유량이 더 많다.

여러 사람들이 선호하는 다른 저혈당 치료제로는 주스, 탈지유, 탄산음료, 과일(바나나, 사과, 포도를 비롯한 모든 과일), 스위트 디저트, 생크림, 말린 과일, 과자, 사탕, 박하사탕, 초콜릿 등이 있다. 글래디스 덜은 혈당이 떨어질 때마다 오렌지주스를 마시며, 외출 시에는 반드시 지갑에 사탕 넣는 걸 잊지 않는다. 그녀는 "오렌지 한 개 양의 주스를 마실 때마다 1달러를 저축했다면 전 아마 부자가 되었을 거예요"라고 말한다. 그녀에겐 오렌지주스가 다른 저혈당 치료제 못지않게 빨리 혈당을 끌어올려 주는 것이다.

저혈당 치료제는 상황에 따라 달라질 수 있다. 만일 당신의 저혈당이 심각한 것이 아니라면, 포도당 정제 한두 정 정도로 문제가 해결될 수 있다. 혈당이 떨어져 인슐린을 투여했는데도 계속 혈당이 떨어질 조짐을 보이면, 땅콩버터 크래커나 밸런스 바Balance Bar(배리 시어즈 박사가 주창한 40/30/30 원칙을 기초로 만든 에너지 영양식품—옮긴이) 등 탄수화물과 함께 지방이나 단백질도 포함된 식품으로 효과를 볼 수 있다. 우유의 종류에 따라 약간의 차이는 있겠지만, 대개 우유 한 잔에는 7~8g의 단백질과 약간의 지방이 함유되어 있다. 따라서 우유도 이러한 식품의 반열에 낄 수 있을 것이다. 탈지유도 꽤 효과적인 저혈당 치료제이긴 하지만, 연구에 따르면 저혈당을 예방하는 데에는 보다 많은 지방이 함유된 전유全乳가 운동 후의 탈지유나 스포츠 음료보다 더 효과적이라고 한다.

앨 루이스는 게토레이를 선호한다. 그는 보다 장기적인 저혈당 예방책으로 잼을 바른 빵이나 머핀을 즐겨 먹는다. 캐롤린 밸컴은 혈당수치가 55mg/dl 이하로 내려가면 먼저 주스를 마신 다음 포도당 정제를 복용한다. 그 이하로 혈당이 내려가면 포도를 먹는다. 그녀는 외출할 때도 가방에 갖가지 포도를 넣고 다닌다.

당연한 조언이겠지만, 저혈당을 치료하기 위한 것을 늘 갖고 다녀야 한다. 저혈당에 대처할 것을 잊은 채 외출하여, 갑자기 저혈당 증세가 찾아와 곤란을 겪었다는 얘기를 의외로 많이 접하게 된다. 콜버그 박사는 철인3종 경기를 하는 당뇨병자의 얘기를 들은 적이 있다. 이 사람은 실전 훈련이나 경기 중의 갑작스런 저혈당 증세에 대비해 항상 무언가를 가지고 다녔는데, 자신의 개를 산책시킬 때에는 그러지 않았다고 한다. 아마도 개를 산책시키는 정도의 가벼운 운동은 혈당을 떨어뜨리지 않을 것이라 여겼던 모양이다. 결국 그녀는 아무런 대비책도 없이 개를 산책시키다 혈당이 급격히 떨어져 곤경에 처하는 경험을 해야만 했다. 여기서 저혈당 치료에 관한 금언 하나를 만들자면 "항상 준비하라" 정도가 되지 않을까 싶다.

꼴찌가 주스?

몇 년 전까지는 보편적으로 탈지유와 오렌지주스, 단 음료가 저혈당 치료제로 권장되었지만, 콜버그 박사는 최고의 저혈당 치료제로 포도당 정제를 꼽는다. 그녀의 경험상 포도당 정제가 효과가 가장 빠르기 때문이다. 우리는 지금 그 어느 때보다 음식들이 혈당에 미치는 효과에 대해 많은 것을 알고 있는데, 혈당지수(GI, Glycemic Index) 측면에서도 포도당 정제가 가장 빠른 효과를 보이는 것으로 나타났다. 포도당의 혈당지수는 100인데 비해, 설탕은 68, 주스는 40~48, 포도는 57, 일반적인 탄산음료는 63, 탈지유는 32였다. 혈당지수가 순수 포도당보다 높은 음식은 그리 많지 않은데, 쿠키나 클리프 바Clif Bar, 껍질을 벗겨 35분 동안 삶은 호주산 데지리 감자(Desiree Potato, 1962년 네덜란드에서 처음으로 재배된 감자로 맛이 뛰어나다-옮긴이)는 혈당지수가 101이고, 최고의 혈당지수를 자랑하는 음식도 104에 머무른다. 이러한 맥락에서 콜버그 박사는 그녀의 장남인 알렉스로 하여금 7학년 과학 전시회 프로젝트 주제로 각종 당에 따른 신체 흡수율 및 혈당의 최고 상승치 차이에 관심을 갖도록 유도했다. 포도당은 과당과 마찬가지로 단순한 구조의 당이다(C6H12O6). 우유의 젖당(세 번째로 단순한 구조의 당)은 하나의 갈락토오스galactose와 하나의 포도당으로 이루어진 데 반해, 설탕(자당)은 2분의 1의 포도당과 2분의 1의 과당으로 구성된다. 이론적으로 볼 때, 포도당이 가장 빠르게 혈당수치를 상승시킨다. 포도당이 우리의 신체가 곧바로 혈당을 상승시키는 데 필요한 형태의 당이기 때문이다. 이와 대조적으로 과당과 자당, 젖당은 신체 내 효소반응을 통해서 포도당으로 전환되어야 비로소 혈당수치를 상승시킬 수 있다.

일반적으로 포도당 경구 투여 테스트에 필요한 탄수화물 섭취량은 75g이지만, 콜버그 박사와 알렉스는 각종 당에 포함된 15g의 탄수화물만을 섭취해도 혈당 효과를 파악하는 데 충분하다고 판단했다. 또한 혈당수치 상승의 추이를 지켜보는 시간은 1시간이면 충분했는데, 이는 1시간 이내에 혈당이 다시 하향곡선을 그리기 시작하기 때문이다. 오른쪽 그래프는 알렉스가 당뇨병이 있는 콜버그 박사를 대상으로 실험한 결과로, 각기 다른 날 아침에 '초속효성 인슐린'을 투여하기 전 세 차례에 걸쳐 실시된 실험의 평균값이다. 따라서 실험 시 콜버그 박사의 몸엔 란투스만이 잔재했을 뿐임을 밝힌다.

그래프에서 보는 바와 같이 포도당과 자당(백설탕)의 혈당 상승 효과가 전반적으로 가장 뛰어났고 서로 놀라울 만큼 흡사한데, 투여 후 10~20분 사이에 현저한 혈당 상승을 보였다. 그 뒤를 잇는 것이 후반부로 갈수록 강세를 보이는 탈지유였다. 탈지유가 효과 지속시간이 길면서 투여 후 50분이 지나 추가적인 상승을 보이는 이유는 탈지유에 함유된 단백질 때문일 가능성이 높다. 주스는(고과당 옥수수 시럽을 첨가하지 않은 100% 순수 과당 포도주스) 혈당 상승효가 다른 것들에 비해 현저하게 뒤졌다. 따라서 저혈당의 신속한 해결책으로는 다른 것들에 비해 효과가 가장 떨어지는 것이었다. 이 실험이 갖는 한계에도 불구하고 리처드 번스타인은 실험 결과에 동감을 표명한다.

끝으로 12살인 알렉스를 대상으로 한 실험 결과를 정리하면, 포도당은 복용 후 30분이 지나 70mg/dl까지 혈당수치를 상승시켰다가 1시간이 되지 않아 혈당수치가 원래대로 돌아갔고, 다른 세 개의 당은 겨우 20~30mg/dl 정도만 혈당수치를 상승시키는 데 그쳤다.

15g의 각기 다른 당에 대한 콜버그 박사의 혈당수치 변화 추이

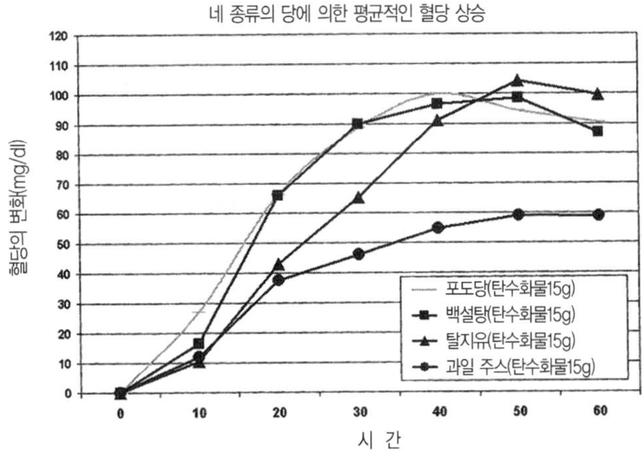

17

글루카곤을 이용하자

스스로 치료할 수 없는 심한 저혈당 증세는 미연에 방지하는 것이 최선책이다. 그것이 불가능하다면 집에 글루카곤을 비치해 두고, 그것을 당신에게 투여할 수 있는 사람을 주위에 두는 것이 중요하다. 글루카곤은 일반적으로 췌장에서 만들어지는 호르몬인데, 당뇨병자의 몸에서도 글루카곤이 생산된다. 글루카곤은 췌장의 알파세포에 의해 형성되고 방출되는데, 이 알파세포는 당뇨병이 발병해 베타세포가 상실되어도 그 영향을 받지 않는다. 글루카곤 호르몬은 인슐린과 반대의 효과가 있다. 글루카곤이 혈당조절 기관인 간과 만나면, 간은 자극을 받아 혈류에 더 많은 혈당을 방출시키는 것이다.

시중에 있는 구급세트 형태의 글루카곤은 구급용으로 처방받아 구입할 수 있는데, 상온이나 냉장고에 보관하면 수년이 지나도 변질되지 않는다. 동결건조 방식을 이용한 제품은 글리세린을 이용해 액화시킨 후 투여해야 한다. 액화된 글루카곤은 넓적다리나 팔뚝을 통해 근육에 주사하거나 인슐린처럼 피하에 주사한다.

글루카곤은 혈당수치를 높이는 최고의 해결책이긴 하지만, 그것을 혼합하고 주사할 수 있는 사람의 즉각적인 도움이 필요할 경우도 생긴다는 단점이 있다. 글루카곤은 당신이 다른 저혈당 치료에 반응을 보이지 않을 경우, 또는 저혈당으로 인해 의식을 잃거나 발작을 할 경우 혈당을 빠른 속도로 끌어올리는 데 요긴하게 사용될 수 있다. 글루카곤 역시 저혈당으로 인한 증세를 느낄 때 당신이 직접 주사할 수도 있다. 75kg 이상인 사람에겐 1회분(보통 1mg) 전부를 주사하는 것이 적당하고, 55kg 이

하인 사람에겐 그 반만 주사해도 충분하다. 글루카곤을 과다 투여할 경우엔 메스꺼움을 느끼게 된다. 저혈당으로 의식을 잃어 글루카곤을 투여했다면 10~15분 후에는 의식을 되찾을 수 있으며, 그 후 얼마 동안 심한 메스꺼움을 경험할 수 있다(비교적 적은 양을 투여했을 경우라도 그렇다). 무기력증 또한 글루카곤 투여 후 동반될 수 있는 흔한 증상이다. 하지만 이러한 증상이 지나치게 오래 지속된다면 응급실에 가야 할 수도 있다.

돌로레스 브레흠은 글루카곤이 널리 사용되기 전부터, 저혈당으로 인한 긴박한 상황에 대비하기 위해 남편에게 글루카곤을 맡기고 필요한 경우 그가 자신에게 주사할 수 있도록 했다. 제인 도만은 심각한 저혈당 증상을 경험한 후 갑작스런 상황에 대비해 손쉽게 닿을 수 있는 곳에 글루카곤을 준비해 두는 것이 얼마나 중요한 일인지를 깨달았다. 그녀의 남편은 글루카곤을 주사하는 것에 익숙하지만 아들은 그렇지 못했다.

어느 날 혈당이 현저히 떨어졌다는 걸(54mg/dl이었다) 알자, 그녀는 우유를 마시기 위해 아래층으로 내려갔다. 그녀는 간신히 우유는 마실 수 있었지만, 크래커 봉지까지는 뜯지 못하고 그 자리에서 의식을 잃었다. 다행히 곁에 있던 아들이 911에 전화를 걸어 위험한 상황은 피할 수 있었다. 만일 그때 남편이 아들 대신 있어서 글루카곤을 주사했다면 그녀는 더 빨리 의식을 회복했을 것이고, 911의 도움도 필요 없었을 것이다.

감지되지 않거나 적기에 글루카곤의 도움을 받지 못하는 심각한 저혈당 증세는 치명적일 수 있다. 따라서 만일 당신이 홀로 사는 처지라면 수시로 당신의 상태를 살펴줄 사람을 두는 것이 중요하다. 마찬가지로, 주위 사람들에게 글루카곤을 보관한 장소를 알리고 그들에게 주사법을 가르쳐 응급 상황에 대비할 필요가 있다.

저혈당은 빨리 치료될수록 좋다. 실제로 심각한 저혈당성 혼수는 일부

뇌신경 세포를 파괴해 인지능력의 손상을 초래하기도 한다. 이 경우 3시간 이내에 포도당에서 생산되는 대사물인 피루브산염pyruvate을 투여하는 것으로 효과를 볼 수도 있다. 저혈당 증상 후 포도당의 결여로 뇌세포는 당연히 포도당을 이용하는 데 힘든 시기를 보내야 하는데, 이때 피루브산염은 뇌세포를 위한 대안적인 연료가 되어 준다.

18
좋은 의사나 전문가를 찾자

오랜 당뇨병 생활을 성공적으로 이끌고 싶다면 정말 좋은 의사나 의료팀을 찾아야 한다. 최신 연구와 기술, 약물 등에 밝은 전문가여야 한다. 현재 의사의 판단에 의문이 생긴다면 다른 전문가의 의견을 구해 보고, 필요한 경우 보다 많은 지식을 가진 의사로 바꾸기 바란다. 의사가 당신보다 당뇨병에 대해 더 잘 아는 것이 상식일 것이다. 하지만 제럴드 클레버랜드의 담당의는 제럴드가 의사보다 당뇨병에 대해 더 많이 알고 있는 '당뇨병 학자'라고 말한 바 있다. 이것이 바로 당뇨병이 있으면서도 75년간 행복한 생활을 영위할 수 있었던 비결이 아닐까?

조슬린 당뇨병 센터는 높은 수준의 최첨단 당뇨병 치료로 오랫동안 명성을 떨쳐 왔다. 에덜만 박사는 의대 교육을 마친 후 특별 연구원으로 이곳에서 근무한 적이 있고, 콜버그 박사는 13살 때 한 달 정도 환자로 있었다.

다른 '성공적인 당뇨병 생존자들' 역시 조슬린 당뇨병 센터에서의 경험은 유익한 것이었다고 입을 모은다. 패티 섀퍼의 첫 당뇨병 멘토mento는 조슬린 당뇨병 센터의 담당의였다. 첫 방문에 좋은 인상을 받았던 그녀는 그 후 수년간 정기적으로 그곳을 찾았다. 프레디 프레드릭슨은 1961년에 당뇨병 진단을 받고, 조슬린 당뇨병 센터의 1주일 프로그램에 참가했다고 한다. 나탈리 손더즈 또한 당뇨병에 관한 정보가 부족했을 당시 조슬린 당뇨병 센터를 방문하고 깊은 인상을 받았다. 그녀는 탄수화물 및 각종 음식에 따른 인체의 신진대사를 비롯해 더 많은 당뇨병 지식을 쌓기 위해 몇 차례에 걸쳐 조슬린 당뇨병 센터를 방문했다.

조슬린 당뇨병 센터 같은 곳과 인연을 맺어 단 한 명일지라도 당뇨병 멘토를 만나는 것은 당신에게 큰 의미가 될 수 있다. 당신에게 멘토가 되는 사람들 중 많은 이들이 당신처럼 당뇨병을 갖고 있으며, 당뇨병 전문기관에 소속된 이들은 당신이 직면할 수 있는 문제와 그것을 극복하는 방법에 대해 보다 잘 인식하고 있기 때문이다. 당신이 사는 지역에 이러한 단체를 찾을 수 없다면 인터넷을 이용하기 바란다.

글래디스 덜은 당뇨병 초기 시절에 미네소타 주 로체스터에 위치한 메이요 클리닉의 도움을 받았다. 그녀는 "제가 당뇨병 진단을 받았을 때 부모님이 저를 거기까지 데리고 가신 건 제게 행운이었어요"라고 말한다. 1924년 처음으로 메이요 클리닉을 찾은 그녀는 후에도 여러 차례 그곳을 찾았다.

일반적으로 당뇨병 전문가 또는 내분비 전문의는 당신을 최고의 당뇨병 관리의 길로 인도해줄 수 있는 사람들이다. 캐럴 세션즈, 캐런 포에니시, 버나데트 맥킨타이어, 블론디 프램 등을 비롯해 여러 '성공적인 당뇨병 생존자들' 은 훌륭한 당뇨병 전문가를 만나야 한다고 조언한다. 패트리샤 라 프랑스-울프도 이 말에 동감한다.

"제대로 된 의사를 찾아가야 해요. 탄수화물의 수치도 제대로 측정하지 못하는 수련의에게 당신의 건강을 책임지게 해선 안 되죠."

론 데눈지오에게 있어 좋은 의사란 '한 인간으로서 당신의 말을 경청하고, 당신의 필요와 문제를 이해하려고 애쓰며, 당신과 함께 성장하고자 하는 사람' 이라고 말한다. 훌륭한 당뇨병 전문가를 찾기가 쉽지만은 않다. 하지만 좋은 의사를 만나는 건 당뇨병 극복에 있어 무엇보다 중요한 열쇠임에 틀림없다. 돈 기포드는 최고의 의료 서비스를 찾는 것이 정말 중요하다고 단언한다.

메리 수 루빈은 병원에서 겪은 자신의 경험을 통해, 최고의 의료 팀을 찾으라고 사람들에게 조언하게 되었다. 그녀가 경험한 몇몇 의사들은 자신의 방식만 고집하면서, 환자에게 맞는 방식을 시도하려는 의지가 없었다고 한다. 그녀는 또한 자신의 당뇨병 관리는 전적으로 스스로 총괄해야 한다고 믿는다. 오랫동안 그녀는 의료계의 태만과 무지를 경험해야 했다. 이러한 그녀의 경험이 당신에게 경종을 울려 더 나은 의료 서비스를 찾는 계기가 되었으면 한다.

마리아리스 컨도 최신 의학적 연구에 밝고 환자를 문외한으로 취급하지 않는 유능한 의사를 만나야 한다는 말로 동감의 뜻을 표한다. 제시카 칭은 환자와 의사 간의 조화로운 관계가 무엇보다 중요하다면서, 의사가 당신에게 맞지 않다면 긍정적인 결과를 기대할 수 없다고 말한다. 매트 베슬리는 제1형 당뇨병을 가진 의사를 담당의로 만난 것이 행운이라 여긴다. 그 의사는 매트에게 처음부터 유익한 조언을 해주었다. 지금까지도 매트는 유능한 의사를 찾는다는 건 충분히 가치 있는 일임을 절감하고 있다. 그는 사람들에게 조언한다.

"여러 의사들을 만날 기회를 가지세요. 그럼 어떤 의사가 유능하고 어떤 의사가 그렇지 않은지 판단할 수 있는 안목이 생길 겁니다. 새로운 치료법과 의학적 연구에 관심이 많은 의사를 찾도록 하십시오."

이 책의 발행인이자 10년 넘게 제1형 당뇨병을 안고 사는 매튜 로Matthew Lore는 환자의 말을 충분히 경청하는 의사를 만나는 것이 무엇보다 중요하다고 느낀다.

"전 저의 상태와 문제점을 간략하게나마 설명할 수 있는 시간을 할애해 주는 의사가 필요합니다. 의사는 환자의 말에 귀를 기울이고, 그 말에 적절히 반응하며, 환자를 질병의 유형으로 대하는 것이 아니라 인간으로 대해야 한다고 생각합니다. 이것은 제가 결코 양보할 수 없는 의사의 덕목이죠."

지난 60년간 당뇨병 때문에 하루도 편할 날이 없었다는 베나 페트로타는 문제가 생길 조짐이 보이면, 즉시 담당의나 응급실을 찾는 것이 중요하다고 말한다. 특히 저혈당증이나 당뇨병케톤산증(당뇨합병증의 하나로, 죽음에 이를 수도 있다. 인슐린의 부족과 스트레스 호르몬의 상승과 연관이 있으며, 주로 제1형 당뇨병에서 나타나지만 제2형 당뇨병에서도 나타날 수 있다—옮긴이)이 의심될 경우엔 더욱 그럴 필요가 있다고 조언한다. 그녀는 항상 담당의와 긴밀한 유대관계를 유지한다고 말한다.

40년 넘게 제2형 당뇨병을 안고 사는 84세의 로버트 만델Robert Mandell 역시 자신의 장수 비결 중 하나로 정기적으로 의사를 만나는 것을 꼽는다. 당신은 그의 다음 이야기를 생각해볼 필요가 있다.

"재향군인 병원은 의사를 만날 수 있는 횟수를 1년에 두 번으로 제한했습니다. 그래서 전 개인 의사를 찾았죠. 그리고 세 달에 한 번씩 그의 진료를 받았습니다."

로버트만큼 오랫동안 제2형 당뇨병을 안고 사는 블론디 프램도 그의 말에 동감한다.

"의사의 말을 듣고 당뇨병 전문가를 찾도록 하세요. 일반의로는 부족

해요."

그녀는 자신의 사위인 애론 비닉Aaron Vinik 박사로부터 많은 도움을 받았다. 애론 비닉 박사는 세계적으로 유명한 당뇨병신경병증의 권위자다.

앨 루이스, 나이: 73세

유형: 제1형 당뇨병, 보유기간: 69년

캐나다 밴쿠버에 거주하는 앨 루이스에 대해 안다면, 그가 왜 1997년 방수 인슐린 펌프가 나오기까지 인슐린 펌프를 사용하지 않았는지 이해할 수 있을 것이다. 그의 일생은 물을 떠나선 말할 수 없다. 그는 4세에 당뇨병 진단을 받았음에도, 12세부터 캘리포니아 해안에서 전문적으로 낚시를 했다. 그는 며칠 동안 부모를 떠나 낚시를 하곤 했는데, 그와 동행한 사람은 동료 한 명이 전부였다. 그는 10대에 소형보트 교육코스를 수료하고 자격증을 받기도 했는데, 당시 그는 이 자격증을 취득한 최연소자였다.

비록 대학은 임학과를 들어가 잠깐 외도를 하긴 했지만, 그는 이내 해양학에 매료되어 전공을 바꾸기에 이르렀다. 그는 학부와 석사과정 시절 수영부에 가입해 수상을 하기도 했고, 하와이Hawaii 대학에서 박사학위를 취득하기 위해 스킨 다이빙과 스쿠버 다이빙에 관해 연구하기도 했다. 또한 그는 최근까지도 '마스터즈 스위밍(25세 이상이 참여하는 수영경기)' 에 참가하여 좋은 결과를 내기도 했다.

브리티시 콜럼비아British Columbia 대학의 해양학과 명예교수이기도 한 그는, 이러한 적극적인 활동이 자신의 장수 비결이라 확신한다. 그는 거의 70년 동안을 당뇨병과 함께했음에도 당뇨병으로 인한 건강상의 문제를 크게 겪지 않았다. 하지만 그에게도 당뇨합병증에 대한 두려움은 있었다. 그는 이러한 두려움이 자신을 더욱 잘 관리하는 견인차 역할을 해주었다고 말한다.

"당뇨병을 안고도 장수할 수 있는 비결 중 하나는 자기 자신에게 절대 지지 않아야 한다는 것입니다."

그는 오랫동안 다른 수영선수들과 경쟁했다. 하지만 이보다 자기 자신을 상대로 훨씬 더 치열한 경쟁을 해왔다고 회고한다.

"그것이 바로 당뇨병을 극복할 수 있는 열쇠라고 생각합니다."

앨 루이스의 몇몇 일화를 듣는다면 그가 얼마나 수영에 열정적인가를 짐작할 수 있다. 그는 포틀랜드에 위치한 어느 수영복 가게에 인슐린 펌프와 함께 착용할 수 있는 수영복을 제작할 수 있는지 문의한 적도 있었다. 결국 그는 자신의 안전을 위해 인슐린 펌프를 넣은 작은 가방을 항상 옆구리에 차기로 했는데, 수영을 할 때엔 철인3종 경기용 전신수영복을 입고 그 안에 그것을 집어넣었다. 물론 그가 사용한 인슐린 펌프는 방수가 되는 것이었다.

최근의 허리 문제로 그는 수영장을 떠나 헬스클럽으로 가게 되었지만, 지금도 대학 캠퍼스와 집 사이의 자전거 통근은 중단하지 않았다. 전 생애에 걸친 그의 열정적인 삶을 보면, 당뇨병과 같은 사소한 문제가 그의 발목을 붙잡을 수 없었던 것이 당연해 보인다.

4부

식이관리에 관한 비결

19
식습관에 신경 쓰자

'성공적인 당뇨병 생존자들' 모두가 좋은 식습관을 갖는 것이 다른 비결 못지않게 중요한 비결이라는 데 이견이 없다. 그들은 처음부터 '익스체인지 식이요법exchange diet'을 해야 한다고 배웠다. 이것은 식사나 간식 때 탄수화물과 지방, 단백질 등을 균형 있게 섭취하기 위함인데, 때때로 저탄수화물이나 저지방 섭취가 더욱 강조되기도 한다. 캐런 포에니시와 콜버그 박사 둘 모두 A군과 B군의 야채 분류법(캐런이 배운 분류법) 또는 3%와 6%의 야채 분류법(콜버그 박사가 배운 분류법)을 적용한 야채 식이요법을 지금도 생생하게 기억하고 있다.

말만 다를 뿐 두 분류법에는 차이가 없는데, 이러한 분류는 탄수화물의 함량에 따른 것이다. 다시 말해, 상추, 완두, 브로콜리, 콜리플라워 등 비교적 탄수화물 함량이 적은 야채와 감자, 고구마, 옥수수, 당근 등 비교적 탄수화물 함량이 많아 보다 주의를 요하는 야채로 분류한 것이다.

40년이 지난 지금도 콜버그 박사는 가족을 위한 저녁식사에 쓰일 야채를 선택할 때 이러한 분류법을 염두에 둔다고 한다.

"제가 주로 섭취하는 야채는 저탄수화물 야채죠. 저의 기준으론 저탄수화물 야채만이 진정한 야채인 셈이니까요. 탄수화물 및 인슐린 섭취량에 영향을 주는 고탄수화물은 제한적으로 섭취하고 있죠."

그녀는 또한 혈당을 높이는 밀가루 식품, 빵, 피자, 대부분의 단 음식 등의 섭취도 제한하고 있으며, 소화 속도가 더딘 현미, 고구마, 파스타, 콩류, 과일 등 탄수화물이 풍부한 음식의 전반적인 섭취량에도 세심한 신경을 쓰고 있다. 에덜만 박사는 정식으로 탄수화물 측정은 하지 않지만, 대략 40g의 탄수화물당 1유닛의 비율로 식사 전에 인슐린을 투여한다. 하지만 당신의 탄수화물-인슐린 비율은 이와 다를 수 있다. 예를 들면, 콜버그 박사의 탄수화물-인슐린 비율은 대개 인슐린 1유닛당 탄수화물 15g이지만 아침엔 10g에 가깝다.

제인 도만 또한 약 40년 전에 익스체인지 식이요법을 시작했다. 그녀는 당뇨병 진단을 받았을 당시 자신의 식이관리를 떠올리며 다음과 같이 말한다.

"제가 식이관리에 대한 구체적인 지침을 받았는지는 기억이 잘 나지 않지만, 1,800cal 다이어트에 대한 지침은 받았죠. 전 그 지침에 따라 익스체인지 식이요법을 실천했어요. 당시에 비해 지금은 당뇨병이 있는 사람들이 먹을 수 있는 음식들이 훨씬 더 많아졌어요. 건강식품도 훨씬 더 많아졌고, 식품 원료 표시도 잘 되어 있고, 인공 감미료도 훨씬 더 개선되었죠. 게다가 무설탕 초콜릿 푸딩까지 있고요. 하지만 요즘 사람들은 이런 것들의 고마움을 잘 모르죠."

그녀의 익스체인지 식이요법은 성공적이어서 요즘은 탄수화물과 설탕 섭취에 있어 자신에게 더 많은 자유를 부여하고 있긴 하지만, 여전히 경계를 늦추지 않는다.

패트리샤 라 프랑스-울프도 이에 동감한다. 그녀는 63년 전부터 '저탄수화물 고지방' 다이어트를 시작했고, 지금도 하루에 80g 이하로 탄수화물 섭취를 제한하고 있다. 그녀는 먹고 싶은 건 거의 다 먹지만, 먹는 양은 많지 않다고 말한다. 프레디 프레드릭슨 또한 당뇨병을 갖고도 장수할 수 있었던 비결로 탄수화물을 적게 섭취하는 것을 꼽는다. 당뇨병 초기 시절 그녀의 식습관은 불안정했다. 혈당측정기가 없던 때라 혈당조절이 지금보다 훨씬 더 어려웠고, 그 결과 식사 패턴 또한 상당히 불안정해진 것이다. 베나 페트로타의 견해도 이와 비슷하다. 그녀는 "탄수화물 섭취가 조금도 유익하지 않을 때가 있죠. 지방 섭취도 제가 경계하는 부분이고요"라고 말한다.

대부분의 '성공적인 당뇨병 생존자들'은 대개 자신이 섭취하는 음식의 중량을 측정해본 경험을 갖고 있다. 그들은 자신이 섭취하는 모든 것을 정확히 기록으로 남겨, 그것을 바탕으로 음식 섭취량을 조절하곤 하는 것이다. 글래디스 덜 또한 여러 해 동안 자신이 섭취하는 음식을 모두 저울에 달았지만, 지금은 오랜 경험 덕분에 저울을 사용하지 않고도 음식의 중량을 어림잡을 수 있다. 그녀의 식습관 또한 일관성이 있고, 식사 시간도 일정하다. 돌로레스 브레흠의 경우에도 자신의 성공 비결 중 하나로 58년간의 음식 중량 측정을 꼽는다.

"전 모든 것을 측정했습니다. 음식과 혈당, 혈압에 이르기까지 말이죠. 그리고 그것들을 기록했죠. 지난 58년간 빼먹은 적은 딱 한 번 있었어요."

그녀는 탄수화물 섭취량을 한 끼에 25~30g으로 제한했고, 여기에 대한 보상으로 인슐린도 투여했다.

캐롤린 밸컴도 자신을 지켜준 성공 비결로 엄격한 규칙의 실천을 꼽는다. 그녀는 당뇨병 경력 43년 동안 기록을 남기는 것에도 철저했다.

"전 혈당수치와 인슐린 투여량, 운동량과 음식 섭취량도 기록으로 남겼어요. 처음엔 용수철이 달린 노트에 기입했는데, 지금은 아니마스(Animas, 인슐린 펌프 제조사)에서 나오는 이지매니저ezManager 프로그램을 이용하죠. 이 프로그램을 PDA에 넣어 다니는데, 제게 많은 도움을 주죠. 이 프로그램엔 건강식에 대한 자료가 있는데, 여기서 여러 가지 음식을 선택해 식품 라벨의 원재료 정보와 함께 저장해 두었어요. 이러한 기록을 다운받아 제 컴퓨터에 저장해 두고 필요할 때 인쇄하기도 해요. 저는 물론이고 제 담당의에게도 도움이 되는 일이죠."

이지매니저를 이용하면 개인적인 음식 데이터베이스를 작성해 아니마스 IR 1250 인슐린 펌프에 저장해 놓을 수 있다. 보다 최근에 나온 2020에는 500개의 아이템까지 저장할 수 있다(다양한 종류의 인슐린 펌프와 그 기능에 관해선 비결은 32장 참조). 이런 기록이 주는 주된 이점은 다양한 음식과 활동이 혈당에 어떤 영향을 끼치는지 눈으로 확인할 수 있고, 전반적인 혈당 경향을 파악해(예를 들어 하루 중 특정 시간만 되면 혈당이 상승하는 것을 파악할 수 있다) 약물 및 식이관리 전략을 조정할 수 있다는 것이다.

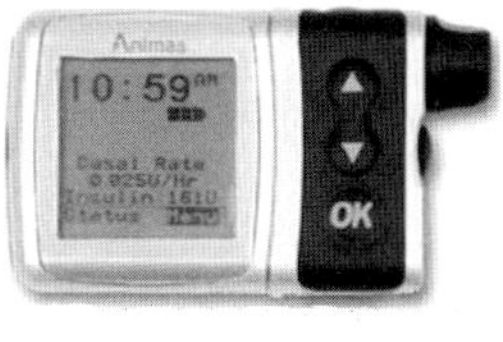

아니마스 IR 1250

당뇨 조절과 건강 측면에서 섬유질 섭취 또한 중요한 부분이다. 캐런 포에니시는 팝콘과 대부분의 야채, 콩류 등과 같이 섬유질이 풍부한 음식이 아니라면 지방과 탄수화물이 적은 음식을 섭취하라고 권한다. 그녀는 또한 '파이버슈어Fibersure' 라는 섬유질 보조제도 복용하는데, 이것이 자신의 혈당조절에 많은 도움이 된다고 한다. 그녀는 하루 권장량인 25~30g의 섬유질 섭취가 결코 쉽지만은 않기 때문에 섬유질 보충제를 복용한다고 말한다. 그녀는 또한 잡곡과 섬유질이 풍부한 음식을 먹는 데 신경 쓰고 있다. 존 로도세비치 역시 배처럼 섬유질이 풍부한 과일을 무척 좋아한다. 그는 섬유질 덕분에 추가적으로 인슐린을 투여할 일이 드물게 되었다고 말한다. 버나데트 맥킨타이어 역시 탄수화물 섭취를 제한하는 동시에 과일과 채소를 많이 먹을 것을 권한다. 그녀는 웨이트 와처스 다이어트(Weight Watchers Diet, 미국 및 영국의 유명한 다이어트 프로그램 중 하나–옮긴이) 덕분에 체중 증가를 방지하고 섬유질과 물을 많이 섭취할 수 있었다고 한다.

대부분의 '성공적인 당뇨병 생존자들'은 초기에 형성한 좋은 식습관이 자신의 전반적인 건강과 그 후의 식습관에 상당한 도움이 되었다고 입을 모은다. 예를 들면, 리치 험프리즈는 무정제 밀가루와 아몬드 가루, 그리고 거기에 아몬드, 호두, 건포도 등을 많이 넣은 빵을 직접 만들어 먹는다. 그는 또한 야채와 야채수프를 즐겨 먹기도 한다. 그는 자신이 원래부터 건강식을 먹는 가정에서 자랐다고 말한다. 메리 수 루빈 역시 건강식을 고집한다. 그녀는 무정제 잡곡 및 유기농 과일과 채소를 비롯해, 가능하면 유기농 식품을 먹으려 한다. 또한 육류와 방부제가 든 식품은 자제하며, 가끔 초콜릿을 먹는다. 그녀 역시 어렸을 때부터 건강식을 먹었다고 말한다. 버나데트 맥킨타이어도 이에 질세라 한마디 거든다.

"제가 어렸을 때 우리는 주로 오븐에 굽거나 삶은 음식을 먹었어요. 튀긴 음식은 거의 먹지 않았죠. 제가 당뇨병 진단을 받은 이후에도 저의 식단은 크게 바뀌지 않았죠. 캔디를 사먹으러 가던 구멍가게 출입을 끊은 것 말고는요."

콜버그 박사 또한 자신의 어머니가 당시(1968년) 미국 당뇨병 협회가 추천하는 익스체인지 식이요법을 따르기 위해 전 가족의 식단을 바꾼 것을 기억하고 있다. 어린 시절 몸에 밴 이러한 식습관 덕분에 그녀는 지금까지도 건강식을 유지할 수 있다고 생각한다.

캐롤린 밸컴 역시 당뇨병 초창기 시절부터 먹는 것에 세심한 주의를 기울이기로 마음먹었다. 그녀는 29세에 당뇨병 진단을 받고 곧바로 초콜릿을 사먹었다.

"다시는 초콜릿을 먹을 수 없다는 생각에 가게로 간 거였어요. 그 후론 단 한 번도 초콜릿을 먹은 적이 없었죠. 무설탕 초콜릿 외에는요. 남편이 제게 무설탕 초콜릿을 권했는데, 이것으로 제가 단 음식에 대한 미련을 떨쳐 버릴 수 있을 거라는 게 남편 생각이었죠."

캐롤린과는 달리 '성공적인 당뇨병 생존자들' 중 상당수가 여전히 적당한 선에서 초콜릿을 즐기고 있다. 이는 다크 초콜릿의 경우엔 몸에 좋은 식물성 영양분 및 노화 방지제가 다량 함유되어 있는 이유 때문이기도 하다.

예전엔 당뇨병자를 염두에 두고 만든 식품을 찾기가 지금처럼 쉽지 않았는데, 짐 아서의 부모는 집에서 상당히 먼 시카고에서 시럽 대신 물에 절인 과일 통조림을 발견하고는, 그가 겨울에 먹도록 몇 상자씩 구입하곤 했다. 짐 아서는 당시를 이렇게 회고한다.

"별 맛은 없었습니다. 하지만 겨울에 어떤 과일도 먹지 않는 것보단 그 통조림이라도 먹는 편이 훨씬 나았죠."

그는 요즘도 야채와 생선, 샐러드 등을 비롯해 건강식을 고집하고 있다. 그는 특별한 일이 있으면 탄수화물을 섭취하기도 하지만, 이 경우엔 반드시 인슐린 투여량을 늘린다.

하지만 모든 '성공적인 당뇨병 생존자들'이 철저한 식이관리를 실천하는 것은 아니다. 그랜트 맥아더는 하루에 2,400cal 정도를 섭취하지만, 자신은 오랫동안 그렇게 먹어 왔기 때문에 인슐린을 어느 정도 투여해야 하는지 잘 알고 있다고 말한다. 피터 가리티는 탄수화물을 정확히 측정하진 않지만, 그가 섭취하는 음식을 보상하기 위해 필요한 인슐린 양을 대략적으로 알고 있다. 척 아이치텐 역시 그와 비슷하게, "탄수화물 수치를 측정하진 않지만, 제가 먹는 음식이 제 몸에 어떤 영향을 끼치는지에 대해선 인지하고 있습니다"라고 말한다. 그는 균형 잡힌 식습관을 유지하고 있다. 그는 생선으로 필요한 대부분의 단백질을 섭취하고, 먹는 양에 세심한 주의를 기울인다. 그는 쿠키나 디저트를 먹으면 가끔씩 인슐린을 추가적으로 투여할 때도 있지만, 대개는 평상시의 음식 섭취량을 넘지 않아 인슐린을 추가적으로 투여할 필요가 없다고 한다. 폴 맥기건 역시 특별한 식이요법을 실천하진 않지만, 인슐린으로 자신이 섭취한 음식을 보상한다고 한다. 종합해 보면, 이들은 대개 시행착오와 육감을 통해 자신에게 맞는 식사량과 인슐린 투여량을 알게 된 것으로 보인다.

나탈리 손더즈 또한 한 번에 지나치게 많은 탄수화물을 섭취하는 법이 없다. 그녀는 과일 섭취도 하루에 한 개로 제한하고 있고, 피자는 한 달에 한 번 정도만 먹는다. 하지만 당뇨병이 있는 사람에게 모든 과일이 터부시되는 건 아니다. 오히려 많이 먹는 것이 좋은 과일도 많다. 이러한 과일은 섬유질이 풍부하고, 혈당수치의 갑작스런 상승을 야기하지 않으면서 몸에 서서히 흡수되는 것들이다. 예를 들면, 거의 모든 장과류(딸기, 블루베리, 산딸기, 블랙베리, 덩굴월귤 등)는 혈당수치에 큰 영향을 끼치지 않고 탄수화물 함유량도 많지 않다.

과일이 혈당에 미치는 영향력 순위를 알고 싶다면 뒤에 나오는 '혈당지수 및 혈당부하지수'를 참조하기 바란다. 나탈리 손더즈가 피자를 멀리하는 건 현명한 결정이다. 피자는 먹은 후 몇 시간 동안 혈당지수를 상승시키기로 정평이 난 음식이기 때문이다.

윌 스피어는 육류와 감자를 좋아하는데, 당뇨병과 함께한 지난 39년간 이러한 기호를 포기하지 않았다.

"전 탄수화물을 측정하지도 않고 탄수화물의 섭취를 제한하지도 않습니다. 그저 혈당측정기를 이용해 필요한 인슐린을 투여할 뿐이죠. 전 경험으로 인슐린을 얼마나 투여해야 하는지 잘 알고 있죠."

그는 아내의 도움으로 하루 세끼를 거르는 법이 없다. 그의 이러한 규칙적인 생활습관도 그의 성공적인 혈당조절에 한몫했을 것이다. 매트 베슬리는 탄수화물 섭취를 제한하고 단백질과 과일, 야채 등을 많이 섭취한다. 그는 같은 음식을 계속해서 먹으면 자신의 신체가 어떻게 반응할지 쉽게 예측할 수 있다는 이점이 있다면서, 자신의 식단이 늘 똑같다고 말한다.

한편, 블론디 프램은 자신의 제2형 당뇨병을 관리하기 위해 음식 섭취에 세심한 주의를 기울인다.

"전 더 이상 먹는 것에 대해 걱정하지 않아요. 거의 모든 음식을 먹죠. 하지만 설탕이 첨가된 음식은 자제하죠. 샐러드와 신선한 야채를 많이 먹지만, 탄수화물과 단백질 섭취도 빼먹지 않는 균형 잡힌 식단을 유지하고 소식을 실천해요."

로버트 만델 또한 식이관리의 중요성을 깨달았기에 지난 40년간 자신의 제2형 당뇨병을 잘 관리해 왔다. 그는 식사를 거르지 말고, 무엇을 먹어야 할지 알아야 한다고 충고한다. 그 역시 블론디 프램처럼 식사량이 많지 않다.

탄수화물 섭취를 제한하는 것(전혀 섭취하지 않는 것이 아니다)이 당뇨 조절에 중요한 부분이라는 사실은 대부분의 '성공적인 당뇨병 생존자들'의 사례와도 부합되는 것으로 보인다. 익스체인지 식이요법 개념보다 발전된 개념의 탄수화물 분류법이 있다. 이는 혈당지수와 혈당부하지수(GL, Glycemic Load)로 나뉜다. 혈당지수는 칼로리를 기준으로 음식이 혈당수치에 얼마나 빨리 영향을 미치는지를 측정한 값, 즉 혈당수치에 영향을 끼치는 탄수화물(탄수화물에도 세 종류가 있다)이 음식에 포함된 비율을 반영하는 값이다. 반면 혈당부하지수는 음식의 1회 섭취량에 포함된 탄수화물의 전체 양을 반영하는 값이다.

모든 음식의 혈당지수 값은 당뇨병이 있는 사람을 포함해 모든 사람의 임상연구를 통해 도출된 것이다. 연구 대상이 된 당뇨병자들 중 소수의 혈당수치가 체내에 보다 빠르게 흡수되는 탄수화물에 과도하게 반응했다. 따라서 만일 당신이 혈당 상승을 상쇄하기 위해 인슐린을 투여해야 한다면, 당신은 인슐린 저항자이거나 당신의 몸이 음식 섭취에 반응해 재빨리 인슐린을 방출하지 못하는 경우이다(이는 제2형 당뇨병자들 대부분에게 나타나는 경우다). 그러면 당신의 혈당수치는 음식의 혈당지수로 예상할 수 있는 것보다 더 빠르고 더 높게 상승하는 것이다.

혈당부하지수는 혈당지수의 부산물인데, 이것은 1회 섭취량에 들어 있는 전체 탄수화물(섬유질 제외)을 나타낸다. 당뇨병이 있는 모든 사람이 고혈당지수 및 고혈당부하지수 음식의 섭취로 인한 혈당 상승을 적기에 상쇄할 수 있는 인슐린 방출에 문제가 있다. 따라서 이 문제를 예방해 당뇨병을 효과적으로 관리할 수 있는 최선의 길은 탄수화물의 과다 섭취, 특히 높은 수치의 혈당지수 값을 가진 음식의 섭취를 피하는 것이다.

어떤 음식을 먹을 것인가에 대해 고민할 때, 음식의 혈당수치 효과와 총 탄수화물 함량, 그리고 음식의 영양학적인 측면에 대해 고려하기 바란다. 고혈당지수 또는 중혈당지수의 음식 및 고혈당부하지수의 음식 섭취는 제한을 하는 것이 가장 좋다. 당신이 저혈당증을 치료하거나 예방할 목적(특히 운동 중)이 아니라면 말이다. 탄수화물이 풍부한 음식(또는 전체적으로 높은 혈당지수를 가진 음식)의 경우 우리의 몸이 그것을 처리하기 위해선 더 많은 인슐린을 필요로 한다. 반면, 혈당지수가 비교적 낮은 음식(예를 들면 섬유질이 풍부한 음식)의 경우엔 최소한 그렇게 즉각적인 혈당 상승을 유도하진 않을 것이다. 따라서 당신의 몸이 많은 양의 인슐린을 한 번에 방출하지 못하더라도 그렇게 심각한 상황까지는 가지 않을 것이다. 이 경우에 인슐린을 투여하면 혈당 상승을 보다 효과적으로 상쇄할 수도 있을 것이다.

일부 인슐린 상용자들은 차선책으로 탄수화물을 섭취하기 10~30분

전에 인슐린을 투여한다. 그러면 탄수화물의 포도당이 혈류를 강타할 즈음엔 체내에 더 많은 인슐린이 존재하게 되기 때문이다(여러 인슐린들의 다양한 반응 속도에 대해선 31장 참조). 이 방법은 대체적으로 식사 후 혈당이 최고치로 치솟는 것을 막는 데는 효과적이나, 섭취한 음식의 혈당지수가 낮을 경우 저혈당증을 유발할 위험성도 있다. 그렇지 않으면 투여한 인슐린 양에 맞춰 탄수화물을 섭취할 수도 있을 것이다. 주사나 약에 크게 개의치 않는다면, 인슐린을 나눠서 투여하는 것도 또 하나의 전략이다. 예를 들면, 콜버그 박사는 필요한 인슐린의 반은 식전에, 나머지 반은 식후에 투여하는 경우가 잦다. 당신이 저혈당지수 야채 및 과일을 통해 대부분의 탄수화물을 섭취한다면, 미리 인슐린을 투여해도 큰 이득을 보지 못할 수 있다.

혈당지수 및 혈당부하지수

■ 저혈당부하지수 음식(〈 10)

저혈당지수 음식(0~55)

사과(38,6), 구운 콩(48,7), 땅콩(28,7), 강낭콩(39,10), 무정제 밀가루로 만든 빵(51,7), 당근(47,3), 왕겨 시리얼(42,9), 병아리콩(28,8), 오트밀 쿠키(54,9), 옥수수(54,9), 과당 감미료(20,2), 자몽(25,3), 포도(46,8), 저지방 아이스크림(43,5), 프리미엄 아이스크림(38,4), 당근주스(43,10), 토마토주스(38,4), 붉은 렌즈콩(26,5), M&M' s 땅콩초콜릿(33,6), 탈지유(32,4), 두유(42,7), 전유(40,3), 오렌지(42,5), 복숭아(42,5), 복숭아 통조림(38,9), 땅콩(14,1), 배(38,4), 완두(48,3), 서양 자두(29,10), 딸기(40,1), 토르텔리니 치

즈(50,10), 저지방 요구르트(27,7), 무지방 요구르트(인공적으로 단맛 첨가 - 24,3)

중혈당지수 음식(56~69)

살구(57,5), 비트(64,5), 일곱 가지 곡물이 들어간 빵(55,8), 캔터로프(멜론의 일종 - 65,4), 꿀(55,10), 아이스크림(61,8), 걸쭉한 시럽에 절인 복숭아 통조림(55,9), 파인애플(59,7), 백설탕(68,7)

고혈당지수 음식(70~100)

빵(70,10), 무정제 밀가루로 만든 빵(71,9), 포도당(71,9), 팝콘(72,8), 수박(72,4)

■ 중혈당부하지수 음식(11~19)

저혈당지수 음식(0~55)

바나나(52,12), 정맥 보리(25,11), 네이비 콩(강낭콩의 일종-38,12), 효모 빵(54,15), 메밀씨(54,16), 트윅스 쿠키 바(44,17), 옥수수(53,17), 사과주스(40,12), 자몽주스(48,11), 오렌지주스(50,12), 파인애플주스(46,16), 페터치니 파스타(40,18), 라비올리(39,15), 반숙한 밥(47,17)

중혈당지수 음식(56~69)

엔젤 푸드 케이크(카스텔라의 일종-67,19), 라이프 시리얼(66,16), 건포도 왕겨 시리얼(61,12), 스페셜K 시리얼(69,14), 크루아상(헝가리 빵-67,17), 오렌지주스(57,15), 왕겨 머핀(60,15), 오트밀(58,13), 퀵 오트밀(66,14), 치즈 피자(60,16), 신종 감자(57,12), 고구마(61,17), 현미밥(55,18), 줄풀(57,18)

고혈당지수 음식(70~100)

도넛(76,17), 치리오스 시리얼(74,15), 그레이프 너츠 시리얼(75,16), 곡물 시리얼(75,15), 토탈 시리얼(76,17), 소다 크래커(74,12), 게토레이(78,12), 으깬 감자(85,17), 프레첼(38, 16), 잉글리시 머핀(77,11), 쌀과자(78,17), 바닐라 웨이프(77,14)

■ **고혈당부하지수 음식(〉20)**

저혈당지수 음식(0~55)

링기니 파스타(납작하게 뽑은 파스타-46,22), 마카로니 파스타(47,23), 스파게티(44,21)

중혈당지수 음식(56~69)

마스 캔디바(65,26), 스니커즈(68,23), 캔 코카콜라(63,23), 크랜베리 주스 칵테일(68,24), 쿠수스Couscous(고기를 넣고 찐 경단-65,23), 쿠도스 곡물 바 초콜릿 칩(62,20), 상자에 든 마카로니 앤 치즈(64,32), 파워 바(56,24), 건포도(64,28), 흰 쌀밥(64,23)

고혈당지수 음식(70~100)

밀가루로 만든 베이글(빵의 일종-72,25), 스키틀즈 캔디(70,32), 콘플레이크(92,24), 골든 그래험즈 시리어(71,18), 크리스픽스 시리얼(87,22), 라이스 크리스피즈 시리얼(82,22), 프렌치 프라이(75,22), 딸기바(90,23), 프루트 롤업스(99,24), 젤리빈(강낭콩 젤리-78,22), 황갈색으로 구운 감자(85,26), 더블 초콜릿 팝타트(70,24)

20
섭취하는 탄수화물을 측정하자

앞에서 언급했듯이, 20년 이상 당뇨병을 안고 살아온 대부분의 '성공적인 당뇨병 생존자들'은 탄수화물, 지방, 단백질의 균형 잡힌 섭취에 주안점을 둔 익스체인지 식이요법으로 당뇨병 식이요법에 첫발을 들여놓았다. 혈당측정기가 시판되고부터는 탄수화물 측정에 초점을 맞추게 되었지만 말이다. 대부분의 인슐린이 탄수화물 섭취를 상쇄하기 위해 투여되는 까닭에, 어느 정도의 탄수화물을 섭취하고 그것을 보상하기 위해 어느 정도의 인슐린이 필요한지를 아는 것이 당뇨병 관리의 화두가 되었다.

여러 연구에 따르면, 매일 섭취하는 탄수화물의 양과 출처에 일관성을 갖는 것이 제1형 당뇨병자들의 혈당관리를 개선시켜 준다고 한다. 하지만 만일 당신이 매 식사마다 실제로 섭취하는 탄수화물을 바탕으로 인슐린 양을 조절해 투여하는 다변적인 인슐린 요법을 사용한다면, 이 연구결과는 당신에게 그다지 큰 의미가 없을 수도 있다.

당신이 약 10년 전에 당뇨병 진단을 받았다면, 당신은 (혈당지수는 중요하게 생각하지 않은 채) 그저 탄수화물 섭취를 측정하고, 그것을 상쇄하기 위해 적당한 양의 '초속효성 인슐린'을 투여하는 법만 배웠을 가능성이 높다. 하지만 적당량의 인슐린을 투여하기 위해선 먼저 당신이 먹는 식사와 간식을 구체적으로 고려해야만 한다. 래리 베러티는 과거에 음식의 탄수화물과 칼로리를 측정했지만, 그가 섭취하는 음식이 대부분 탄수화물이기 때문에 지금은 탄수화물만을 측정한다. 여전히 하루에 1,600~2,000cal 정도를 섭취하고 있긴 하지만 말이다. 래리 베러티 이전의 사람들도 탄수화물 섭취를 측정하고 그에 따라 인슐린 양을 조절하는 법을 배우긴 했지만, 탄수화물을 측정하는 것은 결코 쉬운 일이 아니다.

정확한 탄수화물의 측정을 위해선 식품의 라벨도 참조해야 하고 당신이 먹는 모든 것을 측정해야 하는데, 그렇게 하기란 사실상 매우 힘들고 경우에 따라선 불가능할 수도 있다. 원재료를 구입해 요리하는 가정의 대부분의 음식과 식당 음식 및 피자와 같은 다양한 재료를 사용하는 요리는 대개 탄수화물 함유량을 측정하기가 상당히 힘들거나 거의 불가능에 가깝다.

패티 섀퍼의 경우 심각한 인슐린 반응을 보이는 것이 늘 있는 일지만, 탄수화물 측정은 그녀에게 상당히 효과적인 것이었다.

"탄수화물 측정은 정말 모든 것을 단순화시켰어요. 제가 2000년도에 인슐린 펌프를 사용하기 바로 직전에 저의 저혈당증이 자취를 감췄죠. 그렇게 된 건 제가 음식에 주의했기 때문이라고 생각해요."

당뇨병 교육가이기도 한 캐런 포에니시 역시 탄수화물 측정의 열렬한 지지자다. 그녀는 인슐린 투여량을 정확히 판단하기 위해 인슐린-탄수화물 비율에 주의를 기울인다. 그녀가 "모든 사람들의 경우가 다 다르죠. 제게 맞는 것이 다른 사람에겐 맞지 않을 수도 있으니까요"라고 말하는 것처럼, 당신의 개인적인 필요와 반응을 파악하는 것이 혈당조절에 결정적이다. 비슷한 맥락으로, 인슐린 펌프 상용자인 랍비 마이젤즈는 사람들에게 인슐린 펌프를 구입하고 보다 정확한 탄수화물 측정을 위해 시간과 노력을 투자하라고 권고한다.

탄수화물 섭취뿐만 아니라 지방과 단백질 섭취에도 주의를 기울일 필요가 있다. 역시 인슐린 펌프 상용자인 바바라 박스터는 이렇게 말한다.

"전 제가 먹는 음식에 세심한 주의를 기울이죠. 지방은 제게 맞지 않고 혈당을 상승시키는 탓에, 가능하면 지방을 멀리하려 하죠. 꽤 나이가 들었을 때 지방이 제 혈당을 상승시키는 주범이란 걸 확실히 알게 되었거든요."

인슐린 요법을 통해 많은 사람들은 지방이 혈당수치에 영향을 미칠 수 있다는 사실을 보다 분명히 깨닫게 되었다. 하지만 지방을 적당한 양의 탄수화물과 함께 섭취하지 않는다면 혈당 수치에 큰 영향을 미치지 않을 수 있다. 이는 혈당으로 곧바로 전환되는 단백질과는 달리, 지방은 특히 탄수화물을 많이 섭취할 경우 체내의 인슐린 방출을 저지시키기는 역할을 하기 때문이다. 이러한 인슐린 방출 저지 효과는 대개 지방이 완전히 소화되었을 때(흔히 식사 4~6시간 후) 발휘된다.

기본적인 인슐린 용량은 대개 지방이 당신의 몸에 영향을 끼치는 걸 상쇄하지 못하는 반면, '초속효성 인슐린'은 대체적으로 이를 상쇄할 수 있다. '속효성 인슐린'은 보다 오래 지속되기 때문에 체내의 지방 효과를 조금 더 상쇄할 수 있다. 하지만 대부분의 '속효성 인슐린' 사용자들은 '초속효성 인슐린'(휴마로그Humalog, 노보로그NovoLog, 아피드라Apidra 등) 중 하나로 옮겨 간다.

단백질은 혈당으로 느리게 전환되고 체내에 영향을 끼치지 않을 수도 있지만, 섭취한 단백질의 최대 50%까지는 결국 혈당으로 바뀔 수 있다. 따라서 많은 양의 단백질을 섭취하면 혈당에 충분히 영향을 끼칠 수 있다. 캐런 포에니시는 또 다른 이유에서 많은 양의 단백질 섭취를 피한다.

"전 고기를 많이 먹지 않아요. 한 끼에 85g 이상은 절대 먹지 않죠. 단백질을 많이 섭취하면 탄수화물 흡수가 지연되어 인슐린 용량을 맞추기 어렵기 때문이죠."

이런 맥락에서 리처드 번스타인은 자신의 견해를 피력한다.

"당뇨병이 없는 다른 사람들처럼 항상 혈당수치를 정상으로 유지하는 것이 당뇨병을 극복하는 결정적인 열쇠입니다. 그런데 탄수화물 섭취량이 많으면 혈당수치의 상승을 피하기가 거의 불가능합니다."

이러한 철학을 근거로 그는 자신의 환자들에게 아침과 점심엔 최대 6g, 저녁엔 최대 12g의 탄수화물만을 섭취하라고 조언한다. 그는 "적게 먹고 실수를 줄이자"라는 말로 당뇨병 극복 비결을 함축한다. 그는 많은 양의 탄수화물을 섭취하는 것은 훨씬 더 많은 인슐린을 필요로 하는데, 혈당 상승과 그것의 지속시간을 상쇄하기 위해 그 많은 인슐린 양을 맞추기란 거의 불가능에 가깝다고 주장한다. 이러한 까닭에 그는 탄수화물보다 단백질 섭취를 훨씬 더 많이 하고, 이를 상쇄하기 위해 '속효성 인슐린'을 사용하고 있다.

번스타인처럼 극단적인 정도는 아니지만, 제럴드 클레버랜드 역시 탄수화물의 섭취를 제한하고 있다. 하지만 그 역시 당뇨병 관리에 있어 가장 힘든 부분은 탄수화물을 비롯해 섭취하는 모든 음식을 측정하고 그것을 상쇄하기 위한 인슐린 양을 정확히 산출하는 것이라고 토로한다. 탄수화물의 섭취에 유의해야 한다는 데 목소리를 높이는 또 한 명의 사람인 애너 마리아 굴드는, 실제로 탄수화물을 다량 섭취하면 혈당이 치솟는 경험을 하곤 했다. 이때 인슐린을 투여하면 혈당수치가 다시 낮아지긴 했지만, 그러면 저혈당증으로 쓰러지는 경험을 해야만 했다. 즉, 그녀가 저혈당증으로 쓰러졌을 땐 거의 항상 많은 양의 탄수화물을 섭취한 후 인슐린을 다량 투여했을 경우였다.

"탄수화물 섭취를 줄이고 단백질 섭취를 늘였더니 당뇨병 관리가 훨씬 더 나아졌습니다. 전 밀가루 식품과 쌀, 마카로니, 파스타 등을 거의 먹지 않아요. 저탄수화물 다이어트로 전 예전보다 더 건강해졌고 맑은 정신을 갖게 되었죠."

당신 역시 탄수화물 측정을 옹호하는 입장이라면 그것을 좀 더 효과적으로 도와주는 여러 서적이나 자료들을 참고하기 바란다. 음식 섭취와 관련하여 인슐린 투여를 좌우하는 것이 탄수화물이라는 것을 염두에 두고, 탄수화물 측정에 대해 더 많이 배우거나 최소한 탄수화물 섭취를 줄이는 것에 초점을 맞추기만이라도 한다면 당신에게는 더 나은 당뇨병 관리라는 보상이 돌아올 것이다.

21
단것을 지나치게 먹지 말자

콜버그 박사는 이 책에 등장하는 50여 명의 '성공적인 당뇨병 생존자들'과 면담을 하고 흥미로운 점을 발견했다. 즉, 1980년대에 혈당측정기가 보편화되기 훨씬 이전에 당뇨병 진단을 받은 이들 거의 모두가 설탕이 가미된 디저트를 평소 식단에서 제외시켰다는 것이다. 이들 대부분이 당뇨병 진단을 받은 이래로 '설탕은 안 돼'라는 문구를 자신의 뇌 속에 각인시켜 놓았던 것이다.

어린 시절 당뇨병 진단을 받은 사람들은 애초부터 단맛에 자신을 길들이지 않았다. 혈당측정기와 '초속효성 인슐린' 없이 엄격한 당뇨 익스체인지 식이요법과 함께 살아온 예전 사람들 대부분이, 설탕이 가미된 디저트를 아예 먹지 않거나 거의 먹지 않는다. 예를 들어 58년 동안 심각한 당뇨합병증 없이 살아온 돌로레스 브레흠은 50년에 한 번씩만 디저트를 먹는다고 농담조로 얘기한다.

70년 가까운 당뇨병 경력의 앨 루이스는 "인슐린은 즉각적인 것이 아닙니다. 그것이 효과를 발휘하려면 시간이 걸리죠. 케이크는 '초속효성 인슐린'으로도 상쇄하기 어려운 음식입니다"라고 말한다. 당뇨병 경력 63년인 패트리샤 라 프랑스-울프 역시 디저트는 필요하지도 않을뿐더러 혈당을 조절하는 데도 해가 된다고 확신한다. 우리가 인터뷰한 사람들 중 당뇨병 경력이 가장 오래된 밥 클레버랜드와 글래디스 덜도 단 음식을 전혀 먹지 않는다고 이구동성으로 말한다. 밥이 덧붙인다.

"쿠키와 케이크를 비롯해 단것이라면 모두 멀리합니다. 혈당이 떨어져 먹는 경우를 제외하곤 말입니다. 어쨌든 전 단것에 전혀 관심이 없습니다. 또한 많은 사람들이 탄수화물 역시 당으로 바뀐다는 사실도 모르는 것 같더군요. 무설탕 쿠키 역시 혈당을 만들어 내죠. 사과나 바나나도 마찬가지고요. 하여튼 먹는 것에 신경을 많이 써야 합니다. 자신이 섭취하는 음식의 탄수화물 함량에도 세심한 주의를 기울여야 하고 말입니다."

밥과 제럴드 두 형제 모두 저혈당 반응을 치료하기 위해 가끔 디저트를 먹는다. 심지어 제럴드는 가끔 아이스크림까지도 먹는다. 그는 대개 지방과 칼로리가 적은 에디즈Edy's 무설탕 바닐라 아이스크림을 먹는데, 반 컵당 16g의 탄수화물이 함유되어 있다는 용기 겉면의 그림을 보고 이를 상쇄하기 위해 1유닛의 인슐린을 투여하곤 한다. 하지만 혈당에 영향을 끼친다는 이유로 그는 단것은 물론 다른 '무설탕' 식품도 전혀 먹지 않는다. 최근에 그는 자신이 몸담은 은퇴자 모임의 동료들에게 디저트가 혈당에 끼치는 영향에 대해 가르친 적이 있었다. 하루는 자신의 주장을 증명할 셈으로 '무설탕' 파이를 먹었는데, 평소에 투여하는 양의 인슐린을 투여했는데도 혈당이 500까지 치솟아 애를 먹었다. 물론 자신의 주장은 증면된 셈이었다.

74년 생애 중 69년을 당뇨병과 함께 살아온 마시 셰프스키Marcy

Shefsky는 어린 시절에, 캔디를 비롯한 단것을 조금도 힘들이지 않고 끊을 수 있었다고 한다. 그녀는 단것을 멀리해야 하는 것을 운명으로 받아들이고 나니 생각보다 단것을 끊기가 어렵진 않았다고 말한다. 1938년 당뇨병 진단을 받았을 때 그녀는 엄격한 '무설탕' 식이요법에 돌입해야 했다. 이를 보상하기 위해 그녀의 아버지는 그녀에게 매주 토요일 아침마다 '무설탕 캔디'를 사주곤 했다. 요즘 그녀는 예전만큼 자신의 식이관리에 엄격하진 않지만, 자신의 식단에 설탕을 포함시키진 않는다. 그녀는 손자들에게 가끔 생일 케이크를 사주지만, 자신은 한 입 이상을 먹지 않는다고 한다.

단맛은 대부분의 인간들이 선호하는 맛임에 틀림이 없다. 혈당수치 유지에 도움을 주고 미각 기관을 자극하는 탄수화물을 선호하는 것과 비슷한 이유에서다. 그러나 우리가 단것을 섭취하는 가장 큰 이유는 길들여진 습관 때문이다.

패티 섀퍼는 파이 중엔 호박 파이(혈당에 끼치는 영향이 비교적 적다)만을 먹는다. 20대 후반에 당뇨병 진단을 받은 캐롤린 밸컴 역시 단 음식을 먹지 않긴 마찬가지다. 심지어 그녀는 인공 감미료가 함유된 음식도 입에 대지 않는다. 당뇨병 경력 59년의 75세 조 앨런Jo Allen도 단맛이 나는 음식을 한 번도 먹은 적이 없다. 그는 또한 지방 섭취도 자제한다. 캐럴 소여도 당뇨병과 함께한 49년간 한 번도 설탕을 먹은 적이 없다. 그는 자신의 혈당이 잘 관리되고 있는 것이 이러한 식습관 덕분이라고 생각한다. 블론디 프램 역시 설탕이 첨가된 음식은 먹지 않고, 그랜트 맥아더와 피터 가리티도 과일만 섭취한다.

당뇨병 경력 64년의 짐 아서는 근래 들어 자신이 먹는 과일을 배와 바나나로 제한하고 있다. 오렌지엔 탄수화물과 당분이 너무 많기 때문이다. 그는 오렌지를 먹는 것이 케이크를 먹는 것과 별반 차이가 없어 보인다고 말한다. 그는 당연히 설탕이 첨가된 음식도 먹지 않는다.

31년간을 당뇨병과 함께한 래리 베러티 역시 평소에 디저트를 먹지 않는다. 20대 초반에 당뇨병 진단을 받기 전까지는 디저트를 즐겨 먹었지만 말이다.

"이제 더 이상 디저트를 먹지도 않고, 먹고 싶지도 않습니다. 칼로리를 많이 섭취하면 혈당이 엉망이 될 거라는 걸 알면서 칼로리가 높은 음식을 먹을 이유가 없잖아요? 더 좋아하는 음식을 먹는 것만으로도 전 충분히 만족합니다."

콜버그 박사는 디저트를 먹고 그것을 상쇄하기 위해 추가적인 인슐린을 투여하는 행위 등이 전혀 가치 없는 일이라고 단언한다. 그녀는 디저트 대신 과일을 선택한다. 가족들의 생일에는 아주 가끔 소량의 아이스크림 케이크를 먹기도 한다. 그것이 일반 케이크보다 자신의 혈당에 끼치는 영향이 훨씬 덜하다는 걸 알고 있기 때문이다.

비교적 최근에 당뇨병 진단을 받은 사람들만이 디저트를 먹고, 그것을 상쇄하기 위해 추가적으로 '초속효성 인슐린'을 투여하고 있다. 캐런 포에니시는 다음과 같이 인정한다.

"전 가끔씩 디저트를 먹어요. 치즈 케이크를 먹고 싶은데 탄수화물 함량을 파악하기가 힘들어 못 먹고 있죠. 하지만 초콜릿에 대처하는 법은 알죠. 인슐린 펌프와 인슐린 정제를 동시에 사용하는 거예요."

다른 사람들도 당뇨병이 없는 사람들이 먹는 것을 자유롭게 먹긴 하지만, 자제의 미덕을 발휘한다. 짐 터너는 "케이크를 먹되 지나치면 안 됩니다"라고 말한다.

만일 당신이 케이크를 먹거나 다른 식으로 평소의 식단을 살짝 이탈했다면, 그것을 상쇄하기 위해 저혈당증으로 치닫지 않을 정도로 적절한

'초속효성 인슐린'을 투여하는 등 거기에 대해 책임 있게 행동하기 바란다. 다시 말해, 그냥 가만히 앉아 당신이 저지른 일을 후회만 하지 말고 최선을 다해 거기에 대처하려고 노력해야 한다는 것이다.

당뇨병 28년 경력의 줄리 크루프니크에게 있어 인과응보의 대상은 크리스피 크림Krispy Kreme 도넛이다. 그는 "욕망을 채우고 나면 혈당을 조절하기 위해 노력해야죠"라고 말한다. 당뇨병 경력 37년의 S. 패슨S. Fasten도 비슷한 조언을 한다.

"실수를 했다면 바로잡고 나아가면 돼요. 제가 아는 당뇨병자들 중 정상궤도를 이탈해 보지 않은 사람은 없어요. 저는 그럴 경우 3시간 이내에 원위치로 복귀하려고 노력하죠."

인슐린을 사용하지 않는 사람은 디저트 전과 디저트 후 몇 차례에 걸쳐 혈당수치를 측정해 보기 바란다. 디저트를 먹을 때 당신의 혈당이 200mg/dl 이상이라면 디저트를 포기하든지, 마시 셰프스키가 들려주는 다음의 조언을 따르기 바란다.

"전 케이크를 아주 조금만 먹어요. 포크로 한 번 찍어 먹고 마는 게 전부니까요."

절제 덕분에 그녀의 혈당은 양호한 상태를 유지한다. 절제를 실천한다면 당신도 충분히 혈당조절에 성공할 수 있을 것이다.

22
외식을 주의하자

외식은 탄수화물의 섭취량을 가늠하기 어렵기 때문에 상당히 도전적인 일이다(단백질과 지방도 마찬가지다). 고지방과 고칼로리, 영양분의 결핍, 그리고 빠르게 흡수되는 단백질로 대표되는 전형적인 패스트푸드와 식당 음식은 일반적으로 집에서 요리하는 음식에 비해 지방과 칼로리, 소금, 설탕 등의 함유량이 높다.

지난 몇 십 년간 식당의 음식량은 꾸준히 늘어나는 추세를 보여, 요즘은 값도 싸고 양도 많은 슈퍼-사이즈 메뉴를 심심찮게 접할 수 있다. 패스트푸드 레스토랑의 주메뉴에 흔히 따라다니는 프렌치프라이, 칩스(감자튀김의 일종-옮긴이), 또는 탄산음료까지 곁들인다면 칼로리와 탄수화물, 지방의 섭취량이 증가하여, 이것이 혈당에 미치는 파급 효과는 급격히 상승한다.

콜버그 박사는 외식을 하면 그것을 상쇄하기 위해 더 많은 인슐린을 투여해야 함을 경험으로 알게 되었다. 음식 종류와 양에 신경을 많이 썼다 해도, 외식 몇 시간 후까지 인슐린을 투여해야 했던 적도 있었다. 식당 음식의 두 가지 큰 문제점은 정확한 탄수화물 함량을 측정할 수 없다는 것과 열량(칼로리)이 지나치게 높다는 것이다. 이 두 요소, 즉 과도한 탄수화물과 칼로리 섭취는 식사 후 즉시, 그리고 몇 시간 후까지도 혈당에 영향을 미칠 수 있다.

콜버그 박사가 샐러드를 집에서 먹을 때면 그냥 야채만 먹거나 약간의 레몬만 뿌리지만, 식당의 샐러드는 버터와 오일을 듬뿍 바르기 때문에 열량이 껑충 뛰어오른다. 에덜만 박사 역시 외식을 하면 혈당을 조절하는 데 애를 먹긴 마찬가지다. 그는 이렇게 말한다.

"전 외식을 하면 과식을 하게 됩니다. 그러면 제게 필요한 인슐린 양을 어림잡기가 힘들어지죠. 식사 전 처음 나오는 빵부터가 제 탈선의 시발점이죠."

먹고 싶은 만큼 먹을 수 있는 뷔페식당 역시 당뇨병이 있는 사람들에겐 조금도 유익한 장소가 아니다. 일정액으로 마음껏 먹을 수 있다는 점, 음식의 종류가 다양하다는 점 등이 평소보다 과식하도록 부추긴다. 칼로리가 높고 섬유질이 적은 뷔페식당의 전형적인 음식은 뒤늦게 포만감을 준다는 이유로도 과식으로 이어질 수 있다. 버터나 오일, 드레싱, 크림 등을 첨가하지 않은 신선한 야채와 샐러드, 과일 등의 섭취가 부족하면 혈당조절에 어려움을 겪게 된다. 고탄수화물 및 고지방 원료로 만들어진 많은 양의 식사가 더 많은 양의 인슐린을 필요케 하는 주범이라는 것이 연구를 통해 증명되었다.

빌 킹은 사교 목적의 식사 자리는 도전을 요하는 일이라고 토로한다.

"식당 음식은 지방과 당분이 가득합니다. 외식이나 파티 후엔 추가적으로 인슐린을 투여해야 하는 것은 물론이고, 1~2시간 후까지도 수시로 혈당을 점검하고 적극적인 방법을 동원해야 합니다."

그는 외식이나 파티에서 식사량을 제한하는 것이 자신이 할 수 있는 최선이라고 말한다. 그가 최근 한 이탈리아 식당에서 외식한 예를 보자.
"이 나라에서 흔히 볼 수 있는 문제점이었죠. 웨이터가 제가 주문한 라자냐를 가져왔는데 양이 엄청 많았습니다. 웨이터는 제가 그것을 남김없이 다 먹으면 돈을 낼 필요가 없다고 했죠. 하지만 전 반도 먹지 않고 남겼고, 제 자신이 대견했습니다. 살이 찔 거란 두려움과 운동선수로서의 비전이 유혹을 뿌리칠 수 있게 해주었던 것 같습니다."

그가 포크를 일찍 내려놓음으로써 얻은 혜택은 혈당조절이 보다 수월해졌다는 것이다.

식당 음식의 공격으로부터 방어할 수 있는 방법이 없진 않다. 패티 섀퍼는 자신에게 잘 맞는 방법을 터득했다.

"저희는 토요 미사가 끝나면 어김없이 외식을 해요. 그렇게 한 지가 최소 20년은 될 거예요. 전 1986년부터 혈당수치를 비롯해 당뇨병 관리에 관한 갖가지 것들을 기록해 왔죠. 그래서 단골 식당 음식에 대한 제 과거 기록을 바탕으로 그것을 상쇄할 수 있는 인슐린 투여량을 꽤 정확하게 산출해낼 수 있죠."

같은 메뉴를 고집하는 편이기도 한 그녀에겐 외식이 집에서 먹는 식사와 크게 다를 바 없다. 가끔 외식을 즐기는 글래디스 덜 또한 외식을 하더라도 대부분의 경우 그 음식이 자신의 혈당에 미치는 결과를 예상할 수 있다고 말한다. 하지만 낯선 곳을 여행하다 외식을 하는 것은 단골 식당의 외식과는 많은 차이가 있다. 당뇨병이 있는 사람 대부분이 이러한 상황에서 혈당조절에 큰 어려움을 겪는다.

23
조금씩 자주 먹는 것이 좋다

흥미롭게도 하루 식사를 조금씩 자주 먹으면 그 반대의 경우보다 더 날씬해진다. 하루에 섭취하는 총열량이 같은 경우에도 마찬가지다. 연구결과에 따르면 하루에 4~6끼에 걸쳐 소식을 하는 것이 하루 세끼 식사를 하는 것보다 신진대사가 더 활발해지고 전체 에너지 소비량이 더 많아져 심장혈관 질환에 걸릴 가능성이 줄어든다고 한다. 조금씩 자주 먹으면 식욕이 왕성해지지 않아 과식할 위험성도 줄어들고, 그만큼 혈당조절도 용이해진다.

당뇨병이 있는 사람이 소식, 특히 탄수화물의 소량 섭취를 생활화하면 인슐린 투여(또는 체내 방출)의 적정선을 유지하기가 훨씬 더 용이해진다. 짐 터너는 하루에 여러 번에 걸쳐 소량의 식사를 하며 가능한 한 탄수화물 섭취를 최소화하려고 노력한다. 그는 자신의 잦은 소식에 걸맞게 인슐린도 소량으로 여러 번에 걸쳐 투여한다. 이 방법의 유일한 단점이라면 '초속효성 인슐린'의 지속시간이 2~4시간이라 인슐린 투여 효과가 겹칠 수도 있다는 것이다. 그러나 이런 경우라도 인슐린을 소량으로 투여하면 저혈당증 가능성도 희박해지고 큰 문제를 야기하지 않는다.

인슐린을 투여하지 않는 제2형 당뇨병자들에게도 식사 횟수를 늘리고 소식을 하는 것이 유리하긴 마찬가지다. 한 번에 많은 양의 음식(특히 탄수화물)을 섭취하면 췌장이 이를 감당할 수 없는 것에 반해, 적은 양을 섭취하면 췌장이 이를 상쇄할 충분한 인슐린을 방출할 수 있기 때문이다. 추가적으로 인슐린을 투여하는 걸 개의치 않는다면 인슐린 상용자에게도 당연히 초식 동물과 같은 식습관이 이롭다.

콜버그 박사의 경우를 예로 들면, 그녀는 다른 대부분의 사람과 마찬가지로 아침에 인슐린 저항이 가장 심각하다. 그녀는 아침에 과일과 함께 오트밀 먹는 걸 즐기는데, 그러기 위해선 다른 시간대의 식사에서 섭취하는 탄수화물을 상쇄하기 위한 것보다 더 많은 인슐린을 투여해야 한다. 그러다 인슐린 저항성이 서서히 자취를 감추기 시작하면 그녀의 혈당은 다시 떨어지기 시작한다. 그러면 저혈당증을 예방하고 혈당수치를 정상으로 유지하기 위해 그녀는 아침식사 및 인슐린 투여 후 1~2시간 이내에 또 다시 음식을 먹는다. 이것으로 그녀의 '오트밀 아침식사 시나

리오' 는 비로소 대단원의 막을 내리게 된다. 점심은 음식 종류에 크게 구애받지 않고 좋아하는 음식을 먹는 편이지만, 2~3시간에 걸쳐 천천히 식사를 한다. 다행히 그녀는 일을 하는 동안 식사를 할 수 있는 여건이 된다. 저녁엔 비교적 짧은 시간 내에 식사를 끝내는 반면, 식단에 특별한 신경을 쓴다. 그녀의 저녁식단은 저탄수화물 야채(브로콜리, 콜리플라워, 깍지콩, 상추 등)로 구성되어 있는데, 이것이 하루 중 그녀의 마지막 만찬이다. 저녁식사 후엔 절대 음식을 입에 대지 않는 것이다. 그녀는 식사가 끝나면 1~2시간 후에 어김없이 혈당측정을 하는데, 혈당수치가 150mg/dl 이상으로 올라갈 경우엔 1시간 이내에 인슐린을 투여해 혈당을 조정한다.

제시카 칭은 하루 세끼 식사를 하지만, 식사와 식사 사이에 간식을 많이 먹기도 하고 식사량도 얼마 되지 않아 역시 조금씩 자주 식사하는 식습관을 가졌다고 볼 수 있다.

"전 하루에 5~8회 정도 인슐린 펌프로 인슐린을 투여해요. 과식을 하진 않지만 식사량이 일정한 건 아니죠. 일반인처럼 식사량을 조절할 수 있다는 게 너무 좋아요."

추가적인 인슐린 투여가 매끄럽게 이루어지기 때문에 초식동물과 같은 그녀의 식습관과 인슐린 펌프는 그녀 인생에서 훌륭한 동반자라 할 수 있다. 리처드 번스타인은 한 여성 환자로 하여금 하루 세끼 식사를 하는 대신 하루 중 깨어 있는 동안 2~3시간 간격으로 소량의 단백질을 섭취하도록 했는데, 이러한 식습관으로 그 환자는 혈당조절에 성공할 수 있었다고 한다.

위 마비로 고생하는 사람에게도 소식은 위와 장을 정상적으로 가동시키는 데 상당한 도움을 준다. 이런 사람이 과식을 하면 소화력이 떨어져 인슐린으로 혈당을 조절하기가 상당히 어려워진다. 과식과 인슐린 과다 투여는 저혈당증과 고혈당증을 오가는 악순환을 되풀이할 위험성이 있기 때문이다. 소식을 하게 되면 체내 인슐린 방출이나 인슐린 투여량의 부담이 줄어, 그만큼 혈당수치가 극단으로 치달을 위험성이 줄어든다.

끝으로 인슐린을 투여하는 사람이라면 소식을 하더라도 식사 후 인슐린을 투여해야 하지만, 소식으로 인슐린 투여량을 줄일 수 있다는 것도 기억하도록 하자.

24
칫솔을 가지고 다니자

당뇨병 경력 46년의 프레디 프레드릭슨은 당뇨병 관리 비결 중 하나가 항상 칫솔을 가지고 다니는 것이라고 한다. 식사 후 양치질을 하면 더 이상 식탐을 부리지 않는 데 도움이 되기 때문이다. 가볍게 들릴 수도 있겠지만, 이것은 실제로 아주 좋은 방법이다. 입안에서 민트향이 나는 치약의 잔재와 음식이 만나면 실제로 대부분의 음식 맛이 나빠지기 때문이다. 에델만 박사는 칫솔 커버도 지참할 것을 제안한다.

"전 항상 칫솔을 커버에 넣어 차안에 두죠. 그리고 신호등 앞에 멈춰 있는 동안 칫솔에 치약을 조금만 바르거나 아예 바르지 않고 양치질을 하곤 해요. 차안에서 양치질하는 걸 누가 보면 다소 민망스럽긴 하지만 말예요."

이 방법은 저녁식사 후에도 효과적이다. 저녁을 먹고 곧바로 양치질을 하면 왠지 모르게 더 이상 먹으면 안 된다는 느낌이 들 것이다. 콜버그 박사는 이렇게 말한다.

"전 대개 저녁식사를 끝내고 곧바로 양치질을 하거나 늦어도 1시간 이내에는 양치질을 해요. 그러면 저녁에 아이들의 간식을 준비하거나 다음 날 학교에 가져갈 점심을 준비할 때 그것을 맛볼 생각을 거의 안 하게 되죠."

프레디의 충고를 따라야 하는 보다 중요한 이유가 있다. 당뇨병이 있는 사람은 치주(잇몸)질환에 걸리기 쉬운데, 청결한 구강위생 상태가 치주질환의 예방에 상당한 도움이 되기 때문이다. 반면 청결치 못한 구강위생 상태는 모든 사람에게 있어 치주질환의 원인이 될 수 있는데, 당뇨병자의 경우엔 특히 더 그렇다. 치주질환의 원인이 되는 적절치 못한 당뇨병 관리가 성인들이 치아를 잃게 되는 가장 큰 이유다.

당뇨병과 관련된 순환계 문제는 치주를 감염에 취약하게 만들어 치주염과 치주조직의 손실을 유발할 수 있다. 뿐만 아니라 이러한 감염은 몸 전체로 퍼질 수도 있다. 또한 타액의 혈당수치가 높으면 치아와 치주에 붙어 있는 박테리아의 성장과 플라크의 형성이 보다 촉진된다.

게다가 치주질환은 실제로 심장질환과 뇌졸중에 걸릴 가능성을 높이기도 한다. 적절한 치료를 하지 않은 치주질환은 심장질환에 걸릴 가능성을 두 배나 증가시킨다. 구강 박테리아가 모여 혈류로 들어가 관상동맥의 플라크에 침착하면, 동맥 플라크가 형성되는 것이다(치아에만 플라크가 생기는 것이 아니다). 치주질환은 또한 피브리노겐(fibrinogen, 혈액을 응고시키는 단백질)을 증가시켜, 심장발작이나 뇌졸중으로 이어질 수 있는 혈액응고의 가능성도 높인다.

플라크 형성과 치아 및 치주의 박테리아를 감소시키기 위해선 하루에 최소 두 번의 양치질과 한 번의 치실 청소가 필요하다. 하지만 잘못된 칫솔질은 치주를 손상시킬 수 있기에, 적절한 칫솔질을 익히고 부드러운 칫솔을 사용하도록 하자. 아울러 흡연을 삼가기 바란다. 흡연은 심장질환뿐만 아니라 치주질환도 가속화시킨다.

패트리샤 라 프랑스-울프, 나이: 65세

유형: 제1형 당뇨병, 보유기간: 63년

생후 22개월에 제1형 당뇨병 진단을 받은 패트리샤 라 프랑스-울프는 일찍부터 당뇨병이 자신의 인생을 망치도록 내버려 두지 않겠다고 굳게 결심했다. 실제 그녀의 성공적인 당뇨병 관리의 으뜸 비결이 바로 이러한 적극적이고 긍정적인 태도였다.

"상황이 좋지 않더라도 전 긍정적인 태도로 견뎌냈어요. 항상 좋을 수만은 없는 법이지만 항상 나쁠 수만도 없는 법이죠. 당신에게 어떤 일이 일어나건 그건 절대 영원하지 않아요."

그녀의 긍정적인 사고방식은 놀라울 정도다. 특히 그녀가 크나큰 고난 속에서 30년을 살았다는 것을 알면 더욱 그렇다. 1977년 패트리샤가 시력을 잃게 되었을 때, 그녀의 두 아이는 8살과 10살이었다. 증식 당뇨망막병증이 그녀의 양쪽 망막박리를 일으켰을 때 그녀는 간호사로 일하고 있었다. 시력을 잃은 채 간호사로 일한다는 것은 불가능했기에, 그녀는 또 다른 배움의 길을 선택해 재활상담으로 석사학위를 취득했다.

그녀는 그 후로 지금까지 줄곧 시력을 갓 잃은 사람들(대부분 황반변성으로 시력을 잃은 노인들이었고 3분의 1정도가 당뇨병자들이었다)을 가르치는 일에 정력을 쏟았다. 그녀는 음성 혈당측정기로 혈당을 측정하는 방법을 비롯해, 맹인으로 행복한 삶을 살 수 있는 비결과 건강을 잃은 것에 대한 감정을 다루는 방법 등에 대해 가르쳤다. 확실히 그녀는 자신이 가르친 것을 몸소 실천하는 사람이었다.

비록 최근 정년퇴직하긴 했지만, 그녀는 자원봉사로 여전히 당뇨병이 있는 맹인을 위한 교육에 힘쓰고 있다. 그녀는 1주일에 다섯 번 외출한다. 퇴직 전과 똑같이 바쁘게 사는 것이다. 바쁘게 지내면서 다른 사람들과 어울리는 것은 그녀의 또 다른 장수 비결이기도 하다. 그녀는 갓 맹인이 된 사람들도 자신처럼 바쁘고 사교적으로 지내도록 권하고 있다.

그녀의 긍정적인 사고방식과 당뇨 교육에 대한 열정 이외에도, 자신의 당뇨병을 관리하고 건강을 지키기 위한 몇 가지 사항을 거의 종교적으로 따르기도 한다. 그녀는 자신의 강좌를 듣는 사람들에게 "당뇨병으로 행복한 DREAM(꿈)을 꿀 수도 있고, 악몽을 꿀 수도 있습니다"라고 말한다.

여기서 DREAM의 'D'는 Diet(식이요법), 'R'은 Responsibility(책임감), 'E'는 Exercise(운동), 'A'는 Attitude(마음가짐), 'M'은 Medicine(의술)을 각각 지칭하는데, 이것들은 그녀가 깨달은 당뇨병 관리에 가장 중요한 요소들인 것이다.

"전 제가 먹고 싶은 건 거의 모두 먹는 편이지만, 적정량의 탄수화물을 섭취하고 소식을 하려고 노력해요."

그녀 역시 탄수화물 측정 및 당뇨병 관리에 밝고 유능한 당뇨 전문의를 찾도록 권한다. 그녀는 자신의 모든 선택이 자기 관리에 대한 책임의 한 부분이며, 이러한 책임의식은 당뇨병을 갖고도 행복하게 장수하는 데 필수적인 요소라 생각한다. 이러한 모든 면에서 볼 때, 그녀는 분명 삶의 난관을 극복하고 자신의 목적을 성취한 사람임에 틀림없다. 그녀는 자신을 돌보는 것이 얼마나 중요한지를 눈이 보이는 다른 사람들보다 더 잘 알고 있다.

5부

운동에 관한 비결

25
매일 운동을 하자

운동은 모든 '성공적인 당뇨병 생존자들'이 언급하는 당뇨병 관리의 가장 중요한 비결 중 하나다. 운동(또는 육체적 활동)이 (운동 중이나 운동 후에) 더딘 속도로 혈당을 떨어뜨리므로 혈당조절에 별 역할을 하지 못한다고 여기는 사람들(특히 운동 관련 저혈당증의 위험성을 높이는 인슐린 상용자나 경구 투약 특정 치료제를 복용하는 사람들)이 많을 수도 있겠지만, 대부분의 '성공적인 당뇨병 생존자들'이 운동을 생명의 은인으로 꼽는 데 주저하지 않는다. 혈당측정기가 상용화되기 이전부터 당뇨병을 갖고 있던 사람들은 더욱 그렇다. 콜버그 박사는 이렇게 회고한다.

"전 혈당측정기가 나오기 훨씬 이전인 어린 시절부터 운동을 시작했어요. 몸 상태가 좋아지는 것을 느끼게 해준 유일한 것이 운동이었기 때문이죠. 그로부터 40년이 지난 지금도 운동을 하면 그때와 똑같은 기분을 느끼게 되죠. 전 다양한 운동을 즐기는데 1주일에 최소한 5~6일은 운동을 합니다."

에덜만 박사 역시 규칙적인 운동을 하며 성장했다. 그는 운동이 삶의 원동력이 되어준 소중한 것이었다고 말한다. 밥 클레버랜드는 6~7살이었던 해 여름, 가족 모두가 호숫가 근처 오두막을 빌려 놀았던 때를 기억한다. 당시 그는 운동을 하면 혈당이 내려가는 것을 확실하게 알 수 있었다.

"그곳에서 전 수영을 배우게 되었죠. 전 거의 온종일 물속에 있었습니다. 그때까지 전 많은 양의 인슐린을 투여했는데, 소변검사를 해보고 어머니는 제 인슐린 투여량을 줄이셨죠. 당시는 혈당측정기가 나오기 전이라 부정확하긴 하지만 소변검사가 유일한 방법이었죠. 소변에 당분이 없으면 인슐린 투여량을 줄이는 식이었죠."

밥은 지금도 여전히 혈당조절에 있어 운동의 혜택을 받고 있다. 그가 겨울이면 플로리다로 가는 이유 중 하나도 운동 때문이다.

"제가 사는 시러큐스의 겨울 날씨는 혹독하죠. 그래서 겨울에는 야외에서 운동을 할 수 없습니다. 운동을 하지 않으면 인슐린 투여량을 늘려도 혈당수치가 높게 나오는 편입니다. 플로리다에선 사이클링을 하지 못하는 날이 별로 없습니다. 어제도 자전거로 32km 정도를 달렸죠. 이렇게 장시간 사이클링을 하면 '초속효성 인슐린'을 투여할 일이 거의 없습니다. 잠들기 전에도 기본적인 인슐린 양만 투여하면 되죠."

모든 사람이 밥 클레버랜드처럼 운동으로 인슐린 투여량을 줄일 수는 없겠지만, 그의 사례는 운동이 추가적으로 인슐린을 투여하지 않고도 혈당수치를 어느 정도 낮출 수 있다는 걸 확실히 증명해 준다.

어떻게 해서 운동이 혈당조절에 그토록 많은 도움이 될까? 우리의 근육에는 포도당을 유입하는 통로가 두 개 있는 셈이다. 우리가 휴식을 취할 때엔 인슐린이 근육에 포도당을 유입시키는 역할을 하지만, 운동 시에는 근육 수축 자체가 그 역할을 대신하기 때문이다. 따라서 운동은 항상 혈당을 낮추는 잠재력을 가지고 있다. 운동이 혈당조절에 긍정적인 영향을 끼치지 않는 경우를 굳이 들자면, 그것은 혈당수치가 지나치게 높아 있는 경우다. 이 경우 운동을 하면 인슐린의 추가적인 효과와 근육 수축으로 인해 혈당이 급격하게 떨어질 수도 있기 때문이다.

리치 험프리즈는 운동을 하면 큰 변화를 느낄 수 있다고 말한다. 프레디 프레드릭슨도 그의 말에 동감하면서, 운동을 하면 인슐린 분비가 훨씬 더 원활해진다고 말한다. 짐 터너 역시 "운동은 혈당조절의 중요한 열쇠입니다"라면서, 이 의견에 동감한다. 짐 터너는 1주일에 최소한 두 번,

매회 2시간 이상 농구를 한다. 자신은 지난 10년간 농구코트에서 최고령자였다고 한다. 농구를 하면 그는 인슐린 투여량을 크게 줄인다. 또한 농구를 한 다음날 아침엔 더 많은 탄수화물을 섭취하기도 한다.

마리아리스 컨은 나지막한 산에 오르는 걸 즐긴다. 그녀 또한 운동이 자신의 당뇨병 관리에 큰 변화를 준다고 말한다. 글래디스 덜은 혈당측정기를 이용하기 전 자신의 혈당을 내려가게 해준 유일한 것이 운동(사이클링, 스노우모빌링, 승마 등)이었기에, 운동이 혈당조절에 상당한 보탬이 된다는 걸 확신한다.

위의 사례들로 미루어 매일(또는 거의 매일) 꾸준히 운동을 하면 혈당관리가 용이해진다는 것을 결코 부정할 수 없을 것이다. 따라서 당신이 좋아하는 운동을 정해 꾸준히 운동하는 습관을 길러야 할 것이다. 당신이 평소의 활동에 덧붙여 꾸준히 같은 운동을 할 경우, 몇 차례에 걸쳐 운동 중이나 운동 후 혈당측정을 하도록 하라. 그러면 그 운동에 대한 당신의 혈당 반응을 파악할 수 있고, 그에 따라 인슐린 투여량 및 음식 섭취량에 적절한 변화를 줄 수 있다. 인슐린 펌프 상용자는 운동 중 인슐린 펌프를 착용하지 않거나 기본 공급률 이하로 낮추는 것이 저혈당증 예방에 도움이 된다. 이는 운동으로 혈당수치가 내려갈 때 대개 일반인이 운동할 때의 몸 상태와 비슷해지기 때문이다. 제2형 당뇨병자의 몸은 운동 중 자연스럽게 체내 인슐린 수치를 낮출 수 있다.

척 아이치텐은 꾸준한 운동 덕분에 당뇨병이 없는 대부분의 일반인보다도 자신이 더 건강하다고 생각한다. 그는 콜버그 박사처럼 혈당측정기가 없던 몇 년 동안 운동이 자신의 혈당수치에 큰 영향을 미친다는 걸 알게 되었다. 그는 운동이 혈당수치를 조절하는 데 있어 가장 큰 공로자였다고 말한다. 그에게 운동은 인슐린을 1회 더 투여하는 것과 마찬가지였다는 것이다. 요즘에는 인슐린 펌프 덕분에 규칙적으로 운동할 필요는 없지만, 여전히 사이클링이나 조깅 등 유산소운동을 매일 30~40분 정도 규칙적으로 하고 있다. 그는 또한 하루 운동량을 비교적 일정하게 유지한다. 그러면 혈당조절이 보다 용이해지기 때문이다.

콜버그 박사는 최근 인슐린 펌프 대신 란투스를 이용하고 있지만, 꾸준한 운동 덕분에 대체적으로 기본적인 인슐린 양만을 투여한다. 그녀가 인슐린 투여량을 조금 올리는 경우는 1주일 중 운동을 하지 않는 1~2일에 지나지 않는다. 그녀의 운동 시간은 일정하지 않지만 1회 운동량은 거의 비슷해, 그녀는 운동이 자신의 혈당에 끼치는 영향을 비교적 잘 파악하고 있다. 그 덕분에 그녀는 혈당조절(인슐린 투여량을 낮추거나 탄수화물 섭취를 늘이는 등)이 용이해졌다.

나탈리 손더즈는 아침 운동(주로 산책)이 자신의 그날 하루 전반적인 혈당수치를 낮추어 준다고 말한다. 그래서 그녀는 거의 매일 아침 운동을 한다. 버나데트 맥킨타이어는 헬스클럽에서 정기적으로 운동을 하면 몸이 가뿐해진다고 한다. 그녀는 1주일에 최소 3~4회 헬스클럽에 가서 각종 근력운동 및 유산소운동을 한다. 래리 베러티 역시 1주일에 여섯 번, 30~40분간 유산소운동과 약간의 근력운동을 한다. 그는 이렇게 말한다.

"무조건 운동을 해야 해요. 미 공중위생국의 보고서에 '운동할 시간이 없다면 병에 걸릴 시간을 할애해야 한다'는 글귀가 있을 정도니까요."

이 말은 비단 당뇨병이 있는 사람만이 아니라 모든 사람에게 적용될 것이다.

운동 때문에 저혈당 유발 가능성이 높을 수 있다는 것 또한 사실이다. 즉각적인 저혈당은 운동 중에 혈당을 많이 고갈시킴으로써 유발되겠지만, 더디게 나타나는 저혈당증은 운동 후 오랜 시간 후에 인슐린 작용이 활성화됨으로써 유발된다. 이것은 대체적으로 혈당이 근육의 글리코겐으로 대체됨으로써 유발되는 것이다. 인슐린 작용은 운동 후 2~3시간 이후에 최고치를 보이다가, 글리코겐으로 대체됨에 따라 서서히 하향곡선을 그리게 된다. 운동 후 더디게 나타나는 저혈당증을 예방하는 가장 좋은 방법은 운동 후에 탄수화물을 섭취하는 것인데, 이는 저탄수화물 식이요법이 글리코겐의 포식을 지연시킬 수 있다고 밝혀졌기 때문이다. 운동 직후엔 혈당을 고갈시키기 위해 인슐린이 거의 필요하지 않을 수도 있다. 따라서 운동 후에는 평상시 탄수화물 섭취로 인해 투여하는 것보다 적게 인슐린을 투여해야 할 것이다.

26
활동적인 삶을 살자

매일 어떤 신체적 활동을 하는가보다는, 그 활동을 얼마나 오랫동안 하는가가 더 중요하다. 최근 연구에 따르면, 운동의 종류와 강도를 막론하고 1주일에 3시간 가깝게(평균 170분) 운동을 하는 사람들이 1주일에 2시간 정도(평균 115분) 운동을 하는 사람들에 비해 인슐린에 더 잘 반응했다고 한다. 이 연구 결과를 보면, 어떤 강도로 운동하는가보다 얼마나 오랫동안 운동을 하는가가 혈당조절에 있어서는 더 효과가 있는 것 같다.

따라서 보다 많은 효과를 보기 위해선 매일 30분간의 규칙적인 운동과 더불어, 가까운 곳은 걸어 다니는 등 일상생활을 통해 몸을 움직이는 것도 병행하도록 하자. 딱히 규칙적인 운동을 정해 놓고 하지 않는 '성공적인 당뇨병 생존자들' 대부분이, 자신을 상당히 활동적인 사람이라고 말한다. 지금은 나이가 들어 활동적이지 못한 몇 안 되는 '성공적인 당뇨병 생존자들' 조차도 과거엔 자신들도 꾸준한 운동을 했고 활동적인 삶을 살았으며, 이러한 생활방식은 지금도 당뇨병 관리와 건강 유지에 필수적인 요소라고 말한다.

메리 수 루빈은 다양한 신체적 활동(운동)을 한다. 그녀는 직장에서 거의 매일 약 1.6km를 걷고, 주말엔 개와 함께 산책을 하며, 틈나는 대로 정원 가꾸기와 제설 작업을 하며 스트레칭을 한다. 밥 엘더는 해군장교 시절이던 23살에 당뇨병 진단을 받기 전부터 활동적인 삶을 살아온 사람이다. 그는 정기적으로 골프와 테니스를 치며 전반적으로 활동적인 삶을 살아가고 있다. 그는 혈압을 낮추기 위해 심장전문의의 권유로 요즘은 유산소운동까지 추가해서 하고 있다. 짐 아서는 신경장애 때문에 4년 전부터는 예전처럼 많이 걸어 다니진 못하지만, 그전까지만 해도 매일 규칙적인 운동을 했다. 예전엔 항상 골프나 야구 같은 활동적인 취미를 가졌다고 말한다.

"지금은 물속에서 걷거나 수영을 하죠. 신경장애를 가진 제가 쉽게 할 수 있는 운동이기 때문이죠. 사실 물속을 걷는 것은 신경장애와 균형감각이 없는 사람에게 특히 더 훌륭한 운동입니다."

피터 가리티 또한 상당히 활동적인 사람이다. 그는 계속 움직이는 걸 좋아한다고 말한다. 그는 날씨가 좋을 땐 밭일을 하고 아내와 함께 산책을 한다.

마찬가지로 캐롤린 밸컴도 예전에는 규칙적으로 운동을 하곤 했는데, 지금은 자신이 얼마나 몸을 움직였는지를 점검하고 한 걸음이라도 더 걷기 위해 만보기를 착용한다. 만보기는 제인 도만의 당뇨병 관리에 있어서도 필수적인 도구이다.

"저처럼 심장질환이 있는 사람에겐 더욱 운동이 필요하죠. 전 요즘 만보기를 차고 집안을 돌아다니며 집안일을 하고, 차는 가게에서 멀리 주차시켜 놓고 일부러 걷는 등 한 걸음이라도 더 걸으려고 애쓰죠. 전 어떻게 해서든지 운동을 해야 하거든요."

캐롤린과 제인 두 사람 모두 만보기를 선택한 충분한 이유가 있다. 최근 연구 결과를 보면, 만보기를 차고 하루에 1만 보를 걷겠다고 목표를 세운 여성들이 30분 동안 산책을 하겠다고 목표를 세운 여성들보다 더 많이 걷기 때문이다.

어렸을 때부터 당뇨병을 앓아온 버나데트 맥킨타이어는 운동의 중요성을 강조하는 가정에서 성장했다. 그녀의 가족에게 중요한 것은 첫째도 운동, 둘째도 운동, 셋째도 운동이고, 그 다음으로는 야채를 많이 먹는 것이다.

"지금까지도 전 당뇨병 극복의 중요한 열쇠가 몸을 늘 움직이고 행복한 마음을 갖는 것이라고 생각해요. 나이가 들수록 운동이 제 삶에서 차지하는 비중이 더 커지는 것 같아요."

매트 베슬리는 아무리 시간이 없더라도 몸을 움직여야 한다고 말한다. 그는 "어떤 운동이라도 하십시오. 운동은 확실히 당신의 몸이 인슐린에 반응토록 해줍니다"라고 말한다.

왜 이러한 모든 운동들이 당뇨병을 갖고 행복한 삶을 누리는 데 중요한 것일까? 그 이유는 운동이 인슐린의 도움 없이도 체내 혈당을 낮추며, 혈액 속에 있는 (췌장이 만들어낸 것이든 주사나 펌프를 통해 투여한 것이든) 기존의 인슐린을 보다 활성화시키기 때문이다. 결론적으로 말해, 당신이 가능한 한 몸을 많이 움직일수록 적절한 혈당조절에 보다 유리한 것이다. 심지어 규칙적인 운동이 아니더라도 말이다. 제자리에 서서 몸을 풀거나 짧은 거리를 걷는 등 가볍게 몸을 움직이는 것도 혈당을 소비시켜 혈당조절에 도움을 준다.

블론디 프램은 최근 골반을 삐기 전까지만 해도 매일 3~4km 이상을 걸어서 장을 보러 다녔다. 골반을 다치고 나서 예전처럼 많이 걷지 못하는 것이 늘 그녀의 마음에 걸리긴 하지만, 그녀는 지금도 가능한 많이 걸으려고 노력한다. 그녀는 결코 가만히 앉아 있으려 하지 않는데, 이러한 자신의 성격이 당뇨병 관리에 상당히 보탬이 된다고 말한다.

안타깝게도 최근 조사에 의하면 제2형 당뇨병자 및 제2형 당뇨병으로 발전할 위험성이 큰 사람들 중 40% 이상이 어떤 규칙적인 운동도 하지 않는 것으로 나타났다. 운동이 병을 관리하고 예방할 수 있다는 사실이 입증되었고, 의사로부터 운동을 하라는 조언을 들었음에도 말이다.

운동은 기분과, 스트레스 수치, 자아상에도 긍정적인 영향을 끼치는데, 이러한 것들이 향상되면 당뇨병 관리에도 상당 부분 긍정적인 효과를 기대할 수 있다. 빌 킹은 이렇게 조언한다.

"당신이 활동적으로 몸을 움직이고, 또 당신 자신을 스포츠맨으로 생각하는 것은 운동을 잘하느냐 못하느냐를 떠나 당신의 정신에 달려 있습니다. 전 스포츠맨입니다. 거울을 봐도 그렇게 생각하죠. 활동적인 삶을 사는 그 즉시 자신감이 생길 겁니다."

그는 실제로 마라톤을 하고, 1주일에 4~5일은 실전훈련을 한다. 따라서 그는 진정한 운동선수로서의 자격이 있을지도 모른다. 하지만 운동에 그만큼 열정적이지 않은 사람도 자신을 스포츠맨으로 여기는 것은 여전히 유익한 것이다. 더 건강하고 더 장수하는 삶을 위해, 그리고 자신에게 강한 동기를 부여하기 위해 스포츠맨이라는 자아상을 가지도록 하자.

만보기를 사용하는 문제

만보기를 찰 것인가에 대한 문제는 그것이 강한 동기부여의 효과가 있느냐에 관한 문제일 것이다. 매일 1만 보 이상을 걷겠다는 목표를 세웠지만 하루가 끝날 무렵 자신이 5,000보 정도밖에 걷지 못했다는 것을 확인한다면, 이를 보충하기 위해 추가적인 운동을 할 가능성이 높다. 당신의 걸음 수를 측정하는 것은 '사회적인 활동' 이기도 하다. 미국 당뇨병 협회의 스폰서인 클럽페드(ClubPed, www.diabetes.org/ClubPed/index.jsp)란 온라인 모임에 가입하면, 당신의 걸음 수와 진행 상황, 목표 걸음 수 등을 다른 사람과 비교할 수 있다. 또한 하루 걸음 수를 지금보다 최소 2,000보 이상 늘릴 것을 주창하고 있는 '움직이는 미국America on the Move' 이란 캠페인은 사이트(www.americaonthemove.org)를 통해 '걸음 일지step tracker' 를 무료로 제공하고 있다. 기타 걷기 프로그램 역시 인터넷을 통해 가입할 수 있다. 이 중 대표적인 것으로는 '5,048마일 아메리칸 디스커버리 트레일' 이라는 가상 미국대륙 횡단에 도전할 기회를 제공하는 '웹워킹 USA(Webwakling USA, http://walking.about.com/cs/measure/a/webwalkingusa.htm)' 와 만보기 제조회사인 '아쿠스플리트(AccuSplit, www.accustep10000.org)', 보행 진척 상황을 친구 및 동료, 또는 다른 블로그 운영자와 공유할 수 있는 '스텝 트래커 2.0(Step Tracker 2.0, www.steptracker.com)' 등이 있다.

만보기의 세계에 입문하기 전 만보기 사용에 대해 알아 두어야 할 몇 가지 사항을 짚고 넘어가도록 하자. 허리 부위에 만보기를 착용하였는데 정확한 걸음 수가 표시되지 않는다면 엉덩이 바로 위 가운데 부분에 만보기를 착용하도록 하자. 당신의 허리둘레가 비만일 경우 허리에 만보기를 차면 정확한 걸음 수를 표시하지 않는 만보기도 있기 때문이다. 어떤 모델은 주머니에 넣고 다닐 수도 있고(옴론 헬스케어Omron Healthcare 만보기), 어떤 것은 무릎이나 손목에 찰 수도 있다.

만보기는 정확성과 기능 면에서 꽤나 다양하다. 칼로리 소비와 거리까지 표시해 주는 만보기를 선호할 수도 있겠지만, 단순히 걸음 수만을 정확히 표시해 주는 만보기가 더 낫다. 그런 만보기는 칼로리 측정과 거리 표시가 부정확하기 때문이다.

가까운 운동구점이나 여러 인터넷 사이트를 통해 저렴한 만보기를 구입할 수 있다.

27
강도를 높이자

우리가 인터뷰한 몇몇 나이 많은 사람들은 운동을 강도 높게 함으로써 얻게 되는 특별한 혜택이 있다고 말한다. 운동 강도를 높이는 것은 실제 거의 모든 사람들에게 효과가 있다. 예를 들어, 한 연구에 따르면 평소 운동부족으로 체력이 그리 좋지 않은 30~40대의 남성 및 여성은 1주일에 단 한 번, 6~8분간 비교적 강도 높은 운동을 하는 것만으로도 심폐기능이 호전된다고 한다. 이러한 결과는 하루에 최대 강도로 4분만 투자하면 효과를 볼 수 있다는 'ROM-The 4-Minute CrossTrainer'가 갑자기 사람들의 관심을 끌기 시작한 이유를 설명해 준다.

이런 종류의 강도 높은 운동은 보다 긴 시간에 걸친 유산소운동에 비해 심폐기능을 더 향상시켜 주진 못하지만, 나름대로의 장점이 있다. 이러한 원칙은 걷기나 사이클링, 정원 가꾸기를 비롯해 거의 모든 운동과 활동에 적용될 수 있다. 실제로 프로 운동선수는 가끔씩 이러한 짧고 강도 높은 운동을 하지 않으면 대체적으로 일정 수준의 체력에 머물러, 더 이상의 체력 및 실력 향상을 기대할 수 없다.

당뇨병 경력 61년의 73세인 '성공적인 당뇨병 생존자' 리처드 번스타인은 자신이 규칙적으로 강도 높은 운동을 한 것이 연배가 비슷한 일반인들보다 더 젊어 보이는 이유라고 말한다. 그는 매일 밤 다소 특이한 방식으로 근력운동을 한다.

"저는 먼저 한 번에 3~4회 정도 들 수 있는 최고 무게의 역기를 갖고 1세트를 합니다. 그리고 20회 정도 들 수 있는 좀 더 가벼운 역기를 갖고 20회씩 2세트를 운동하죠."

그는 유산소운동에 대해선 이렇게 말한다.

"당신의 심폐기능이 정상이라면 먼저 가벼운 운동으로 시작해 심장박동수가 최고치에 달할 정도까지 강도를 높여야 합니다. 그리고 난 다음 숨을 고르고 또 다시 이것을 반복하는 거죠. 힘닿는 데까지 말입니다."

그는 이러한 운동으로 심장이 빠르게 가동되고 금세 정상으로 돌아오게 단련된다고 믿는데, 이는 심장이 건강하다는 증거이기도 하다. 그는 유산소운동과 근력운동, 상체와 하체 운동을 번갈아 가면서 할 것을 권한다.

"근육을 키우면 인슐린 저항성이 낮아지는데, 이것은 제2형 당뇨병자에게 가장 중요한 일이죠. 제1형 당뇨병자에게 있어 운동은 당뇨병 관리를 다소 복잡하게 만들 수도 있지만, 그래도 건강 측면에선 운동이 필수적이죠."

당뇨병과 운동을 전공한 운동생리학자인 콜버그 박사는 운동으로 최고의 효과를 얻을 수 있는 추가적인 제안을 한다. 〈당뇨병 치료Diabetes Care〉라는 당뇨 전문 월간지 2006년 7월호에는 평소 콜버그 박사가 제안하는 것과 똑같은 운동법을 직접 실험한 결과가 실렸다.

이 실험은 하루에 1만 보 이상을 걷는 제2형 당뇨병자들을 대상으로 '빠른 페이스로Pick Up the Pace' 라고 불리는 프로그램을 실시한 것이었다. 이 프로그램은 실험 대상자들의 걸음 속도만을 높인 것이다. 다시 말해, 일단 이들의 평소 걸음 속도를 측정(만보기로 분당 걸음 수를 측정)한 다음, 이들에게 평소보다 10% 빠른 속도(예를 들어 분당 90걸음을 걸었다면 100걸음을 걸어야 한다)로 1주일에 세 차례, 한 차례당 30분씩 걷도록 한 것이다. 1주일에 총 90분씩 12주간 이 프로그램을 실시한 결과, 실험 대상자들은 추가적인 운동을 하지 않았는데도 이전보다 체력이 더욱 향상되었다고 한다.

따라서 당신이 하고 있는 유산소운동으로 건강과 당뇨병 관리 면에서 최대한의 효과를 보려면, '빠른 페이스로' 를 실천에 옮길 필요가 있다. 어떠한 운동일지라도 단순히 그 강도를 높이면 '빠른 페이스로' 프로그램을 실천하는 것이다. 이것을 실천하기 위해 먼저 짧은 거리부터 평소보다 약간 빠르게 걷도록 하자. 예를 들어, 두 전신주 사이는 빠른 속도로 걷다가 다시 평소 걸음걸이 속도로 돌아가는 식이다. 산책을 할 때 가끔 이 빠른 걸음걸이를 포함시키도록 하자. 그리고 가능하다면 끝에는 추가적으로 2~5분 정도를 빨리 걸어 산책을 마무리 짓도록 하자.

이를 통해 체력을 향상시키고 보다 많은 칼로리를 소비할 수 있다. 이렇게 걷기를 끝내고 나면 더 많이 지치게 될 것인데, 이것은 사실 좋은 현상이다. 몇 주간 이렇게 걷다 보면 당신의 평소 걸음도 빨라지게 될 것이다.

하지만 한 가지 염두에 두어야 할 것이 있다. 그것은 바로 강도 높은 운동이 혈당수치의 증가를 초래할 수도 있다는 것인데, 이는 보통 제2형 당뇨병자에게 일시적으로 나타나는 현상이고, 이때 추가적인 인슐린을 투여할 수 있다. 예를 들어 설명하면, 만일 당신이 제2형 당뇨병을 갖고 있고 강도 높은 유산소운동이나 근력운동을 10분 정도 했다면, 당신의 혈당수치가 130mg/dl 정도에서 165mg/dl 이상으로 올라갈 수 있다. 그러나 1시간, 또는 최대 2시간이 지나면 혈당이 다시 이전 수치로 되돌아갈 수 있다는 것이다. 이러한 현상은 혈당수치를 높이는 아드레날린 등의 호르몬도 함께 방출되기 때문에 일어난다. 제1형 당뇨병이 있는 수영선수 게리 홀 주니어Gary Hall, Jr.는 50m를 21초간 전력질주하고 나면 혈당이 100mg/dl에서 300mg/dl로 껑충 뛰어오르는 경우가 잦다. 그의 몸은 스스로 인슐린을 만들지 못하기에, 그는 경기 후 자신의 혈당수치를 되돌리기 위해 '초속효성 인슐린' 주사를 맞아야 한다. 이러한 현상을 상쇄할 수 있는 한 가지 방법은 강도 높은 운동을 하고 난 뒤에 10~20분 정도 가벼운 유산소운동을 하는 것인데, 가벼운 유산소운동은 혈당을 낮추는 효과가 있기 때문이다.

한편 최근의 흥미로운 연구 결과에 따르면 이러한 가벼운 유산소운동 후에 10초 정도 단거리를 전력질주 하면 혈당이 더 오랫동안 안정적으로 유지된다는 것이다. 이 연구가 처음 2시간까지의 데이터를 보여 주는 것으로 미루어 그 후에는 효과가 감소될 가능성이 높다. 요즘 들어 콜버그 박사는 운동 중 저혈당증을 호소하는 사람들(최근 인슐린 주사나 약물을 투여한 적이 없어 혈중 인슐린 수치가 높지 않다는 것을 아는 사람들)에게 혈당을 정상 수치로 끌어올리는 방법으로 단거리 전력질주를 자주 권하게 된다. 그녀에겐 이 방법이 상당히 효과적이었기 때문이다!

운동 효과를 극대화하는 방법

- 전반적인 지구력을 키우기 위해 가능한 한 많이 움직인다.
- 어떤 운동을 하건, 운동 중 틈틈이 강도를 높인다.
- 운동 효과를 최대화하고 부상을 방지하기 위해, 하루는 강도 높은 운동을 하고 하루는 비교적 가벼운 운동을 하는 식으로 번갈아 가며 운동을 한다.
- 혈당조절을 더 잘하기 위해 운동의 강도에 신경을 쓰기보다는 운동 시간을 늘리는 것에 초점을 맞춘다.
- 운동할 수 있는 시간이 짧다면 운동의 강도를 높여, 같은 시간에 더 많은 근육 글리코겐을 사용하도록 한다.
- 가능하다면 운동 중 관절이 움직일 수 있는 전체 범위를 사용한다.
- 근력운동을 포함해 한 번에 다양한 운동을 섞어서 한다. 이것이 전반적인 건강과 체력을 향상시키고 동기부여를 증대시키며, 부상의 가능성을 줄여 주기 때문이다.
- 신체가 스스로 회복할 수 있는 시간을 주기 위해 1주일에 최소 하루 정도는 쉬어 준다. 하지만 연달아 이틀 이상 쉬어 인슐린 반응을 지나치게 약화시키는 일은 없도록 한다.

28
운동으로 실수를 만회하라

근육은 전체 체중의 40%에 지나지 않지만, 탄수화물 섭취를 통한 혈당의 적재량은 80%에까지 달한다. 따라서 음식이나 인슐린 또는 저혈당증을 유발하는 기타 약물 등으로 인한 실수를 무마하기 위해 근육의 혈당 수용력을 증대시키려면 운동이 다른 무엇보다 효과적이다. 예를 들면, 우리는 격렬한 운동이나 장시간의 운동을 한 후에는 보다 많은 탄수화물을 섭취해도 이를 효과적으로 처리할 수 있다.

이는 대체적으로 운동 후에 (자연 발생되었거나 투여된) 체내 인슐린 활동이 활발해지는 것과 관련이 많다. 인슐린 작용이 보다 활발하면 비교적 적은 양의 인슐린으로도 양호한 혈당 감소 효과를 볼 수 있다. 앞서 언급한 것처럼, 인슐린 작용의 극대화는 근육 글리코겐이 대부분 고갈되어 보충되어야 할 때인 운동 몇 시간 후에 일어난다. 이 시간 동안 (특히 강도가 높거나 장시간의 운동 후) 탄수화물을 처리하는 데는 아주 적은 인슐린만으로도 충분할 가능성이 높고, 더 많은 탄수화물을 섭취하고도 정상 혈당을 유지할 수도 있다. 게다가 운동근은 비교적 적은 과잉 지방을 저장하게 되는데, 이것은 인슐린의 반응도를 높이게 된다.

콜버그 박사는 운동을 하고 몇 시간이나 며칠 후까지 혈당이 탄수화물 섭취에 비교적 둔감하게 반응한다는 것을 알게 되었다. 인슐린 작용은 실제로 근육 글리코겐이 대체되는 대부분의 시간 동안 향상된 능력을 유지하는데, 이 시간은 인슐린 작용이 얼마나 많이 일어나느냐에 따라 짧게는 몇 시간, 길게는 이틀 이상까지 가기도 한다. 많은 사람들은 장시간의 운동 후 최소 하루 또는 이틀 동안 인슐린 반응이 현저하게 향상된 걸 경험한다. 비록 시간이 감에 따라 인슐린 반응도가 서서히 약해지긴 하지만 말이다. 일반적으로 이 시간 동안 섭취한 탄수화물이 혈당에 끼치는 영향은 평소보다 약하다.

앞서 언급한 것처럼, 밥 클레버랜드는 사이클링을 할 때만 '장기 지속 인슐린' 인 란투스로 하루 종일 버틸 수 있다. 오랜 세월 당뇨병과 함께한 다수의 스포츠맨들도 콜버그 박사와 비슷한 말을 한다. 이들 중 비교적 오랫동안 운동을 할 때 다량의 '단기 및 장기 지속 인슐린' 을 필요로 하는 사람은 거의 없는데, 이는 운동 중 근육 세포가 인슐린이 없어도 혈당을 흡수할 수 있기 때문이다. 이들은 운동 후 신체가 근육 글리코겐을 대체할 동안 혈당이 지나치게 떨어지지 않도록 각별한 신경을 써야 하는 것이다.

짐 터너는 운동을 통해 자신이 저지른 실수를 만회할 수 있기에, 운동이 정말 큰 몫을 한다고 말한다. 그는 열심히 운동을 하고 나면, 최소한 하루 동안은 그다지 많은 양의 인슐린이 필요치 않다. 그는 운동 후엔 탄수화물도 평상시보다 많이 섭취한다.

인슐린을 사용하는 다른 많은 사람들도 운동량에 따라 인슐린 투여량을 줄인다. 운동은 흔히 인슐린 투여를 대체한다. 인슐린 상용자가 아닌 경우에도 운동은 자연적으로 생성된 인슐린 작용을 훨씬 더 활발하게 해주어, 이들에게도 인슐린 상용자와 마찬가지로 상당히 긍정적인 효과를 가져다준다. 제2형 당뇨병 치료를 위해 지난 7년간 인슐린을 투여한 로버트 만델은 이렇게 말한다.

"보통은 10유닛의 NPH(Neutral Protamine Hagedorn Insulin, 중간형 인슐린)를 투여하는데, 규칙적인 운동을 하면 밤에 인슐린을 투여할 필요가 없습니다."

혈당이 계속해서 정상 수치를 웃도는 날이 있다면, 운동으로 혈당을 정상 수치에 가깝게 끌어내릴 수 있다. 꾸준한 운동을 하는 당뇨병자들 다수가 자신의 혈당이 300mg/dl 이상 올라가면 1~2유닛의 '초속효성 인슐린'과 함께 운동을 병행한다. 인슐린 투여와 함께 운동을 하면 혈당을 낮추는 효과가 배가되기 때문이다. 콜버그 박사는 예전에 혈당이 400까지 올라가곤 했지만, 평소 절반의 '초속효성 인슐린'을 투여하고 45분간 운동을 했더니 혈당이 100으로 떨어졌다고 말한다. 여기서 주의할 점은 운동을 할 경우 인슐린 투여량을 평소보다 꽤 많이 줄여야 한다는 것이다. 그래야만 저혈당증을 피하고 정상 수치까지 혈당을 떨어뜨릴 수 있기 때문이다. 요즘 콜버그 박사의 혈당은 250을 넘는 경우가 드물지만 그녀는 항상 이러한 점을 유의한다.

"자기 전 혈당이 150까지 올라가 100정도로 낮추고 싶으면, 휴마로그 1유닛을 투여하거나 20~30분간 헬스용 자전거를 가볍게 타죠. 이렇게 자전거를 타면 인슐린을 투여하는 것보다 대체적으로 두 배 정도 빠른 효과를 보기 때문이죠."

보통 정도의 강도로 운동을 해도 10분 정도면 충분히 혈당이 떨어질 수 있다. 혈당을 떨어뜨려야 할 상황이라면 일시적으로 혈당수치를 상승시킬 수도 있는 강도 높은 운동은 피하도록 하자.

혈당조절에 관한 실수를 무마해 주는 또 다른 자연 치유제인 엔도르핀 endrophin은 뇌의 수용체와 연결된 기분을 북돋아 주는 호르몬이다. 얼마 동안 운동을 하면 이 엔도르핀이 분비되어 행복감과 자신감이 들게 해준다. 실제로 엔도르핀이 체내 인슐린 작용을 촉진시키고, 그 결과 인슐린 저항성을 감소시킬 수 있다는 것이 실험을 통해 입증되었다. 실제로 적당한 운동 후의 엔도르핀 분비가 인슐린 반응을 향상시키는 주요 메커니즘일 수 있는데, 이것이 사실이라면 혈당조절을 위해 매일 최고의 엔도르핀을 분비하도록 힘써야 할 것이다. 그렇게 함으로써 당신은 우울감과 불안감을 날려 버리고 한층 더 기분이 좋아지는 부차적인 혜택도 누리게 될 것이다.

운동을 하면 식이관리를 다소 이탈해도 혈당조절에 문제를 일으키지 않을 수도 있지만, 이것도 어디까지나 특정 시점까지만 그렇다는 사실을 염두에 두도록 하자. 아울러 당뇨병은 단순히 탄수화물 처리 과정에 이상이 생긴 것만이 아니라 혈중 지방에 이상이 생긴 것이기도 한데, 이러한 혈중 지방 이상은 동맥에 플라크를 형성시켜 체내 혈액순환에 지장을 초래할 수도 있다. 그런데 식이관리는 운동과 마찬가지로 혈당 및 혈중 지방 둘 모두에 영향을 끼치는 것이다. 따라서 건강하게 장수하려면 이 두 요소를 균형 있게 최적화시켜야 할 것이다.

29
당신 자신과 경쟁하라

앨 루이스는 최근 등 부위의 부상으로 잠시 수영을 접은 상태인데, 그 전까지만 해도 경쟁력 있는 마스터즈 스위밍 선수였다. 그의 이런 면은 당뇨병과 함께한 69년 동안 그가 건강한 삶을 영위하는 데 주요한 역할을 했다. 그는 73세가 된 지금도 자기 자신과 경쟁하는 것이 다른 사람과 경쟁하는 것보다 훨씬 더 힘들고 의미가 있다고 여긴다.

“저는 다른 수영선수들을 상대로 할 때보다 제 자신의 당뇨병을 상대로 할 때 훨씬 더 경쟁심을 갖습니다. 이러한 경쟁심이 당뇨병 관리의 성패를 좌우한다고 해도 과언이 아닐 겁니다."

운동은 그의 성공에 큰 부분을 차지한다. 실제로 그는 운동을 최고의 장수 비결로 꼽는다. 그는 당뇨병을 성공적으로 다스리고 싶다면 운동이 훌륭한 조력자가 되어줄 것이라 말한다. 또 한 명의 열정적인 스포츠맨 척 아이치텐도 당뇨병 관리에 성공해 당뇨병을 극복하려는 열망을 갖는 것은 상당히 고무적인 일이라고 말한다. 하지만 그 열망이 지나치면 위험할 수도 있다고 지적한다.

콜버그 박사는 지금은 취미처럼 가볍게 운동을 즐기는 편이지만, 그녀 역시 앨 루이스의 경쟁심에 관한 말에 동감한다. 그녀 역시 자신의 장수 비결로 제일 먼저 운동을 꼽긴 하지만, 척 아이치텐이 말하는 것처럼 운동을 하는 데 있어서 너무 극단적이어서는 안 된다는 데 동의한다.

"일반인에 비해 당뇨병이 있는 사람이 정형외과적인 질병, 즉 관절염이나 건염에 걸릴 소지가 더 높다는 건 당연한 얘길 거예요. 따라서 당신이 오랫동안 운동을 즐기고 싶다면 자신과의 경쟁에서도 너무 무리하는 것은 좋지 않아요."

여러 해에 걸쳐 그녀의 당뇨병 관리가 점점 더 개선될수록 그녀는 이러한 점에 더 유의해 현재는 지극히 적당한 선에서 자신이 좋아하는 운동을 즐기고 있다. 그녀는 이렇게 말한다.

"전 늘 더 좋은 당뇨병 관리법에 관한 정보를 찾아 헤매죠. 목표 의식이 뚜렷한 저 같은 사람들은 흔히 의욕을 앞세워 자신을 극단으로 내모는 우를 범하곤 해요. 하지만 지금 저의 주된 목표는 거의 매일 운동을 하는 거예요. 이것은 너무 무리한 운동을 하지 않는다는 다짐이기도 하죠. 무리해서 운동을 하다 몸에 무리가 가거나 부상이라도 입게 되면 한동안 쉬어야 하니까요."

앨과 척, 콜버그 박사만이 높은 목표에 도달하려는 열망을 가진 당뇨병 스포츠광은 아니다. 한 명을 더 꼽자면, 게리 홀 주니어는 그의 첫 번째와 두 번째 올림픽 출전 사이인 1999년(당시 24세)에 제1형 당뇨병 진단을 받았다. 당뇨병 진단을 받을 때 선수로서의 경력은 끝났다는 말을 의사로부터 들었음에도, 그는 올림픽을 대비해 피나는 훈련을 했다. 결국 2000년에 이어 2004년 올림픽에서도 수영 50m 자유형에서 금메달을 획득했다. 그는 수영을 포기하지 않고, 최신 의학적 입장에서 그의 선수생활을 지속시킬 수 있는 당뇨병 전문의를 찾았다.

앤 피터즈Anne Peters 박사와 게리는 당뇨병 때문에 선수생활을 포기하지 않는 데 뜻을 같이 했고, 결국 2004년 올림픽에서 또 한 번 왕좌의 자리를 지켜 지난 80년간 금메달을 딴 최고령 미국 수영선수가 되었다. 당시 그는 30살이었다. 현재 그는 자신의 네 번째 올림픽 출전(당뇨병 진단을 받은 이후엔 세 번째 출전)이 될 2008년 올림픽 대회를 위해 맹훈련을 하고 있다.

게리 홀 주니어와 비슷한 인물로 올림픽 조정 5관왕인 영국의 스티븐 레드그레이브Steven Redgrave가 있다. 그는 네 번째 올림픽 금메달을 획득한 이후 당뇨 판정을 받았지만, 2004년 시드니 올림픽에서 또 한 번 금메달을 획득할 정도로 자기 극복과 효율적인 당뇨병 관리를 실천했다. 또 다른 당뇨병 운동선수인 크리스 프리맨Kris Freeman은 혹독한 장거리 훈련을 견뎌 내고 2006년 동계 올림픽 크로스컨추리 스키 부문에서 다른 선수들과 당당히 겨루었다. 그 역시 한창 전성기를 구가할 무렵이었던 2000년에 당뇨병 진단을 받고 선수생활을 그만두어야 한다는 충고를 받았다. 그러나 그는 당뇨병 판정을 받은 그날도 훈련을 했다. 당뇨병은 여러 면에서 크리스를 보다 노련하고 결단력 있는 운동선수로 만들어 놓았다. 그는 최대한 건강한 생활방식을 실천하기 위해 열과 성을 다했다.

1972년에 당뇨병 진단을 받은 간호사 폴라 하퍼Paula Harper는 '세계 당뇨병 운동선수 협회(IDAA, International Diabetic Athletes)'의 창시자인데, 후에 협회 명칭을 '당뇨병 스포츠인 협회(DESA, Diabetes Exercise & Sports Association, www.diabetes-exercise.org)'로 바꾸었다. 1985년 자신의 집에서 협회를 설립했을 당시, 그녀는 장거리 달리기와 사이클링에 푹 빠져 있었다. 그러나 그녀는 운동과 당뇨병 관리의 연관성에 대한 구체적인 정보를 찾기가 매우 힘들었다.

혈당측정기가 보편화되기 전이었던 그 무렵, 대부분의 의사들은 당뇨병이 있는 사람에게 마라톤과 160km 사이클링 등 엄청난 지구력을 요하는 운동은 삼갈 것을 권했다. 다섯 번째로 마라톤 풀코스를 완주한 1980년 마라톤 대회에서, 그녀는 등에 '저는 인슐린을 맞고 달려요'라는 문구가 새겨진 유니폼을 입고 뛰었다. 후에 다른 당뇨병이 있는 선수들도 자신을 따라하는 것을 보고 DESA를 설립하기로 결심하게 된 것이다. DESA는 지금까지 매년 당뇨병이 있는 모든 사람에게 영감을 줄 수 있는, 운동 분야에서 최고의 업적을 달성한 사람에게 상을 수여하고 있다.

또 한 명의 마라톤 주자인 빌 킹은 아버지가 미국 마라톤 우승자였다. 빌 킹 자신도 당뇨병 진단을 받기 전 세 차례에 걸쳐 마라톤 대회에서 완주했고, 당뇨병 진단을 받은 후에도 마라톤을 계속하기로 결심했다. 당뇨병을 고려한 최적의 훈련 방식으로 바꾸는 데 적지 않은 시간이 걸리긴 했지만, 그 방식에 익숙해지고부터는 더 이상 그의 앞길을 막는 장애물은 없었다. 그는 이렇게 회고한다.

"인슐린 펌프에 의지해, 처음으로 저혈당에서 벗어나려고 슈퍼마켓에 들르는 일 없이 마라톤 풀코스를 완주할 수 있었죠. 당뇨병 진단을 받은 지 12년 만에 한 번의 하프 마라톤과 필리Philly 마라톤 대회를 완주했던 겁니다. 당뇨병 진단을 받은 후 처음으로 출전했던 이 대회에서 전 3시간

12분의 기록을 세웠죠. 다시 마음껏 달릴 수 있다는 것이 놀라울 뿐이었죠."

그가 인슐린에 의지해 마라톤 풀코스를 완주한 것은 지금까지 17회에 달한다. 처음으로 보스턴 마라톤 출전자격을 얻은 그는 손목 밴드에 혈당측정기를 부착하는 방법을 고안해, 식수 공급대에서 혈당을 측정해줄 사람이 없어도 스스로 혈당을 측정하며 달릴 수 있었다. 그는 이 대회에서 혈당수치가 지나치게 높다가 27km 지점에서 혈당이 현저하게 떨어지는 걸 경험했다고 한다. 그는 계속해서 인슐린 펌프의 기본 공급률에 맞춰 달리는 것에 적응하려 노력했고, 이듬해 대회에선 자신의 혈당을 완벽하게 조절할 수 있었다.

이보다 더 극단적인 도전을 감행하는 사람도 있다. 10세에 당뇨병 진단을 받은 익스트림 모험가인 윌 크로스Will Cross는 2006년에 세계 최고봉인 에베레스트 산 정상에 오르는 기염을 토했다. 그는 세 번의 도전 끝에 목표를 달성함으로써, 세계 최초로 에베레스트를 정복한 제1형 당뇨병자로 기록되었다. 그는 이에 앞서 남극과 북극 횡단 및 세계 7대 최고봉을 정복하려 계획을 세운 바 있다. 그의 에베레스트 등정은 그의 이러한 모험에 정점을 장식한 최고의 성취였던 것이다.

당뇨병이 있는 우리 모두가 이러한 극단적인 모험을 감행해야 하는 것은 아니지만, 당뇨병을 조절하고 정복하려는 우리의 열망만은 이러한 도전정신에 결코 뒤지지 말아야 할 것이다.

당뇨병이 있는데 마라톤을?

일반인들이 마의 42.195km를 완주하려는 관심이 높아지는 점을 고려해 보면, 당뇨병이 있는 사람들도 여기에 도전하려는 꿈을 가질 수 있다. 몇 년 전 제2형 당뇨병 진단을 받은 아칸소Arkansas 주지사였던 마이크 허카비Mike Huckabee 역시 그런 생각을 한 사람 중 하나였다. 몇몇 우수한 마라톤 주자들은 상금을 타야만 승리를 자축하지만, 마라톤 풀코스를 완주한 것만으로도 값진 승리를 했다고 여기는 사람들도 많다. 미국 내 마라톤 완주의 평균 기록은 지난 20년간 하향곡선을 그려, 2005년에는 314개 마라톤 대회에서 완주한 38만4,000명의 평균 기록이 남자는 4시간 32분, 여자는 5시간 6분이었다.

엄청난 지구력을 요하는 마라톤의 특성상, 장기간의 강도 높은 사전 훈련 없이는 42.195km 풀코스를 완주하기란 불가능에 가깝다. 따라서 대부분의 당뇨병자(특히 발 부위의 신경계통에 이상이 있는 사람)들은 이러한 훈련에 적합하지 않을 것이다. 그런데도 마라톤에 도전해 보고 싶다면, 먼저 적절한 훈련 방법과 훈련으로 인한 부상 방지에 대한 지식이 선행되어야 할 것이다. 따라서 훈련에 임하기 전 경험 있는 마라톤 선수들의 조언을 듣거나 웹사이트를 통해 자신에게 적합한 훈련 스케줄 및 훈련 거리, 그리고 기타 훈련 전략에 대해 충분히 고민해 보는 시간을 갖기 바란다.

당뇨병을 고려해 훈련의 강도 및 시간을 효과적으로 안배하는 일은 개인마다 다를 것이다. 즉, 하나의 훈련 전략이 모든 사람에게 최적의 전략은 아니라는 말이다. 인슐린 상용자로서 마라톤이나 기타 장거리 경주에 참가하고 싶다면 콜버그 박사의 처녀작 《당뇨병을 가진 운동선수The Diabetic Athlete》를 통해 훈련법 및 기타 정보를 얻기 바란다.

30
적절한 체중을 유지하자

과체중은 여러 건강 문제를 야기할 수 있다. 따라서 체지방을 줄여 적절한 체중을 유지하는 것이 비록 모든 건강 문제를 해결해 주진 않을지라도, 이것이 건강한 삶을 위한 주요 목표가 되어야 함엔 틀림없을 것이다. 이러한 목표에 도달하는 데 중요한 역할을 하는 것이 바로 운동이다. 예를 들어, 운동으로 적절한 체중을 유지하면 제2형 당뇨병의 발병을 사전에 막을 수도 있고, 당뇨병 전증을 정상으로 돌려놓을 수도 있다. 게다가 당뇨병 유형을 막론하고, 체중 감소는 당뇨병 관리에 큰 도움이 된다.

2006년 가을 〈당뇨병 치료〉에 실린 '당뇨병 예방 프로그램(Diabetes Prevention Program, 제2형 당뇨병자가 주요 대상)'에 따르면, 체중 감소가 당뇨 발병의 위험성을 줄여 주는 직접적인 요인 중 가장 큰 비중을 차지한다고 한다. 이 실험에서 가장 중요한 것은 실험 대상자들의 운동량으로 이들의 체중 감소 정도를 예측할 수 있었다는 것인데, 실험 후에도 꾸준히 운동을 한 사람들만이 적절한 체중을 유지할 수 있었다고 한다. 비록 운동으로 제1형 당뇨병을 예방할 수 있는 건 아니지만, 적절한 운동은 인슐린 저항성을 호전시키거나 예방함으로써 소위 '이중 당뇨병(double diabetes, 제1형과 제2형 당뇨병 증세가 혼합된 상태-옮긴이)'이라 불리는 상태를 피할 수 있다(제2형 당뇨병에서 더 보편적으로 나타난다). 즉, 오랜 기간 제1형 당뇨병을 앓은 사람이 규칙적인 운동을 하면, 보다 용이하게 효율적인 당뇨병 관리를 할 수 있어서 당뇨합병증의 위험성을 현저하게 줄일 수 있다는 것이다.

얼마나 많은 양의 체지방을 가지고 있느냐보다 그 체지방이 신체의 어느 부위에 있느냐가 더 중요하다. 복부 깊숙한 곳에 쌓인 내장 지방(복부지방)이 당뇨병 관리에 있어서는 체지방의 가장 나쁜 유형인데, 이 부위의 체지방이 인슐린의 효과적인 작용에 가장 큰 걸림돌이 되기 때문이다. 하지만 다행스럽게도 가벼운 유산소운동과 근력운동(1주일에 두 차례만 해도 효과가 있다)을 병행하면 식이관리만으로는 역부족인 이 부위의 체지방을 어렵지 않게 줄일 수 있다. 운동의 중요성이 더욱 부각되어야 하는 또 하나의 이유는 규칙적인 운동이 체중을 줄이거나 유지하는 데 다소 만족스럽지 못한 결과를 보이더라도, 운동을 통해 보다 나은 건강을 보장받을 수 있다는 것이다.

무조건 체중을 줄이는 것만으로 저하된 인슐린 작용을 향상시킬 수 있는 것은 아니다. 날씬한 사람이 인슐린 저항성을 보일 수도 있고 과체중인 사람이 인슐린 작용이 좋을 수도 있다. 당뇨병 관리에 가장 좋은 영향을 미치는 것은 체중을 보다 정상에 가깝게 유지할 수 있는 적절한 생활습관(운동이나 식이관리 등)을 갖는 것이다. 자크 바르나이스는 제2형 당뇨병 진단을 받은 후 6개월간의 식이관리로 체중을 15kg 줄여 인슐린을 끊을 수 있었고, 그 후 규칙적인 운동을 병행해 체중을 더 줄일 수 있었다. 로버트 만델도 이와 비슷한 얘기를 한다.

"제2형 당뇨병 진단을 받았을 때 의사는 저보고 살을 빼라고 하더군요. 전 그 후 15년간 식이관리와 운동만으로 저의 당뇨병을 비교적 잘 관리해 왔습니다. 체중은 9kg이 줄었죠. 전 하루에 8km씩, 1주일에 5일을 산책하거나 조깅을 했습니다."

리처드 번스타인은 체내 인슐린 수치가 어느 정도 높다고 해도 그것이 체지방을 분해하지는 않는다고 주장한다. 제1형 당뇨병자는 인슐린을 전혀 분비하지 못하는 것을 보아도 알 수 있듯이, 인슐린 반응은 사람마다 큰 차이를 보일 수 있다. 그런데 (섬유질이 낮은) 탄수화물 음식은 인슐린 반응을 보다 강도 높고 빠르게 만들어 준다. 탄수화물과 함께 자연 섬유질을 섭취하면 앞에서 언급한 극단적인 혈당 반응을 줄일 수 있다. 저지방 식이관리는 탄수화물을 당의 형태로 더 빨리 흡수시킨다. 이때 지방 섭취를 조금 늘이면 탄수화물 흡수가 더뎌져 인슐린 반응이 적당하게 이루어질 수 있다. 대략 전 인구의 3분의 1에서 2분의 1 또는 그 이상이 탄수화물(설탕이나 기타 녹말 성분이 많은 음식물)을 제대로 처리할 수 없는데, 이러한 상태는 생활습관과 더불어 유전적인 문제로 야기되는 경우가 많다. 이러한 상태를 우리는 인슐린 저항성 또는 IR(insulin resistance)이라 칭한다. 다른 것과 마찬가지로 인슐린 저항성도 사람마다 그 정도와 양상이 각기 다르다. 따라서 자신이 탄수화물 섭취에 어느 정도 취약한지를 파악해 보아야 한다. 피검사로 자신의 증상에 대해 공식적인 진단을 받는 것은 이미 그 증상이 시작되고 난 후의 일이 될 가능성이 높기 때문이다.

이미 아는 바와 같이 인슐린은 여러 가지 기능을 한다. 근육이 인슐린 저항성을 보이면 인슐린은 포도당을 근육세포로 원활하게 이동시킬 수는 없지만, 여전히 탄수화물을 지방으로 바꿔 지방 세포에 저장하는 기능 및 저장된 지방이 방출되어 우리 몸의 연료로 쓰이는 것을 막는 기능 등을 수행한다. 일반적으로 정상적인 사람은 섭취한 탄수화물의 40% 정도를 지방으로 전환시키는데, 이 비율도 그 사람의 칼로리 섭취량에 따라 차이를 보인다. 그런데 당신이 인슐린 저항성을 보인다면 이 비율은 훨씬 더 높아지게 된다. 따라서 당신이 비교적 많은 양의 인슐린을 투여하거나 당신의 몸이 늘어난 음식 섭취량을 감당하기 위해 더 많은 양의 인슐린을 방출하게 되면, 당신은 과잉 체지방을 저장하게 될 가능성이 높아지는 것이다.

따라서 체중을 줄이려면 더 많은 양의 인슐린 투여나 체내 방출을 야기하는 탄수화물 섭취를 줄여야 한다. 리처드 번스타인은 확신에 찬 어조로, 저탄수화물 식이관리는 혈액지질 및 혈당수치를 낮추어 주고 날씬한 몸매도 유지할 수 있게 해준다고 말한다. 인슐린 투여량을 과도하게 늘리면 살이 찐다는 것은 다른 사람들도 인식하고 있다. 바바라 박스터도 탄수화물 섭취량을 제한한다고 말한다. 그러면 인슐린을 많이 투여할 필요가 없고 체중도 늘지 않기 때문이다. 조 앨런 역시 성인이 되어서도 적절한 체중을 유지할 수 있었던 건 디저트를 먹지 않았기 때문이라고 말한다. 물론 디저트를 먹으면 우리 몸은 더 많은 양의 인슐린을 필요로 한다. 마크 블랏스타인 역시 무분별한 탄수화물 섭취로 지나치게 체중이 늘어난 것을 경험했다. 래리 베러티도 인슐린 투여량을 늘려 살이 쪘던 경험을 했고, 지금은 적절한 체중 유지를 위해 최대한 인슐린을 적게 투여하려 노력한다.

적절한 대처가 필요한 저혈당증을 자주 경험하는 것 역시 체중 증가의 원인이 될 수 있다. 따라서 다른 문제는 차치하고 체중 문제에만 국한시키더라도 심한 저혈당은 미연에 방지할 필요가 있는 것이다.

댄 스피나졸라는 남들에게 날씬하게 보이고 싶은 마음이 자신의 체중

조절에 보탬이 되었다고 말한다. 그는 '38인치 법칙' 을 지키려고 노력한다. 바지가 작아져 몸에 꽉 끼더라도 39인치나 40인치 바지는 절대 사지 않는다는 것이다. 지난 해 그는 체중을 약 6kg가량 줄이는 데 성공했다. 그 비결은 바이에타(Byetta, 혈당조절 주사제의 일종—옮긴이)와 자신의 긍정적인 마음가짐이었다고 말한다.

콜버그 박사도 넉넉한 사이즈의 옷은 입지 않는다고 말한다. 그녀는 지금도 학창시절에 입던 옷을 입을 수 있고, 지금까지 줄곧 그때와 비슷한 체중을 유지하고 있다. 심지어 세 번의 임신기간 동안에도 운동과 식이관리를 게을리 하지 않아 출산 후 8주 만에 다시 원래 몸무게로 돌아갈 수 있었다. 글래디스 덜, 돌로레스 브레흠, 조 앨런 등도 항상 날씬한 몸매를 유지해 왔는데, 그렇게 할 수 있었던 가장 큰 비결 또한 운동과 식이관리에 철저한 이들의 근면성이었다. 나탈리 손더즈는 당뇨병이 없었다면 지금보다 훨씬 더 체중이 많이 나갔을 것이라 말한다. 따라서 당뇨병은 체중에 주의를 기울이고 이로 인한 건강 문제들을 예방할 수 있는 좋은 계기가 될 수도 있는 것이다.

리처드 번스타인, 나이: 73세

유형: 제1형 당뇨병, 보유기간: 61년

리처드 번스타인 박사처럼 당뇨병 관리 교육에 헌신적인 당뇨병 전문가를 만나기도 쉽지 않다. 당뇨병자들을 도우려는 그의 열정은 당뇨병으로 인해 고통 받았던 그의 과거 경험에서 비롯되었다. 그의 담당의는 당시 미국 당뇨병 협회가 권장했던 '고탄수화물, 저지방 식이관리' 라는 잘못된 지시를 내렸다. 그는 이로 인해 결국 다량의 인슐린을 투여해야 했고, 혈당의 양극단을 치닫고 트리글리세리드가 치솟는 경험을 해야 했다.

20년 넘게 당뇨병을 안고 살던 1969년까지, 그는 여러 당뇨합병증으로 인해 만성적인 질병에 시달려 자신의 나이보다 더 늙어 보였다. 한마디로 당시 그는 자신이 노인이 된 기분이었다고 한다. 그의 눈과 신장, 심장, 신경계, 관절 등은 심각하게 손상되어 있었고, 그의 소변에는 다량의 단백질이 함유되어 있었다. 당시 그는 5년 이상을 살기 힘들 것 같아 보였다. 그는 자신이 미국 당뇨병 협회의 희생자였다고 말한다. 자신이 겪고 있는 건강상의 문제들을 당시 미국 당뇨병 협회의 회장이었던 자신의 당뇨병 전문의에게 모두 말했지만, 돌아오는 답변은 다음과 같았다.

"걱정하지 마십시오. 당뇨병과는 상관없는 문제들이니까요. 괜찮을 겁니다."

삶의 질은 떨어질 대로 떨어졌고, 뭔가 돌파구를 찾지 않으면 생을 마감해야 할 수도 있는 지경에까지 이르렀다. 그는 세 아이가 커가는 모습을 지켜보고 싶은 마음이 간절했기에, 그대로 물러설 순 없었다. 그래서 그는 헬스클럽에 나가 운동을 시작했다. 그런데 아무리 운동을 해도 근육이 붙지 않았다. 그러던 어느 날, 그는 〈랩 월드Lab World〉라는 잡지에서 혈당측정기에 대한 광고를 보게 되었는데, 그것을 구입할 수 있는 사람은 의사 자격증이 있어야 했다. 당시 그는 엔지니어로 일했고, 그의 아내가 의사였던 터라 아내 이름으로 그것을 주문하기에 이르렀다.

덩치가 만만치 않았던 초기 혈당측정기로 자신의 혈당을 하루에 다섯 번 정도 측정해본 결과, 리처드는 마침내 자신의 혈당이 반복적으로 급격히 올라갔다 내려가는(40~400mg/dl) 것을 알게 되었다. 여러 번의 시행착오와 실험을 통해 그는 자신의 혈당 변화에 가장 큰 영향을 미치는 것이 탄수화물이라는 것을 깨닫고 탄수화물 섭취량을 크게 줄였다. 그리고 2년 정도 지나자 몸 상태가 좋아진 걸 느꼈고, 자신의 건강에 대해 보다 낙관할 수 있게 되었다.

하지만 당뇨합병증은 여전히 그를 괴롭혔다. 당뇨합병증을 치료하고 싶은 간절한 바람 때문에 그는 운동에 관한 동물실험 연구에 관심을 갖게 되었다. 그는 이러한 연구를 통해 활동적인 삶이 자신의 당뇨합병증을 약화시키거나 완치시킬 수 있을 거라는 희망을 갖고자 했다. 그는 여러 동물실험을 통해 혈당을 낮추면 당뇨합병증이 치료될 수 있다는 걸 알게 되었다. 이에 그는 인슐린 기본 투여량에만 의존한 '저탄수화물, 고단백질 식이관리'를 실천했고, 몇 년 후 그의 혈중 지방수치는 많이 개선되었다. 또한 소변의 단백질 함유량도 정상으로 돌아왔다.

그는 자신의 담당의에게 이런 놀라운 변화에 대해 이야기한 뒤, 앞으로 환자들을 어떻게 치료할 것인지 물었다. 이에 담당의는 이렇게 대답했다고 한다.

"먼저 환자들 자신이 스스로 혈당측정을 하게 할 순 없습니다(당시 환자들은 한 달에 한 번 병원에 가서 혈당측정을 했다). 또한 하루에 다섯 번 인슐린 주사를 맞게 할 수도 없고요. 환자들은 하루에 한 번도 많다고 생각하거든요."

이러한 벽에 부딪치자 젊은 엔지니어 리처드는 그의 놀라운 발견을 다른 여러 학술지에 기고하려 했지만, 그의 주장은 무시당하고 조롱당할 뿐이었다. 그는 또한 혈당의 중요성에 대한 자신의 주장을 미국 당뇨병 협회 등의 여러 경로를 통해 전파하려 했지만, 그들은 혈당측정기를 가정에 둔다는 것 자체부터 받아들이지 않았다.

1977년 리처드는 마침내 엔지니어를 그만두고 의사가 되기로 결심했다. 그는 자신의 저서 《번스타인 박사의 당뇨 해결법Dr.

Bernstein's Diabetes Solution》(제3판)에서 다음과 같이 언급했다.

"그들을 누를 수 없어서 그들과 하나가 되기로 결심했다. 의학박사 타이틀을 따면 내 글이 출판될 수 있다고 생각했던 것이다. 내가 깨달은 사실을 그냥 묻어 버릴 순 없었다."

그는 1983년에 마침내 개원했고, 그 이후 지금까지 수천 명의 당뇨병 환자들이 보다 건강한 삶을 살 수 있도록 도왔다. 결국 그의 주장은 합당한 것이어서 지금 우리는 최적화된 혈당조절과 혈당측정기의 개인 소유가 당뇨병 관리에 매우 중요하다는 사실을 잘 인식하고 있다. 따라서 우리 모두는 그의 주장에 고마움을 느껴야 할 것이다. 그의 목표는 정상인의 혈당처럼 혈당을 조절하는 것이다. 그는 이렇게 덧붙인다.

"이것이 바로 '성공적인 당뇨병 생존자'가 되는 길이죠."

6부

약물과 의학기술에 관한 비결

31
투약을 거르지 말자

당뇨병 유형을 막론하고, 혈당수치를 항상 정상범위 내에 유지시키지 않으면 점진적인 베타세포의 손실 및 체내 인슐린 생산능력 저하를 유발한다. 모든 제1형 당뇨병자와 40%의 제2형 당뇨병자들이 혈당조절을 위해 인슐린을 투여해야 한다. 당신이 제2형 당뇨병 진단을 받았을 때 혈당수치가 비교적 높았다면(250mg/dl 이상), 그 즉시 인슐린을 사용하는 것이 당뇨병 관리에 효과적일 수 있다. 후에 변화된 생활방식으로 인해 인슐린 투여량을 줄이거나 인슐린을 더 이상 사용하지 않게 될 수도 있겠지만 말이다. 빨리 인슐린을 사용하게 되면 곧바로 효율적인 당뇨병 관리에 돌입할 수 있을 뿐만 아니라 차후의 긍정적인 결과도 기대할 수 있다.

다시 말해, 제2형 당뇨병자가 빠른 시기에 인슐린을 사용하기 시작하면 1년 후에 추가적인 인슐린을 사용할 가능성이 줄어든다(비록 시간이 더 지나면 추가적인 인슐린 사용하게 될 수도 있겠지만). 제2형 당뇨병자에게는 인슐린 사용이 당뇨병 관리의 성패와는 아무런 상관이 없기에, 조기 인슐린 사용을 꺼릴 이유는 더더욱 없는 것이다. 인슐린 상용자라면 인슐린 투여를 거르지 않는 것이 중요하다. 콜버그 박사와 에덜만 박사 둘 모두 혈당측정기가 없던 시절에도 무슨 일이 있어도 항상 인슐린을 주사했기에 당뇨병케톤산증을 피할 수 있었다. 지난 83년간 단 한 번도 인슐린 투여를 거른 적이 없는 글래디스 덜을 비롯한 많은 사람들도 같은 얘기를 한다.

이를 보면 (인슐린 투여를 필요로 하는 사람의 경우) 인슐린을 투여하는 것이 당뇨병 관리에 있어 주요 성공 비결 중 하나란 것이 명백해 보인다. 모든 '성공적인 당뇨병 생존자들' 에게 있어 한 가지 분명한 사실은 설령 그들이 항상 적절한 양의 인슐린을 투여하지 않았을진 몰라도, 그들의 체내에 언제나 인슐린이 적재되어 있었던 것이 혈당 문제 및 이로 인한 당뇨합병증을 미연에 예방했다는 것이다. '성공적인 당뇨병 생존자들' 대부분이 규칙적으로 인슐린을 투여하지 않는 사람들의 이야기를 들으면 믿지 못하겠다는 반응을 보인다. 한 예로 짐 아서가 자신이 들은 얘기를 해준다.

"당뇨병이 있는 10대들의 얘기를 들은 적이 있습니다. 그들은 며칠씩이나 인슐린을 맞지 않고 지낸다고 하더군요. 믿기지 않더군요. 전 64년 동안 단 한 번도 인슐린을 거른 적이 없는데 말입니다."

한편, 실제 필요한 양만큼의 인슐린을 투여하는 것도 중요하다. 에덜만 박사에게는 1970년 당뇨병 판정을 받은 후 겪은, 인슐린 투여량에 얽힌 일화가 있다.

"중환자실에서 일반병동으로 옮긴 후였습니다. 새 간호사가 제게 인슐린을 주사하러 왔는데, 그녀가 들고 있던 주사기는 제가 어렸을 적 갖고 놀던 큰 물총을 연상시켰죠. 한 마디로 말 같은 큰 동물에나 사용함직한 대형 주사기였습니다. 주사를 맞을 때 정말 아팠던 기억이 납니다. 제 허벅지를 통해 그 많은 양의 인슐린이 주사되었으니까요. 그리고 얼마 후 (당뇨병 전문의가 아닌) 담당의가 회진을 하기 위해 제 병실을 찾았습니다. 그래서 제가 담당의에게 주사기가 왜 그렇게 큰지 물었더니 의아한 표정을 짓더군요."

의사가 날려 쓴 글자를 간호사가 잘못 읽었던 것이다. 간호사는 15U를 150으로 잘못 읽고 10대 소년이었던 에덜만 박사에게 15유닛의 열 배인 150유닛을 주사했던 것이다. 잘못을 깨달은 그들은 에덜만 박사를 다시 중환자실로 보내 응급처치를 했다.

이런 실수를 하지 않기 위해 지금은 대부분의 병원이 약자 'U'를 쓰지 않고 'Unit'으로 표기하는 것을 원칙으로 삼고 있다.

1921년 인슐린이 개발된 후로 지금까지 인슐린은 실로 극적인 변모를 거듭해 왔다. 1936년에 '장기 지속 인슐린(프로타민 징크[PZI, protamine zinc] 등)'이 등장했는데, 그전까지는 잠을 자다 일어나 인슐린을 투여해야 하는 불편이 있었다. 초창기의 모든 인슐린은 동물(대부분 소와 돼지)에서 추출한 것이었고, 1983년에야 비로소 인간의 DNA에 기초한 '인공합성 인슐린'이 만들어졌다. '인공합성 인슐린'의 개발로 그동안 동물성 인슐린에 심각한 부작용이나 알레르기 반응을 보였던 많은 사람들이 더 이상 문제를 겪지 않게 되었다.

지금은 아주 많은 종류의 인슐린이 있다. 따라서 다양한 인슐린을 사용해 보고 자신의 혈당조절에 가장 적합한 인슐린을 찾으려는 노력을 하지 않는 사람은 태만하다고밖에 볼 수 없다. 그날 먹은 음식이나 활동에 따라 전략적으로 여러 인슐린을 바꿔 가며 사용할 수도 있다. 예를 들면, 예전엔 '속효성 인슐린'이 식사와 간식을 상쇄할 수 있는 유일한 인슐린이었는데, 이것은 섭취한 탄수화물을 상쇄하기엔 반응이 너무 느리다는 단점이 있었다. 따라서 빠르게 흡수되는 탄수화물을 섭취한다면, '속효성 인슐린' 대신 '초속효성 인슐린' 아날로그를 사용하는 것이 혈당의 상승을 상쇄하는 데 보다 바람직할 수 있다.

현재 시장에 나와 있는 '초속효성 인슐린' 아날로그로는 휴마로그, 노보로그, 아피드라가 있다. 세 종류 모두 '인공합성 인슐린'인데, 변형 형태에 있어 약간의 차이를 보일 뿐이다. 또한 '속효성 인슐린'과 '초속효성 인슐린' 아날로그의 중간 정도 효과를 보이는 NPH(휴물린 N) 등의 인슐린은 두 경우(기본 투여와 식사 후) 모두에 사용될 수 있지만 기초 인슐린에 비해 인기가 떨어지는데, 이는 기초 인슐린의 사용이 자연적인 췌장의 인슐린 분비와 더 비슷하기 때문이다. 하지만 기초 인슐린은 음식이 개입되지 않는 경우에만 사용되도록 의도된 것이며 빠른 작용은 거의 보이지 않는다. 널리 쓰이는 기초 인슐린으로는 란투스와 레버미어Levemir가 있다.

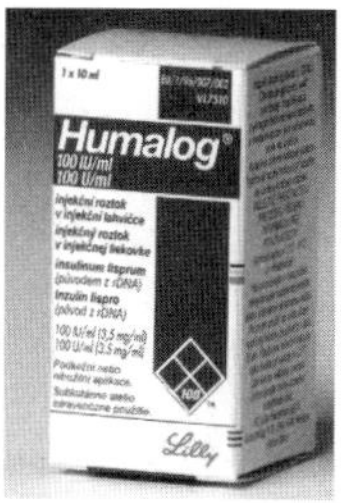

휴마로그

다음은 여러 인슐린의 일반적인 반응 시작 시점 및 최대 반응 시점, 그리고 효과가 지속되는 시간의 차이를 비교해 놓은 것이다. 여기서 한 가지 기억할 점은, 인슐린의 종류를 막론하고 인슐린 투여량이 적으면 일반적으로 인슐린이 더 빨리 피부를 통해 혈류로 흡수된다는 것이다.

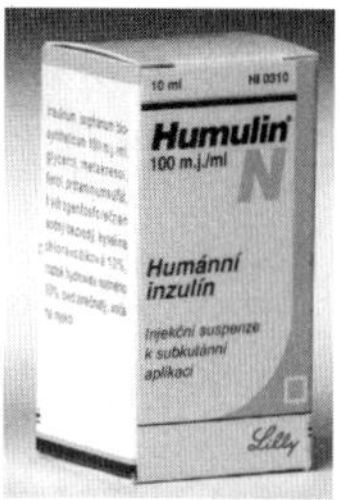

휴물린N

인슐린과 인슐린 아날로그의 반응

인슐린 종류	반응 시작 시점	최대 반응 시점	효과 지속시간
휴마로그/노보로그/아피드라	10~30분	30~90분	3~5시간
속효성 인슐린	30~60분	2~5시간	5~8시간
엑수베라(Exubera, 흡입 인슐린)	10~30분	30~90분	5~8시간
NPH(N)	1~2시간	2~12시간	14~24시간
란투스	90분	없음	20~24시간
레버미어	1~3시간	8~10시간	최대 24시간

섭취한 탄수화물 양을 비교적 정확히 알 수 있다면, '초속효성 인슐린' 아날로그는 그것을 상쇄하기 위해 식후에 투여할 수 있다. 에덜만 박사는 식전에 혈당이 높지 않다면 보통 식사가 끝나갈 때쯤 '초속효성 인슐린'을 투여한다. 탄수화물을 적게 섭취했거나, 콩류 등 비교적 더디게 소화되는 탄수화물 및 시믈린을 복용한 상태에서 인슐린 투여 시점을 앞당긴다면 저혈당증에 걸릴 위험성이 있다. '속효성 인슐린'에 비해 '초속효성 인슐린'은 상승된 혈당을 훨씬 빨리 끌어내릴 수 있다.

대부분의 인슐린 상용자들은 혈당수치를 내리기 위해 식사와 식사 사이에 인슐린 투여를 조정한다. 그랜트 맥아더는 자신의 혈당수치에 따라 노보로그를 조정해 투여하고 있지만, 최근에 나온 인슐린이 지속시간이 짧은 탓에 예전에 NPH를 사용했을 때보다 더 빈번하게 혈당이 떨어지는 걸 경험하고 있다.

이에 반해 리처드 번스타인은 예전의 '속효성 인슐린'을 주로 사용하는데, 그는 자신의 환자들에게도 자신이 실천하고 있는 저탄수화물 식이관리를 권장하고 있다. 단백질도 혈당에 영향을 끼치긴 하지만 탄수화물만큼 빠르게 혈당을 상승시키지는 않는다. 따라서 저탄수화물 식이관리를 하는 사람에겐 '속효성 인슐린'을 사용하는 것이 더 나을 수 있다. 게다가 섭취한 단백질은 최종적으로 50% 미만만 포도당으로 전환된다. 리처드는 혈당 상승을 조정할 경우에는 항상 휴마로그를 사용하는데, 흡수율을 가속화하기 위해 근육에 주사한다. 하지만 그는 '속효성 인슐린'에 비해 휴마로그의 흡수율을 예측하기 힘들 때가 많다. 그는 "위 마비 증상이 있는 사람(위를 비우는 데 시간이 더 걸린다)은 절대 휴마로그를 사용해선 안 됩니다. 음식이 소화되기 이전에 저혈당증이 올 수 있기 때문입니다"라고 충고한다. 그는 또한 노보로그가 휴마로그보다는 반응이 느리다는 것도 알게 되었다. 하지만 노보로그는 '속효성 인슐린' 보다는 반응이 빨랐다. 그래서 그는 노보로그를 사용할 아무런 이유를 찾지 못했다.

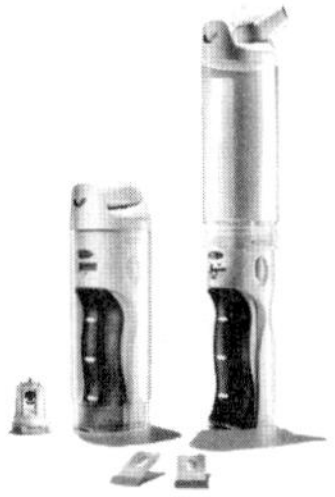
엑수베라

최초의 흡입 인슐린인 엑수베라Exubera는 2006년 FDA의 승인을 받았는데, 이것은 '초속효성 인슐린' 아날로그의 일반적인 반응 경향과 비슷하지만, 반응 시작 시점은 '초속효성 인슐린' 아날로그에 비해 조금 빠르고 지속시간은 '속효성 인슐린' 과 더 비슷하다. 엑수베라는 식사 바로 직전에 투여하도록 고안된 것이다. 제1형 당뇨병자의 경우엔 엑수베라를 사용하더라도 기본적인 인슐린 요구량을 충족시키기 위해 '장기 지속 인슐린' 은 여전히 투여해야 한다. 흡입 인슐린을 사용하는 데는 문제점이 하나 있는데, 그것은 투여량을 가늠하기가 다소 어렵다는 것이다. 따라서 인슐린 투여에 정확성을 기해야 하는 사람이라면 혈당조절 과정이 다소 복잡해질 수도 있다.

2001년도부터 상용화되어 보다 부드러운 반응을 보이는, 새로운 '장기 지속 인슐린' 을 사용하는 사람들도 있다. 48시간 효과가 지속되는 울트라렌테Ultralente는 24시간 이상 효과가 지속되지 않는 란투스와 레버미어를 대치하고 있다. 하지만 리치 험프리즈를 비롯해 여전히 란투스를 사용하는 사람도 많다. 밥 클레버랜드와 돌로레스 브레흠은 하루에 한 번만 각각 19유닛과 10유닛씩 란투스를 투여하지만, 하루에 두 번씩 란투스나 레버미어를 투여하는 '성공적인 당뇨병 생존자들' 도 많이 있다. 비록 이러한 인슐린은 하루에 1회 투여를 목적으로 만들어지긴 했지만 말이다. 일반적으로 란투스를 넉넉히 투여하면 하루 1회 투여로 족하지만, 소량의 투여로는 24시간 효과가 지속되기를 기대하기는 어렵다. 따라서 란투스의 지속시간이 하루가 되지 않는 사람이라면, 하루 2회 투여를 고려해 보기 바란다. 이 경우 오전과 오후 투여량이 같을 필요는 없다. 예를 들면, 제럴드 클레버랜드는 밤에 잠들기 전 10~12유닛의 란투스를 투여하지만, 아침엔 3유닛만 투여한다. 콜버그 박사는 밤에 6유닛, 오전에 10유닛을 투여한다. 나탈리 손더즈는 밤에 8유닛, 오전에 6유닛을 투여한다.

인슐린 투여의 또 다른 방식인 인슐린 펌프는 미리 설정된 기본 공급량을 일정하게 투여하는 동시에, 음식 섭취에 따라 추가적인 인슐린도 공급한다. 인슐린 펌프에 사용되는 인슐린은 보통 '초속효성 인슐린' 아날로그지만, 가끔 '속효성 인슐린' 이나 다른 인슐린('속효성 인슐린' 과 휴마로그를 섞는 경우도 있다)을 사용하기도 한다.

인슐린 펌프를 사용하더라도 식이관리와 혈당 체크에 세심한 주의를 기울여야 하는데, 많은 사람들이 인슐린 펌프가 삶의 질을 향상시켜 주었다고 말한다. 그 예로 캐럴 세션즈는 인슐린 펌프를 사용한 후로 더 이상 심각한 저혈당을 경험하지 않았고, 혈당조절도 전반적으로 더 나아졌다고 말한다.

오늘날 인슐린을 투여하는 것은 예전에 비해 훨씬 용이해졌다. 게다가 요즘에는 '인슐린 펜' 으로 투여하거나 인슐린 펌프 및 흡입 인슐린과 같은 다양한 방식의 인슐린 투여법이 있어 한층 더 편해졌다.

인슐린 펜에는 미리 채워진 인슐린 카트리지가 있고, 주사하기 전 원하는 투여량을 다이얼로 맞출 수 있다. 블론디 프램은 인슐린 펜이 정말 좋다면서, 이제 더 이상 주사기를 사용할 이유가 없다고 말한다. 피터 가리티에게도 인슐린 펜은 편리한 삶을 선사해 주었다. 그는 란투스와 노보로그 투여에 각각 한 개씩, 총 두 개의 인슐린 펜을 갖고 있다.

인슐린 펌프의 경우엔 3~5일에 한 번씩 주삿바늘을 주입기에 꽂는다. 그러면 그 기간 동안 인슐린 펌프에 내장된 모든 인슐린이 카테터를 통해 피부로 자동 투여되는 것이다. 많은 사람들이 며칠 동안 주사 걱정을 하지 않고 자신들이 원하는 인슐린을 투여할 수 있다는 것에 만족해한다. 흡입 인슐린도 보다 편리한 방식이긴 마찬가지다. 미리 측정한 투여량을 흡입하기만 하면 되기 때문이다. 흡입 인슐린은 천식이 있거나 감기에 자주 걸리는 사람이 아니라면 괜찮은 방법이긴 하지만, 주사 방식에 비해선 다소 정확성이 떨어진다.

또한 하나 이상의 인슐린을 투여하는 사람일 경우, 인슐린 펜을 사용하면 잘못된 양을 투여할 가능성을 줄일 수 있다(주사병 모양이 대부분 비슷하다). 각각의 인슐린마다 서로 다른 모양의 주입 펜이 있기 때문이다. 한번은 콜버그 박사가 실수로 란투스 투여량(6유닛)만큼 휴마로그를 투여한 적이 있었는데, 이러한 실수를 막기 위해 란투스 펜으로 바꾸고서야 적절한 양의 란투스를 투여할 수 있었다.

나이 많은 당뇨병자들이 과거에 제1형 당뇨병의 한 형태인 '잠복성 자가면역 당뇨병(LADA, Latent Autoimmune Diabetes of the Adult)' 진단을 받았는데 몇 년 동안 인슐린을 그다지 많이 필요로 하지 않았다면, 이들은 제2형 당뇨병을 LADA로 잘못 진단받았을 가능성이 있다.

한편, 대부분의 제1형 당뇨병자의 경우에는 처음부터 인슐린을 투여할 필요가 있고, 경구 약물은 별반 효과가 없다. 갑작스레 제1형 당뇨병이 발병한 소아에게 최악인 경우는 인슐린을 투여하지 않고 경구 약물만을 복용하는 것이다. 즉각적으로 인슐린을 투여하면 인슐린을 생산하는 베타세포를 보존할 수 있어서 '밀월기(honeymoon period, 처음 인슐린을 주사한 얼마 후부터 인슐린 주사량을 줄이거나 맞지 않아도 혈당이 거의 정상범위에 머무르는 시기-옮긴이)'가 더 오래 지속될 수 있기 때문이다.

안타깝게도 제1형 소아당뇨병의 경우에도 잘못 진단되거나 잘못 치료되는 경우가 가끔 있다. 한 예로 애너 마리아 굴드는 9살이었던 1960년에 당뇨병 진단을 받고 그 후 2년 동안 경구 약물만을 복용했다. 그녀는 어머니의 헌신적인 노력에도 뼈가 드러날 정도로 여위어 갔다. 그러다 어느 날 고혈당증으로 인한 당뇨병혼수로 응급실로 실려 가게 되었다. 응급실 의사는 왜 이제껏 인슐린을 투여하지 않았는지 물었고, 그때부터 인슐린 주사를 맞자 다시 살이 붙기 시작했다.

제2형 당뇨병자에게 경구 투약은 제1형 당뇨병자의 인슐린 투여만큼 중요한 의미를 가진다(다음의 표 참조). 예전에 사용하던 경구 약물 중에는 지금도 여전히 사용되는 것들이 있다. 메트포민(Metformin, 글루코파지Glucophage라는 상품명으로 팔린다)은 주로 밤사이나 식후에 간이 혈당 생산을 감소하도록 하기 위해 사용된다. 메트포민은 일반적으로 공복 상태에서도 혈당수치가 높게 나올 경우 처방된다. 아마릴Amaryl과 글리부라이드Glyburide 등의 술포닐요소sulfonylurea계 경구약은 (췌장의 인슐린 분비 기능이 아직 살아 있다면) 췌장을 자극하여 더 많은 인슐린을 분비토록 한다. 티아졸리딘디온(TZD, thiazolidinedione)계에 속하는 액토스Actos와 아반디아Avandia는 지방세포와 근육세포를 자극하여 인슐린을 분비시킨다. 아반디아는 최근에 심장과 관련해 그 안전성에 의문이 제기되고 있지만, 여전히 시판되고 있다. 아반디아와 아마릴을 섞어 만든 아반다릴Avandaryl처럼, 티아졸리딘디온계 성분과 술포닐요소계 성분을 혼합한 약물이 최근 들어 주목받고 있다. 그 이유는 제2형 당뇨병에는 흔히 두 계통의 약물을 함께 복용하는 것이 효과적인 경우가 많은데, 이러한 혼합 약물은 복용을 간편하게 해주기 때문이다.

경구 투약 및 기타 당뇨병 약물

약물 계통	제품명	작용 메커니즘
술포닐요소계	아마릴, 디아베타DiaBeta, 디아비니즈Diabinese, 글리나세Glynase, 마이크로나세Micronase	췌장의 베타세포로부터 인슐린 분비 촉진. 일부 약물은 인슐린 민감성을 증진시킬 수 있음.
티아졸리딘디온계(글리타존Glitazones)	아반디아, 액토스	근육과 같은 말초신경을 자극하여 인슐린 분비를 촉진. 간의 혈당 생산을 감소시킴.
바이구아나이드Biguanides계	글루코파지, 글루코파지 XR, 리오메트Riomet, 글루멧자Glumetza, 메트포민	베타세포엔 직접적인 영향을 끼치지 않음.
메글리티나이드Meglitinides계/페닐알라닌phenylalanine 유도체	프란딘Prandin, 스타릭스Starlix	베타세포를 자극해 인슐린 분비를 증가시키나, 술포닐요소제와는 달리 짧은 시간에 한정됨.
알파-글루코시다아제Alpha-glucosidase 억제제	프리코스Precose, 글라이세트Glyset	식후 혈당 상승을 조절하기 위해 장에서 일부 탄수화물의 소화를 지연시킴.
아밀린Amylin계	시믈린(주사)	인슐린과 함께 작용하여 식후 3시간 동안 혈당 상승을 조절함.
인크레틴Incretins계	바이에타	인슐린 분비 자극. 간이 글루카곤을 통해 포도당을 분비하는 것을 억제하고, 위가 음식을 비우는 것을 지연시킴.
DDP-4 억제제	자누비아Januvia, 가브스Galvus	당뇨를 악화시키는 효소인 DDP-4를 선택적으로 억제. 베타세포를 자극하지 않고도 인슐린 분비 촉진.

진행성 질병인 경향이 짙은 제2형 당뇨병의 경우, 한동안 효과가 있던 약물이 어느 순간 더 이상 효과를 발휘하지 못할 수도 있다. 로버트 만델은 그의 경험에 근거해, 경구 투약만 하는 사람도 오랜 시간이 지나면 결국엔 인슐린을 투여하게 된다고 말한다. 그는 식이관리와 규칙적인 운동에 철저했기 때문에 처음 15년간은 경구약도 복용하지 않았는데, 경구약을 복용하고부터는 담당의가 계속해서 약물을 바꾸었다고 한다. 다른 제2형 당뇨병자와 마찬가지로 그에게도 역시 한 약물의 효과가 지속되지 않았기 때문이다. 그러다 결국 7년 전부터 매일 2회에 걸쳐 NPH 인슐린을 투여하게 되었다고 한다.

이런 경우 인슐린의 도움을 받았다고 해서 당뇨병 관리에 실패한 것은 아니다. 제2형 당뇨병 자체가 췌장의 베타세포를 점진적으로 소실시킬 수 있는 질병이어서, 일정 시간이 지나면 인슐린을 생산하는 베타세포가 자연적으로 고갈될 수 있기 때문이다. 특히 당신의 체내 혈당조절 능력이 당뇨병이 없는 사람과 동등하지 않은 경우라면 말이다.

32
인슐린 펌프 사용 문제

인슐린 상용자라면 당뇨병 유형에 관계없이 인슐린 펌프를 선택할 수 있다. 요즘의 인슐린 펌프는 호출기나 휴대폰 크기 정도에 지나지 않는다. 인슐린 펌프는 피하 카테터 주입 형태를 띠는데, 이 카테터를 통해 지속적으로 소량의 '단기 지속 인슐린'을 투여함으로써 췌장의 체내 인슐린 분비를 모방한다. 음식(주로 탄수화물) 섭취를 상쇄하기 위해 더 많은 양의 인슐린을 투여하려면 미리 인슐린 펌프를 설정해 놓아야 한다. 인슐린 펌프의 개발 목적은 체내에서 인슐린을 분비하는 것처럼 자연스럽게 인슐린을 투여하기 위함이다. 다시 말해 인슐린 펌프도 우리의 인체처럼 하루 종일 소량의 인슐린을 분비하다가, 식후에는 더 많은 양의 인슐린을 분비하는 것이다.

인슐린 펌프는 소량(기본 공급률)/다량(추가 공급) 투여 전략(예: 기본 공급률로 란투스를 투여하고, 추가 공급으로 휴마로그나 노보로그 투여)을 이용하면, 우리 인체의 인슐린 분비 패턴과 꽤 비슷하게, 그리고 보다 편리하게 인슐린을 공급할 수 있다. 또한 인슐린 펌프 사용자로 하여금 하루 중 언제라도 인슐린 기본 공급률을 조정할 수 있게 해주는 유연성도 가지고 있다.

요즘은 인슐린 펌프를 만드는 제조사도 많아졌고 제품의 종류와 기능도 다양해졌다. 기초공급률 자동 상승 기능(시간당 0.05유닛 미만으로 자동 상승), 일시 기본 공급률 설정 기능, 메뉴를 통한 설정 기능, 다양한 투여 패턴(기본 투여, 추가 투여, 복합 투여 등) 선택 기능 등은 요즘 시판되는 대부분의 인슐린 펌프에서 공통적으로 볼 수 있는 기능들이다. 음식에 관한 자료들을 내장한 인슐린 펌프도 있고, 혈당측정이 가능한 인슐린 펌프도 있다. 또한 요즘 나오는 대부분의 인슐린 펌프가 얕은 수심에서는 방수도 된다.

여러 다양한 인슐린 펌프 가운데 자신에게 가장 적합한 인슐린 펌프를 선택한다는 것은 결코 쉽지 않을 것이다. 제조사의 웹사이트를 방문하거나 다양한 경로를 통해 여러 제품의 장단점을 꼼꼼히 따져본 다음, 최종적으로 담당의와 상의해 보는 등 약간의 시간과 노력을 투자해 후회 없는 선택을 하기 바란다. 각종 인슐린 펌프를 비교해 놓은 '다이어비티즈 몰(Diabetes Mall, www.diabetesnet.com/diabetes_technology/insulin_pump_models.php)', 또는 '당뇨병이 있는 아이들(Children with Diabetes, www.childrenwithdiabetes.com/pumps/links.htm)' 등의 사이트나 〈당뇨병 건강Diabetes Health〉과 같은 잡지를 통해서 정보를 수집하기 바란다. 〈당뇨병 건강〉은 시중에 나와 있는 대부분의 인슐린 펌프의 기능과 장단점을 상세하게 비교, 분석해 놓은 당뇨병 전문 잡지이며, 매년 봄 출간된다.

최근에 시장을 강타한 혁신적인 제품으로 옴니팟OmniPod이라는 일체형 인슐린 펌프(1회용)가 있다. 이 제품의 주된 성공 요인은 타제품과 구별되는 탁월한 편이성에 있다고 볼 수 있다. 다시 말해, 이 제품의 가장 큰 특징은 제품 자체에 인슐린이 내장되어 있고(분리된 핸들 식 제어장치를 통해 인슐린 공급을 설정한다), 외부 튜브도 필요 없는 일체형인 동시에 3일 착용 후 버리는 1회용이라는 것이다. 그러나 이 제품을 사용하고 있는 돈 기포드는 이렇게 말한다.

"덱스콤DexCom에 비하면 이 제품을 그다지 좋아하는 편은 아닙니다. 제어 장치를 잃어버리지 않는다면 비교적 괜찮은 제품이긴 하지만, 가끔씩 떨어지기도 하고 보통 인슐린 펌프보다 공간을 더 많이 차지하죠. 게다가 착용할 수 있는 부위도 덱스콤보다 제한적이라는 단점이 있죠."

에덜만 박사도 옴니팟을 사용하는데, 그가 옴니팟을 좋아하는 가장 큰 이유는 튜브가 필요 없는 디자인 때문이다.

인슐린 펌프는 축복일 수도, 저주일 수도 있다. 그리고 인슐린 펌프를 사용할 것이냐의 문제는 지극히 개인적인 문제다. 이 책의 집필을 위해 인터뷰한 50명이 넘는 사람들 중 과반수 이상이 인슐린 펌프 상용자였다. 18년 넘게 제2형 당뇨병을 안고 살다가 5년 전에 인슐린 펌프를 사용하기 시작한 자크 바르나이스는, "인슐린 펌프는 제 인생을 완전히 바꾸어 놓았습니다"라고 말한다. 캐럴 세션즈, 척 아이치텐, 바바라 박스터 모두 인슐린 펌프를 사용한 후로부터 저혈당증을 경험하지 않았다고 한다.

바바라 박스터는 왜 좀 더 일찍 인슐린 펌프를 사용하지 않았는지 모르겠다고 말할 정도였다. 8년 이상 인슐린 펌프를 사용한 애너 마리아 굴드에게도 인슐린 펌프는 잘 맞았다. 더 이상 장기 및 단기 지속 인슐린 투여량의 균형을 맞출 필요가 없어져 훨씬 더 편해졌다고 말한다. 존 로도비치는 1982년부터 인슐린 펌프를 사용했는데, 그때부터 삶의 질이 확실히 향상되었다고 한다. 그는 또한 인슐린 펌프를 사용하는 사람은 일반적으로 도전정신이 강하고 사교적이며, 외향적인 경향이 있다고 생각한다. 제인 도만도 1996년부터 10년 이상 인슐린 펌프를 사용하고 있다. 인슐린 펌프를 선택한 것은 자신의 인생에서 최고의 결정이었으며, 그 후로는 혈당관리가 보다 정밀하고 간편해졌다고 한다. 마리아리스 컨도 자신의 장수 비결 중 하나로 인슐린 펌프를 꼽으며, 자신의 신장이 제대로 기능할 수 있는 것도 인슐린 펌프 덕분이라고 덧붙인다.

빌 킹은 감지하지 못하는 저혈당증으로 교통사고를 당한 뒤 인슐린 펌프를 사용하기 시작했다. 빌 킹은 업계에서 가장 인지도가 높은 두 개의 인슐린 펌프 제조사(디세트로닉 사와 미니메드 사)에 대해 조사했고, 마침내 디세트로닉 사의 제품을 선택했다. 그에게 있어 인슐린 펌프의 영향력은 놀라운 것이었는데, 특히 운동 시 그 영향력은 두드러졌다. NPH 등의 인슐린을 투여했던 이전에는 저혈당증을 경험하곤 했지만, 인슐린 펌프의 기본 공급률을 조정함으로써 저혈당증으로 발전되는 일 없이 달리기를 할 수 있었던 것이다.

인슐린 펌프의 효력은 그것을 사용하는 사람의 관리능력에 좌우된다. 대개 인슐린 펌프는 '초속효성 인슐린'으로 채워지는데('속효성 인슐린'을 이용하기도 하지만 최고 효과를 보이기까지 시간이 보다 많이 걸리고 지속시간도 더 길기 때문에 선호되지 않는 편이다), 만일 어떤 이유에서 인슐린 펌프가 인슐린의 공급을 중단하게 되면 사용자에 따라 몇 시간 이내에 당뇨병케톤산증을 보일 수 있다. 애너 마리아 굴드가 이 점을 상기시킨다.

"수시로 인슐린 펌프의 상태를 점검해야 해요. 인슐린 펌프는 기계일 뿐이고, 그 기계를 다루는 사람은 바로 당신이니까요."

나이 많은 당뇨병자들 중에는 인슐린 펌프를 지지하지 않는 이들도 있다. 이들은 인슐린 펌프의 한계와 맹점을 경험하고, 인슐린 펌프를 포기한 것이다. 메리 수 루빈은 1983년부터 인슐린 펌프를 사용했는데, 전반적으로 좋긴 했지만 몇 가지 문제 또한 있었다고 말한다. 그녀가 사용한 첫 인슐린 펌프는 튜브와 본체를 연결시켜 주는 연결 부위가 새는 것이었다. 또한 예전에 시판되던 몇몇 주입기 세트를 사용했는데, 주입기 선 부위에 거품이 이는 현상도 경험했다고 한다.

당뇨병자들을 치료하고 있는 리처드 번스타인은 대부분의 사람들이 인슐린 펌프를 사용하지 않는 편이 더 낫다고 생각한다. 외부 물질(주입 카테터)이 계속 피부 속에 박혀 있는 것은 잠재적으로 부정적인 영향을 끼칠 수 있기 때문이다.

"하루에 인슐린 주사를 한두 번으로 그치는 것이 아니라면, 인슐린 펌프를 사용한다고 해서 혈당조절에 큰 도움이 되는 것은 아닙니다."

인슐린 펌프로 인슐린을 투여하는 것이 하루에 여러 차례의 주사를 통해 인슐린을 투여하는 것보다 조금도 나을 것이 없다는 것이 그의 견해다. 예를 들어, 폴 맥기건은 10년간 인슐린 펌프를 사용하다가, 10년 전쯤 당뇨병 아이들을 대상으로 한 캠프에서 많은 아이들이 인슐린 펌프를 사용하지 않는 걸 보게 되었다. 그때부터 자신도 인슐린 펌프를 사용하지 않았는데, 그 후에도 혈당조절에 큰 문제를 겪지 않았다고 한다.

주입구를 꽂은 근처의 피부 조직이 흉터로 남게 되는 일이 많은데, 이러한 흉터를 통해 인슐린을 투여할 경우 인슐린이 원활하게 투여되지 않을 수도 있다. 콜버그 박사는 말한다.

"주입구를 꽂은 저의 복부 부위에 꽤 많은 상처가 생기더군요. 그래서 6년 전부터 인슐린 펌프를 사용하지 않고 있는데, 그래도 괜찮아요."

25년간 인슐린 펌프를 사용해온 캐런 포에니시는 겨드랑이 밑이나 가슴 옆 등 상처가 없는 새로운 부위를 발견하여 펌프를 연결하고 있다. 그녀는 이런 부위를 충분히 이용한다면 인슐린 펌프를 연결할 부위는 얼마든지 있다고 말한다.

33
최신 약물의 혜택을 누리자

새천년을 맞이해 1921년 인슐린이 발명된 후 80여 년 만에 제1형 당뇨병을 치료하는 신약이 처음으로 공식적인 승인을 받았다. 시믈린이라 불리는 이 새로운 약물은 보통 췌장의 베타세포에서 인슐린과 동시에 분비되는 호르몬인 아밀린을 합성한 형태의 약물이다. 아밀린 제약회사의 매트 베슬리는 이렇게 주장한다.

"당뇨병을 다스리려면 한 가지 이상의 호르몬이 요구되는데, 지금까지 우리는 하나의 호르몬에만 의존했습니다. 이것이 당뇨병 치료의 가장 큰 장벽이었습니다."

캐런 포에니시, 에덜만 박사, 래리 베러티를 비롯한 여러 사람들이 시믈린이 식후의 고혈당 증세를 현저하게 완화시켜 준다고 입을 모은다. 고혈당 증세를 미연에 방지하는 것은 당뇨합병증을 예방하는 데 있어 중요한 의미를 가진다. 리처드 번스타인은 시믈린이 간식 정도는 통제할 수 있다고 주장한다.

시믈린의 단점이라면 인슐린처럼 주사를 해야 한다는 것이다. 시믈린의 주된 역할은 식후에 인슐린과 함께 음식의 포도당이 혈류에 유입되는 것을 통제하는 것이다. 식후의 고혈당증을 조절하기 위해 인슐린을 주사했다면, 당신의 신체는 아밀린을 충분히 분비하지 못할 가능성이 높다. 시믈린의 주요 부작용은 심각한 저혈당증(인슐린 상용자의 경우 그 위험성이 더 크다), 메스꺼움, 구토, 복통, 두통, 피로감, 어지럼증 등을 야기할 수 있다는 것이다. 실제 시믈린으로 인한 메스꺼움을 감당하지 못해 시믈린을 끊는 사람들도 있다.

예를 들면, 시믈린의 권장 투여량은 2.5유닛이지만, 랍비 마이젤즈는 1유닛의 투여량만 감당할 수 있었다. 그래서 그는 차선책으로 인슐린 펌프를 하나 더 사용해, 시간당 0.5유닛의 속도로 시믈린을 투여했다. 이러한 방식으로 인슐린과 함께 시믈린을 투여한 결과 그의 혈당수치가 보다 안정적이 되긴 했지만, 두 개의 인슐린 펌프를 동시에 착용해야 하는 번거로움 때문에 결국 시믈린 투여를 포기하게 되었다.

시믈린이 갖는 또 다른 이점은 체중을 줄일 수 있다는 것인데, 이는 음식을 섭취하는 동안 포만감이 더 빨리 오고 보다 효율적인 혈당조절이 가능하기 때문인 것으로 보인다. 예를 들면, 빌 킹은 평소 보다 많은 양의 음식을 섭취하여 혈당이 치솟을 때, 인슐린과 함께 시믈린을 투여하면 보다 신속하게 혈당이 조절된다는 것을 알았다. 시믈린은 또한 산화적 스트레스 oxidative stress를 줄여 주고 당뇨합병증을 예방해 준다고 한다. 그러나 이는 아직 확실하게 검증된 것은 아니다.

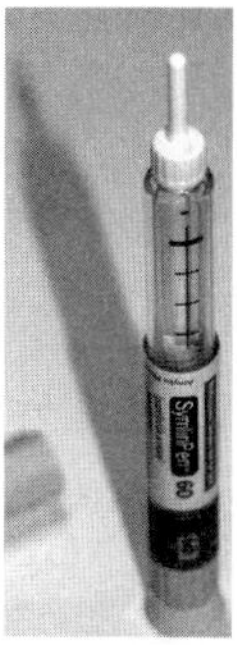
시믈린 펜

만일 당신에게 위 마비 증상이 있다면 정기적으로 시믈린을 투여하지 않는 것이 좋다. 이는 시믈린이 위 마비로 인해 이미 떨어진 소화력을 더 약화시켜 보다 잦고 심각한 저혈당증을 유발할 수 있기 때문이다. 운동 전에 시믈린을 투여하는 것도 주의해야 한다. 시믈린이 혈당을 상승시키기 위해 섭취한 음식이나 포도당의 소화를 더디게 함으로써, 운동으로 야기된 저혈당증을 치료하기가 보다 힘들어질 수 있기 때문이다. 콜버그 박사가 아는 몇몇 당뇨병이 있는 운동선수도 시믈린에 대한 불만을 토로하며, 시믈린으로 인해 운동 후 저혈당증에서 빨리 벗어나지 못했다고 말했다.

바이에타는 시믈린을 만든 아밀린 제약회사에서 생산한 또 다른 신약이다. 시믈린과 마찬가지로 주사로 투여하는 이 신약은 주로 제2형 당뇨병 치료를 위해 개발되었다. 그러나 성인이 되어 뒤늦게 제1형 당뇨병이 발병한 사람이 자신의 베타세포 일부를 회생시킬 목적으로 바이에타를 사용하기도 한다. 바이에타는 인슐린 저항성을 더 많이 보이는 제1형 당뇨병에도 도움이 된다. 바이에타는 위에서 음식을 비우는 속도를 더디게 하고, 식후에도 혈당수치를 낮게 유지시켜 준다는 점에서 그 작용이 시믈린과 흡사하다고 볼 수 있다. 바이에타는 췌장을 자극해 더 많은 양의 인슐린 분비를 유도하기도 하는데, 이러한 효과는 제1형 당뇨병이 있는 대부분의 사람과는 무관한 것이다. 또한 바이에타는 간에서 당이 과다 분비되는 것을 억제함으로써 체중을 줄여주기도 한다. 실제 대부분의 사람들이 바이에타의 사용으로 체중이 줄어든다.

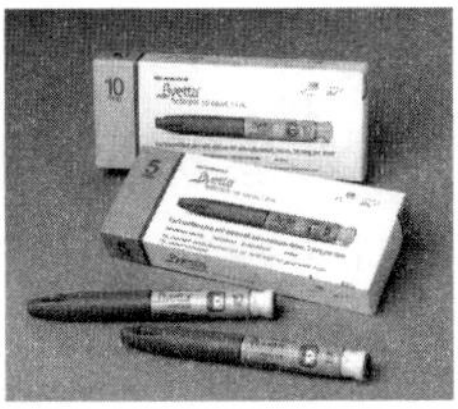

바이에타

바이에타는 식후 인슐린 분비를 촉진하는, 주로 소화관에서 분비되는 자연 호르몬(장 호르몬)의 훌륭한 대체물이 되어 준다. 또한 바이에타는 경구약이 더 이상 효과를 발휘하지 않을 경우, 당뇨병 치료를 위한 또 다른 선택이 될 수 있다. 바이에타의 단점은 하루 2회 주사를 해야 한다는 것인데, 주사를 피하기 위해 인슐린을 투여하지 않는 사람에겐 특히나 매력이 없는 약물일 수 있다. 이와 더불어 새로운 제2형 당뇨병 치료제도 출시를 기다리고 있다. 혈당수치를 조절하기 위해 장 호르몬과 자연효소, 체내의 인슐린과 함께 작용하는 자누비아(이미 시판 중)나 가브스 등의 약물 역시 인슐린 분비와 인슐린 작용의 활성화가 그 목적이다.

예전의 약물이 새로운 쓰임새로 재발견되는 경우도 있다. 주로 제2형 당뇨병자에게만 처방되는 약물인 글루코파지가 바로 이러한 약물인데, 최근 들어 글루코파지가 비만인 제1형 당뇨병자의 체중 감소에 효과가 있는 것으로 나타나 이에 대한 연구가 진행 중이다. 1994년 FDA의 공식 승인을 받은 글루코파지(경구 당뇨병 치료제)는 실제로 간의 새로운 포도당 생산을 감소시키고 장의 포도당 흡수를 억제시키며, 몸 전체의 인슐린 민감성을 증대시켜 주는 등 다양한 작용을 한다. 우리가 아는 바로는 정상 체중의 제1형 당뇨병 환자에겐 지금까지 글루코파지가 처방된 적이 없지만, 저하된 인슐린 작용(이는 제2형 당뇨병자에게 보다 보편적이다)을 보이는 과체중의 제1형 당뇨병 환자에겐 훌륭한 치료제로 거듭날 가능성도 있다.

34
최신 의료기술을 조사하자

지난 20여 년간 혈당측정기는 장족의 발전을 거듭해 왔지만, 아직도 대부분의 구세대 당뇨병자들은 소변검사로 혈당수치를 어림잡던 때를 기억한다. 당시 소변검사는 가정에서 혈당을 측정할 수 있는 유일한 방법이었지만, 부정확한 것이었다. 초기에는 분센 버너 위에 테스트 튜브를 놓고 그 안에 베네딕트 용액을 넣어 끓이는 방식이었지만, 후에는 테스트 튜브에 소변 다섯 방울, 물 열 방울, 클리니테스트Clinitest 정제를 넣고 끓이면서 반응을 지켜보는 방식으로 발전되었다. 이때 색깔이 청색으로 바뀌면 소변에 혈당이 얼마 없다는 의미였다. 하지만 소변에 혈당이 어느 정도 함유되면 다른 빛깔을 띠게 되는데, 혈당 함유가 비교적 적은 녹색에서부터 혈당이 최고치(4+)인 밝은 오렌지색까지 빛깔을 띠게 된다.

소변검사 방식은 신체가 소변을 만들어 체외에 소변이 배출되기까지 몇 시간이 걸린 후에야 이루어지는 시간적인 낭비가 많은 방식이었다. 더욱이 아침엔 두 번에 걸쳐 소변을 채취해야 했다. 즉, 첫 소변 채취 후 15분을 기다려 두 번째 소변을 채취했는데, 이는 가장 최근의 소변을 채취함으로써 정확도를 높이기 위함이었다. 나탈리 손더즈는 소변검사에 대한 자신의 경험담을 얘기한다.

"소변검사를 하면 거의 항상 최고 혈당수치인 4+가 나왔어요. 최적의 혈당관리로 몸 상태가 좋을 때조차도 말예요. 소변검사는 제게 매번 큰 실망감만 안겨 주었죠."

짐 터너도 소변검사에 실망감을 표현한다.

"2년간 소변검사를 했지만, 소변검사를 해봤자 아무것도 알 수 없다는 걸 깨달았습니다. 그래서 4개월에 한 번씩 소변검사를 받았죠."

당뇨병 경력 41년인 제인 도만은 혈당측정기가 시판된 후 처음으로 자신의 집에서 혈당을 측정했을 때의 흥분을 이야기한다.

"더 이상 유독한 알약을 사용할 필요도 없고, 컵에 소변을 받을 필요도 없었어요. 소변과 물을 떨어뜨리며 실험가 흉내를 낼 필요도 없어져 너무 기분이 좋았어요. 그렇게 얻은 결과가 정확하지 않다는 걸 잘 알고 있었으니까요."

제일 처음 시판된 가정용 혈당측정기는 크고 비쌌다. 리처드 번스타인 박사가 1970년대에 처음으로 구입한 혈당측정기는 교과서만큼 컸고, 마크 블랏스타인이 오래 전에 사용했던 혈당측정기도 크긴 마찬가지였다. 그랜트 맥아더는 자신이 처음으로 사용한 혈당측정기는 소책자만한 크기였고, 사용하는 데 시간도 많이 걸렸다고 회고한다. 부착할 때마다 다시 설정을 해야 했기 때문에 사용하기가 매우 불편했다고 한다. 당시엔 대부분의 사람들이 구입하기 힘들 정도로 혈당측정기는 값비싼 사치품에 속했다.

하지만 오늘날의 혈당측정기는 값이 싸고 사용하기에도 편리하다. 또한 선택의 폭도 넓어 자신의 취향에 따라 구입할 수 있다. 자신의 혈당수치를 제대로 알지 못하는 세월을 보내야 했던 우리 구세대 당뇨병자들 대부분은, 자신의 혈당을 정확히 측정할 수 있다는 것만으로도 큰 행운이라 생각한다. 혈당측정이 실로 큰 변화를 초래한다는 것을 잘 알고 있기 때문이다. 5초 만에 자신의 혈당수치를 알 수 있는 시대에 산다는 것 역시 행운일 것이다. 인슐린 상용자 대부분은 하루에 4~15회, 또는 그 이상 자신의 혈당을 측정한다. 그랜트 맥아더가 현재 시판되는 혈당측정기에 대해 언급한다.

"요즘은 혈당측정기가 소형일 뿐만 아니라 사용하기도 편리하죠. 의료보험 혜택을 받지 못한다면 혈당시험지를 감당해야 하는 비용이 만만치 않긴 하지만 말입니다."

그의 말은 옳다. 혈당측정기의 초기 구입비는 비교적 저렴한 편이지만, 의료보험의 혜택을 받는다 해도 혈당시험지를 구입하려면 개당 최소 20센트는 지불해야 한다. 하지만 혈당측정의 가치를 값으로 매길 순 없을 것이다. 건강을 지키기 위해 지불하는 돈은 거의 대부분 그 이상의 값어치가 있기 때문이다.

매트 베슬리는 자신의 당뇨병 관리 비결 중 하나로 혈당조절을 개선시키기 위해 최신 혈당측정기 같은 새로운 의료기술에 항상 관심을 갖고 시도해 보려는 자세를 꼽는다.

"물론 새로운 것이 항상 더 나은 것은 아니겠지만, 새로운 것을 시도함으로써 최소한 더 나은 기회를 놓치는 일은 없을 것입니다."

그는 또한 새로운 정보와 기술에 관심이 많은 의사를 찾으라고 조언하기도 한다. 피터 가리티는 자신이 당뇨병 진단을 받은 60년 전의 열악한 상황에 비하면 지금은 천국과도 같다라고 말한다.

"당뇨병을 가지고 사는 것은 힘든 일이라고 말할지 모릅니다. 하지만 예전에 비하면 혈당을 조절하기가 훨씬 더 편해졌죠. 당뇨병 분야에서 앞으로도 계속 꾸준한 발전이 이루어진다면 당뇨병이 있어도 양질의 삶을 살며 장수하는 것은 보다 쉬워질 것입니다."

제인 도만은 이렇게 말한다.

"어머니는 제가 너무 유난스럽다고 말하곤 하셨지만, 전 그저 당뇨병 치료와 기술 분야에서 어떤 새로운 변화가 있는지 알고 싶을 뿐이었죠."

당신이 이러한 욕구를 어떻게 볼지는 몰라도, 우리는 이러한 호기심이 당뇨병이 있는 사람에게는 훌륭한 장점이라 생각한다. 짐 아서는 피부를 상하게 하지 않는(비침습적) 혈당측정기가 나오기를 바라고 있다. 그러면 자신을 비롯한 당뇨병자들은 더 행복해지고 전혀 불만이 없을 것 같다는 것이다. 짐 아서가 바라는 비침습적 혈당측정기는 지금 개발 중에 있다.

35
끊임없이 혈당수치를 체크하자

2006년에 FDA의 공식 승인을 받은 최초의 연속 혈당측정기가 마침내 시장에 모습을 드러냈다. 이 혈당측정기 역시 피부에 탐침이 들어가는 침습적 혈당측정기이긴 하지만, 시장에서 순조로운 출발을 보이고 있다. 이 혈당측정기 역시 '폐쇄회로 인슐린 전달 방식'이 아니라 인슐린 투여는 여전히 기존의 간이혈당측정fingerstick test 결과에 따라 실시돼야 하지만, 하루 24시간 중 매 5분 또는 그 이상마다 혈당수치를 간접적으로 확인할 수 있다는 건 혈당조절에 만전을 기하는 사람들에게는 매우 유용한 기능이다.

현재 시판되고 있는 연속 혈당측정기 모델은 덱스콤 STSDexCom STS, 메드트로닉 미니메드 가디언 RTMedtronic MiniMed Guardian RT, 패러다임 리얼-타임 시스템Paradigm Real-Time System, 그리고 아보트 프리스타일 네비게이터Abbott FreeStyle Navigator 등 네 종류가 있다.

네 제품 모두가 사용자가 설정할 수 있는 경고음 기능과 삽입 장치가 있고, 데이터를 처리하는 컴퓨터 소프트웨어가 깔려 있다. 그리고 정확성 면에서도 네 제품이 서로 비슷하다. 하지만 아보트 혈당측정기만이 유일하게 프리스타일Freestyle 혈당측정기가 내장되어 있다.

최근 미국에서 승인된 연속 혈당측정기들은 소위 '제1세대' 제품들이다. 이 말은 혈당측정기나 인슐린 펌프의 경우처럼 연속 혈당측정기도 조만간에 신모델이 출시되면서 기술적인 면이나 기능적인 면에서 크게 향상될 공산이 크다는 의미다. 캐런 포에니시가 이에 대해 언급한다.

"1980년대 혈당측정기가 처음 나왔을 때처럼, 지금 연속 혈당측정기도 이른바 테스트 기간을 거치고 있다고 볼 수 있어요. 이 기기를 사용해 당신의 식사와 인슐린 투여량이 적절한지를 가늠할 수 있고, 지방 섭취 시 당신의 몸에 어떤 변화가 있는지를 지켜볼 수 있죠. 당뇨병 관리에 대단히 긍정적인 효과를 끼칠 잠재성이 충분하다고 생각해요."

지금까지는 연속 혈당측정기에 대한 견해가 분분하다. 즉, 이것을 좋아하는 사람도 있고, 싫어하는 사람도 있다. 에덜만 박사는 2006년 4월에 연속 혈당측정기가 출시되자마자 덱스콤 센서를 착용했는데, 지금은 열성 팬이 되었다. 콜버그 박사는 약 3주간 연속 혈당측정기를 사용해 보았지만 마음에 들지 않았다. 그녀는 기계에 대한 불만을 토로한다.

"혈당 변화의 경향조차도 정확하지 않았어요. 결국 평소처럼 하루에 2회 이상 직접 혈당을 체크하게 되었죠. 이 기기가 보여 주는 수치가 정확한 것인지는 모를 일이었으니까요."

에덜만 박사를 비롯한 몇몇 사람들의 경우엔 기기의 정확도가 80% 정도였지만, 콜버그 박사의 경우엔 50% 정도의 정확성을 보여도 운이 좋다고 느낄 정도였다.

그러나 에덜만 박사는 연속 혈당측정기가 언젠가는 당뇨병 치료의 표준이 될 것이라 본다.

"인내심을 갖고 현실적인 기대를 하시기 바랍니다. 현재의 연속 혈당측정기는 1세대에 불과하므로 기술적인 문제가 생길 수도 있으니까요. 하지만 친절한 기술지원팀 직원들은 언제라도 당신을 기꺼이 도와줄 준비가 되어 있습니다. 우리는 연속 혈당측정기의 탄생을 오랫동안 기다려왔고, 이 기기가 더 발전하려면 조금만 기다리면 됩니다. 조금만 더 인내심을 갖고 지켜보도록 합시다."

돈 기포드는 덱스콤 연속 혈당측정기 덕분에 예전보다 더 나은 혈당조절을 할 수 있게 되었다고 말한다. 매트 베슬리 역시 덱스콤 연속 혈당측정기가 인슐린과 시믈린 투여의 최적기를 파악하는 데 상당히 도움이 되었다고 말하면서, "하지만 혈당수치의 경향을 파악하는 도구로 여기는 편이 더 나을 겁니다"라고 말한다.

캐럴 세션즈는 저혈당증이 자신의 당뇨병 관리에 있어 가장 큰 걸림돌이었는데, 덱스콤 연속 혈당측정기가 이 부분을 많이 해결해 주었다고 한다. 연속 혈당측정기 덕분에 인슐린 투여량을 전보다 더 효과적으로 조정할 수 있게 되었다는 것이다. 또한 연속 혈당측정기 덕분에 밤사이의 혈당 경향도 파악할 수 있게 되었다고 한다. 게다가 음식 섭취에 대한 신체의 즉각적인 반응을 눈으로 확인할 수 있게 되어, 음식이 신체에 끼치는 영향에 대해서도 더 많은 것을 배우고 있다고 한다.

버나데트 맥킨타이어도 메드트로닉 연속 혈당측정기에 매우 만족하고 있다.

"지금도 여전히 하루에 여러 번 혈당을 측정하고 있긴 하지만, 빠르게 저의 혈당을 파악하는 데 이 기기가 매우 유용하죠. 저의 혈당이 어떻게 반응하고 있는지를 쉽게 파악할 수 있거든요. 전 식사를 거르는 것이 싫기 때문에 인슐린 펌프의 기초 공급률을 조정하곤 하는데, 기초 공급률이 적절한지를 파악하는 데도 이 기기가 많은 도움이 되죠."

연속 혈당측정기의 혈당측정 결과를 당뇨병 관리에 대한 동기부여와 보다 나은 결정을 내리는 데 이용할 수도 있다. 프레디 프레드릭슨의 사례를 살펴보자.

"연속 혈당측정기가 특히 좋은 점은 제 혈당수치가 조금이라도 높게 나오면 그 즉시 디저트를 거부할 수 있다는 거죠."

그녀는 특히 저혈당에 대한 걱정이 많기 때문에 자신의 혈당이 정상 범위에 있으면 안도감을 느낄 수 있어 좋다고도 말한다. 빌 킹도 연속 혈당측정기를 사용하면 혈당측정을 더 많이 하게 된다고 말한다. 하지만 그 역시 센서의 정확성이 다소 떨어진다는 것에 대한 아쉬움과 혈당을 정확하게 추적할 수 있는 제품이 빨리 출시되었으면 좋겠다는 바람을 피력한다. 가까운 미래에 연속 혈당측정기는 자신의 혈당 경향을 파악할 수 있게 해줌으로써, 당뇨병 관리와 혈당조절에 없어서는 안 될 소중한 동반자가 될 것이다.

연속 혈당측정기의 센서를 26일 동안 줄곧 사용하는 사람도 있는데, 대개 센서의 수명은 3~7일 정도다. 콜버그 박사는 말한다.

"저의 센서는 그 정도도 가지 못했죠. 차세대 제품이 나올 때까지, 그리고 보험회사가 조금이라도 제품 구입비를 부담해줄 때까지 기다리는 게 좋을 것 같네요."

결국 연속 혈당측정기와 같은 장치는 점점 더 정확도가 높은 장치로 거듭나기 마련이고, 훗날엔 인슐린 펌프와 함께 인공 췌장의 기능을 충실히 수행하게 될 것이다. 완벽한 연속 혈당측정기가 탄생하기까지는 적어도 10~15년은 소요될 것으로 보인다. 따라서 그동안 당신이 원한다면 연속 혈당측정기 사용에 도전해 보고, 정확한 수치는 아닐지라도 항시 당신의 혈당을 파악하는 것이 어떤 의미가 있는지를 체험해 보기 바란다.

많은 구세대 당뇨병 환자들은 지금도 여전히 최신 기술을 이용한 더 나은 당뇨병 관리 방법에 대해 배우고 있다. 당신도 최신 기술을 이용하여 더 나은 당뇨병 관리를 할 수 있다는 생각이 든다면, 시도해볼 가치가 있지 않을까? 정확도도 다소 떨어지고 비교적 값비싼 비용을 치러야 하는 등의 한계점을 가지고 있더라도 말이다. 만일 당신의 당뇨병 관리 전선에 이상이 없다면, 연속 혈당측정기를 착용하더라도 큰 혜택을 보지 못할 수도 있다.

36
임상연구 대상이 되자

당뇨병을 갖고도 건강하게 장수하는 많은 사람들은 새로운 의료기술과 약물의 임상연구 대상이 됨으로써 지속적으로 최첨단 당뇨 치료를 받을 수 있었다. 예를 들면, 폴 맥기건은 당뇨병 초창기부터 '당뇨 및 당뇨 합병증 치료를 위한 임상연구(DCCT, Diabetes Control and Complication Trial)' 에 참여해 왔다. 그는 또한 장기추적 임상연구에도 참여했다. 그 결과 그는 당뇨병과 함께한 거의 모든 세월 동안 당뇨병에 관한 최상의 치료를 받아온 것이다. 그는 말한다.

"처음부터 DCCT에 참여했기 때문에 전 항상 꽤 효율적인 당뇨병 관리를 해올 수 있었습니다. 처음 10년 동안 저의 당화혈색소(HbA1c) 수치는 7.8%를 넘는 법이 없었죠. 장기 실험이 끝난 후에도 저의 당화혈색소 수치는 더 나빠지지 않았죠. 아니, 사실 예전보다 더 좋아진 것 같습니다. 추적 연구까지 합하면 이 연구에 22년간 참여한 셈이죠. 운이 좋게도 전 무작위로 뽑은 집중치료 대상자로 선정되어 연구가 진행되는 내내 무료로 인슐린 펌프를 사용할 수 있었습니다."

빌 킹 역시 또 다른 연구소에서 행해진 DCCT의 집중치료 대상자로 선정되어 비슷한 혜택을 누릴 수 있었다.

"전 당뇨병 진단을 받은 지 3년 반 만에 DCCT에 참여했습니다. 그들은 제게 모든 종류의 검사를 실시했죠. 그래서 전 그들이 양질의 치료가 주는 긍정적인 효과에 대해 연구하고 있다는 것을 알게 되었습니다. DCCT에 참여한 것은 제게 큰 영향을 끼쳤죠. 어떻게 최적의 당뇨병 관리를 실천할 수 있는지, 또 당뇨병 관리에 만전을 기하는 것이 얼마나 중요한 것인지 등에 대해 절실히 깨닫게 해주었기 때문입니다."

그는 연구 기간이 끝난 후에는 자신의 힘만으로 지금까지 해왔던 수준의 당뇨병 관리를 지속시키는 것이 관건이었다고 말한다. 그건 그에게 쉬운 일만은 아니었다. 하지만 그간의 경험은 최소한 그가 탈선하고 있다는 사실을 깨닫게 하고 다시 정상궤도로 복귀하려는 강한 동기를 부여하기에 충분한 것이었다.

일반적으로 임상연구 실험은 실험 대상이 되는 약물이나 치료술이 어느 정도까지 검증된 것이냐에 따라 여러 단계로 나뉜다. 예를 들면, 1단계 실험은 해당 치료의 안정성을 타진해 보는 것이 그 목적의 전부라고 할 수 있다. 보통 1단계 실험에는 소수의 지원자들이 참여하는데, 해당 치료(약물)의 강도를 세심하게 조절하면서 그에 따른 부작용을 관찰하게 된다. 제2단계는 해당 치료의 효율성, 즉 해당 치료가 얼마나 효과적인지에 대한 것이 보다 관건이다. 이 단계는 보다 많은 수의 피실험자를 대상으로 한다. 그 다음 단계인 제3단계는 제2단계의 결과가 긍정적인 경우에 한해서만 시행된다. 즉, 제2단계의 연구 결과, 해당 치료가 효과적이며 눈에 띄는 부작용이 관찰되지 않았을 경우 제3단계의 실험이 실시되는 것이다. 대개 제3단계에선 수백, 수천 명의 피실험자를 상대로 검사가 이루어지고, 해당 치료의 효과를 보다 광범위하고 심도 있게 시험하게 된다. 이 단계에선 흔히 해당 치료를 기존의 유사한 치료와 비교 분석하게 된다. 끝으로 제4단계는 해당 치료가 FDA의 정식 승인을 받고 시판된 이후에 이루어진다. 제4단계 역시 다수의 피실험자를 대상으로 하는데, 해당 치료(약물)를 새롭게 적용할 수 있는 곳이 있는지를 비롯해 혹시 3단계에서 미처 발견되지 않은 부작용이 있는지를 찾는 것이 제4단계의 주된 목적이다.

임상연구 실험에 참여함으로써 얻을 수 있는 잠재적인 혜택은 많다. 세상의 빛을 보지 않은 최신의 치료와 최고의 치료에 노출될 수 있는 가장 좋은 방법이기 때문이다. 실제로 많은 사람들이 이러한 방법을 통해 미리 연속 혈당측정기나 시믈린, 또는 여러 치료술을 경험했다.

최첨단 의료기술의 혜택을 받는 것 외에도, 임상연구 실험에 참여하는 또 다른 이점은 그것이 무료라는 점이다. 현재 연속 혈당측정기는 그 가격이 만만치 않고, 단지 소수만이 의료보험 혜택을 받을 수 있다. 이런 점에서 볼 때, 임상연구 실험에 가능한 한 많이 참여하는 것은 분명 경제적인 면에서도 현명한 선택이 될 것이다. 임상연구 실험의 유일한 단점일 수 있는 부작용의 가능성은 역설적으로 또 다른 이점이 되기도 한다. 즉, 이러한 부작용의 가능성으로 인해 당신은 다양한 전문 의료 종사자들의 보다 세심한 조언과 관리를 받게 되고, 이들의 도움을 구하기도 보다 용이해진다는 것이다. 그것도 무료로 말이다. 물론 의사와 연구진들을 도와 의료기술의 발전에 기여하고자 하는 순수한 목적에서 임상연구 실험에 참여하는 사람도 있다. 어떤 경우든 이러한 임상연구 실험에 참여하는 것은 전적으로 당신의 자유의사이며, 당신은 이에 따른 혜택과 더불어 잠재적인 위험성도 사전에 충분히 통보받게 될 것이다.

돌로레스 브레흠, 나이: 77세

유형: 제1형 당뇨병, 보유기간: 58년

1949년 당뇨병 진단을 받았을 당시 돌로레스 브레흠의 미래는 그리 밝지 못했다. 당뇨병이라는 만성질병을 평생 안고 살아야 한다는 것과 더불어, 이로 인한 수명 단축, 당뇨합병증, 불임 등의 가능성이 예견되었기 때문이다. 1952년 그녀와 결혼한 남편은 당뇨병은 부부가 함께 힘을 합쳐 관리해야 한다는 사실을 인지하고 적극적으로 그녀를 돕기 시작했다. 그 결과 현재 그녀는 자신의 인생에 대한 부정적인 시각을 버릴 수 있게 되었다. 19살에 당뇨병 진단을 받은 그녀는 당뇨병 관리 도구가 원시적이어서 당뇨병 관리 자체가 하나의 도전이었던 당시, 자신의 당뇨병 관리를 스스로 책임져야 했다.

"오랜 세월 저의 당뇨병 관리에 헌신적으로 동참해준 남편이 있었다는 건 제게 엄청난 행운이었죠. 남편이 없었다면 저는 아마 지금쯤 이 세상 사람이 아닐지도 모르죠. 남편은 저와 긴밀하게 의사소통을 하고 어디에 있든 저의 검사 결과를 알려 했지만, 동시에 저의 독립심을 빼앗지 않으려고 신경 쓰기도 했어요. 우리는 함께 머리를 맞대고 혈당의 상승과 하강을 막기 위한 혈당조절 방법을 결정하기도 했죠. 제 당뇨병 관리에 있어 남편의 지속적인 관심과 노력은 절대적이었어요."

1999년에 브레흠 부부는 지금까지 당뇨병 완치를 위해 행해진 연구들에 대해 섭렵한 후, 제1형 당뇨병의 치료 방법을 연구하기 위한 센터 설립을 미시간Michigan 대학에 제안하면서 4,400만 달러를 기부했다. 이들 부부의 목표는 돌로레스 브레흠의 생전에 제1형 당뇨병을 완치할 수 있는 방법을 찾는 것이다. 이들의 목표를 달성하기 위해선 제1형 당뇨병의 자세한 원인과 그 치료법을 찾는 데 '다각도의 정면 공격 전략'이 요구된다. 다시 말해, 다양한 분야의 긴밀한 공조체제가 원활하게 이루어져야 하고, 신속한 연구 진행을 저해하는 행정적인 장벽이 없어야 하는 것이다.

돌로레스 브레흠은 비록 당뇨합병증은 없지만, 당뇨병으로부터 완전히 자유롭진 못하다. 잠시도 저혈당증에 대한 두려움에서 벗어나지 못하기 때문이다. 자신의 저혈당증 경향을 이해하고 당뇨병 관리를 조정하기 위해, 그녀는 자신의 체중과 혈압, 인슐린 투여량을 비롯해 특징적인 변화 등을 세세하게 기록으로 남기고 있다. 그녀는 58년간 단 한 번 혈당검사 결과를 기록하지 않은 것을 제외하고는, 당뇨병 관리에 있어 필요한 사항을 항상 기록으로 남겼다. 돌로레스는 지금까지 10만 회 이상의 인슐린 주사를 맞았고, 혈당측정기를 구입한 이후 6만 5,000번 이상 자신의 혈당을 측정했다.

제1형 당뇨병을 갖고 50년 이상을 사는 사람은 미국에서 600명도 되지 않는데, 조슬린 당뇨병 센터는 이들을 대상으로 연구를 하기 시작했다(이들 중 일부는 돌로레스 브레흠처럼 당뇨합병증이 없다). 돌로레스 브레흠의 기록은 이 연구에 중요한 역할을 한다. 따라서 그녀의 노력은 다른 사람을 돕는 방식으로 보상받게 될 수도 있다. 이 600명도 안 되는 사람들이 오랫동안 살 수 있었던 비결을 파악하는 것은 제1형 당뇨병의 완치 방법을 찾는 데 결정적인 열쇠가 될 수도 있기 때문이다. 우리는 제1형 당뇨병으로 고통 받는 사람들을 대신해 이들 부부의 노력과 헌신에 깊은 감사를 전한다.

7부

타인의 도움에 관한 비결

37
항상 도움을 청하라

당뇨병은 단체경기다. 타인의 도움을 구하는 데 주저하거나 두려워해서는 안 된다. 경우에 따라 당신의 당뇨병이 당신 자신보다 주위 사람들을 더 힘들게 한다는 것을 염두에 둘 필요가 있다. 따라서 주위 사람들을 당신의 당뇨병 관리에 보다 적극적으로 동참시키는 것이 오히려 이들을 더 배려하는 길이 될 수 있다. 짐 아서 역시 이러한 원칙을 마음에 담고 있다. 그는 자신의 손이 닿지 않는 엉덩이 주사는 아내가 해준다고 말한다. 글래디스 덜 역시 손이 닿지 않는 부위의 주사는 남편에게 맡긴다.

마시 셰프스키는 필요할 때 적절한 도움을 받을 수 있도록, 직장 동료나 친구들에게 자신에게 당뇨병이 있음을 알리는 것이 상당히 중요하다고 말한다. 그녀는 당신이 평소와 다른 행동을 보일 경우 어떻게 해야 하는지, 또는 누구에게 연락을 취해야 하는지를 이들에게 미리 알려 주라고 조언한다. 베나 페트로타 역시 직장 동료들의 도움을 받는 것이 중요하다는 데 동의한다.

주디 트리파시는 당신을 바른 길로 인도할 수 있는 사람의 지도를 받는 데 인색하지 말아야 한다고 충고한다. 매트 베슬리는 다른 사람에게 자신의 경과를 평가해 달라고 부탁하는 것도 중요하다고 말한다.

블론디 프램은 여러 해 동안 가족들의 도움을 받아 왔다. 30년 전인 50대 후반에 남편을 여읜 후, 그녀는 줄곧 자녀들과 함께 살았다. 그녀가 지난 40년 넘게 제2형 당뇨병을 잘 이겨낼 수 있었던 가장 중요한 이유는 자녀들이 곁에서 도움을 주었기 때문이다.

제인 도만은 여러 차례 주위 사람들에게 도움을 청했고, 그들에게 큰 고마움을 느끼고 있다.

"40년 넘게 저를 도와주고 이끌어 주었으며, 제게 가르침을 베풀고 세심한 신경을 써준 이들은 제게 너무나도 소중한 이들이죠. 저의 가족과 친구, 의사, 그리고 가끔씩은 낯선 사람들까지 제 당뇨병 관리의 지원군이 되어 주었죠. 제 능력이 허락하는 한 전 그들을 위해 뭐든지 할 수 있어요. 제가 그들을 얼마나 소중하게 생각하고 그들에게 감사하는지 보여줄 기회가 생겼으면 좋겠네요."

38
동지를 찾아라

당뇨병 동지가 최고의 정보 제공자 및 지원군이 되는 경우가 종종 있다. 예를 들어, 당뇨병 진단을 받았을 당시 대학생이었던 프레디 프레드릭슨은 당뇨병이 있는 다른 학생을 전혀 몰랐다가, 한 여학생이 당뇨병이 있다는 말을 듣고 그녀를 찾아가 만났다. 그녀는 자신과 비슷한 처지에 있는 사람과 얘기를 나눌 수 있다는 게 너무나 좋았다고 말한다. 마찬가지로 70년간 당뇨병을 안고 살아온 패티 섀퍼도 자신의 장수 비결 중 하나로 당뇨병이 있거나 당뇨병에 대해 많이 아는 사람들과 어울리는 것을 꼽는다. 그녀는 당뇨병 관련 단체에 가입할 것을 권한다. 패트리샤 라프랑스-울프도 이에 동의한다. 그녀는 최근에 시력을 잃고 자신의 수업을 듣는 사람들에게 바쁘게 지내라고 권하면서, 사회적인 끈을 놓지 말고 다른 사람들과 많이 어울릴 것을 당부한다. 또한 이들에게 자신이 가입한 맹인 당뇨 단체 등에 가입할 것을 강력히 추천한다.

이들 외에도 당뇨병 동지의 피드백이 자신에게 큰 도움을 준다고 느끼는 사람은 많다. 바바라 박스터는 인슐린 펌프를 사용할지의 여부를 결정하기 전에 인슐린 펌프 사용자 모임에 참석했다. 그 후 그녀는 다른 모임에도 즐겨 참석하게 되었다. 그녀는 이러한 모임들이 자신에게 큰 도움이 되었다면서, 여러 사람의 경험담을 들음으로써 많은 걸 배울 수 있었다고 말한다. 랍비 마이젤즈는 그의 성공적인 당뇨병 관리의 비결 중 하나로 절대 자신이 아는 것이 전부라 여기지 않는 것을 꼽는다.

"항상 다른 사람들로부터 배울 것은 있죠. 아무리 사소한 조언 한마디라도 당신에게 큰 변화를 주기도 하고요."

그 역시 당뇨병 관리에 도움을 주는 모임에 참여할 것을 권한다. 그의 말에 동의하는 제시카 칭은 오프라인이든 온라인이든, 당뇨병 동지와 대화를 나누는 것이 중요하다고 말한다. 실제로 그녀는 이들과의 대화가 생명의 은인이었다고 말한다. 그녀의 내과의는 그녀에게 희망이 없으며, 인슐린 펌프를 사용해도 소용이 없을 것이라고 말했다. 얼마 뒤 그녀는 미국 당뇨병 협회가 주최하는 걷기 행사에 참여했는데, 거기서 그녀는 자신의 인생을 완전히 바꾸어 놓은 인슐린 펌프 상용자를 만났다. 그리고 그날 그녀는 담당의를 바꾸고 인슐린 펌프를 사용하기로 결심하기에 이르렀다. 1991년 이후부터 인슐린 펌프 상용자가 된 그녀는 당뇨병과 함께하는 자신의 삶을 훨씬 더 나은 방향으로 돌려놓았다.

직접 만나야만 다른 당뇨병 동지들과 인연이 닿을 수 있는 것은 아니다. 요즘은 당뇨병과 관련한 온라인 채팅방과 블로그가 넘쳐난다. 아무쪼록 당뇨병에 관한 당신의 궁금증을 말끔히 해소해줄 사람들을 만날 수 있는 웹사이트를 통해 많은 혜택을 누리기 바란다.

39
가족과 친구도 당뇨병 관리에 동참시키자

대부분의 나이 많은 당뇨병자들은 자신에게 힘이 되는 배우자, 가족, 친구 등을 갖는 것이 행복하고 오래 살 수 있는 결정적인 비결이라는 데 동의한다. 실제로 한 연구에 따르면, 주위 사람들과의 강한 유대감이 우울증을 예방하고 보다 큰 행복감을 갖는 데 가장 중요하다고 한다. 따라서 이러한 유대감은 당신을 스트레스로부터 지켜줄 수 있고, 당신의 혈당수치를 상승시키고 죄책감을 갖게 하는 과식을 막아줄 수도 있으며, 당뇨병 관리에 있어 기타의 탈선을 예방해줄 수도 있는 것이다.

당신의 가족은 그 누구도 대신할 수 없는 소중한 지원군이 될 수 있다. 예를 들어, 마시 셰프스키는 여러 차례 그녀 자신도 알아채기 전에 아이들이 그녀의 저혈당을 감지하고 이를 그녀에게 말해 주었다고 한다. 가족들로부터 이러한 피드백과 지원을 받는 사람은 그녀뿐만이 아니다. 제럴드 클레버랜드는 2002년에 아내가 세상을 떠나기 전까지 62년간 아내의 애정 어린 도움에 의지했다. 그녀가 세상을 떠난 후에는 딸이 어머니를 대신해 제럴드를 돌보았다.

딸은 새벽 4시에 홀로 잠을 자고 있는 제럴드에게 전화를 걸어 혈당이 지나치게 떨어지지 않았는지 확인하는 것으로 하루 일과를 시작한다. 제럴드는 주위에서 천사들이 자신을 도와주고 있다는 기분이 든다고 말한다. 하지만 이러한 도움에도 불구하고, 그는 가끔 방에 홀로 앉아 있노라면 우울한 기분에 빠져들곤 한다. 하지만 집을 나와 다른 사람들과 어울리면, 이내 자신은 결코 혼자가 아니며 다른 사람들의 따뜻한 애정과 관심 속에서 살아가고 있음을 느끼게 된다.

패티 섀퍼는 당신의 당뇨병을 이해하고 기꺼이 도움을 줄 수 있는 사람과 결혼하라고 조언한다. 그녀는 남편의 따뜻한 배려와 적극적인 도움이 있었기에 지난 8년간 저혈당증을 피할 수 있었다고 한다. 글래디스 덜은 과거에 당뇨병 때문에 결혼할 수 없다고 생각했다. 그러나 그녀의 남편은 결혼하기 전, 그녀의 당뇨병을 조금도 개의치 않았다고 한다. 그녀의 남편은 2002년에 생을 마감하기 전까지 59년간 한결같이 그녀의 든든한 지원자였다. 베나 페트로타 역시 자신과 가장 가까운 사람들의 오랜 지원이 얼마나 중요한지 잘 알고 있다.

"처음엔 부모님들에게, 지금은 딸에게 많은 도움을 받고 있죠. 물론 남편 역시 38년간 저의 든든한 지원자가 되어 주었습니다."

조 앨런도 자신의 당뇨병을 잘 관리할 수 있도록 끊임없는 관심과 격려를 보내준 남편의 존재가 59년간 당뇨병을 앓으면서도 건강에 큰 문제없이 살 수 있었던 가장 큰 이유라고 말한다. 제인 도만도 남편과 아들이 먼저 자신의 혈당이 떨어지는 걸 감지한다고 말한다.

"제 최고의 지원자는 단연 남편이에요. 그는 정말 대단하죠. 저혈당 증세로부터 수도 없이 저를 구해 주었으니까요. 아마 제 남편처럼 아내의 생명을 많이 구한 사람도 없을 걸요. 남편은 수시로 제 생명의 은인이 되어 주었으니까요. 아들 역시 제게 있어 보물 같은 존재죠. 제 아들 또한 여러 차례 저를 위험한 상황에서 구해준 적이 있죠."

줄리 크루프니크는 이제까지 언급한 이유들 외에도, 혈당조절에 관한 자신의 고충을 하소연할 수 있다는 점에서도 든든한 지원자가 되는 가족이 있다는 건 상당히 중요하다고 말한다.

당신이 결혼하지 않았거나 주위에 특별한 관계인 사람이 없다고 해도, 당신의 당뇨병 관리에 다른 사람을 동참시키는 건 여전히 의미 있는 일이다. 메리 수 루빈은 노력만 하면 얼마든지 든든한 지원자가 되어줄 새로운 친구나 연인, 또는 직장 동료를 얻게 될 수 있다고 말한다. 그녀의 오빠 리처드 루빈Richard Rubin 박사는 당뇨병은 없지만, 당뇨병자를 전문으로 치료하는 임상 심리사이다. 한때 미국 당뇨병 협회의 회장이기도 했던 루빈 박사는 여동생과 역시 제1형 당뇨병이 있는 자신의 아들에게도 많은 신경을 썼다.

홀로 살고 있는 바바라 박스터 역시 그녀의 혈당이 너무 떨어지지 않았는지를 확인하기 위해 거의 매일 아침마다 전화를 걸어 주는 여동생과 종종 전화를 걸어 주는 몇몇 친구들이 있다. 돈 기포드는 다음과 같은 말로 요점을 짚는다.

"가족이나 가까운 사람들의 도움 없이는 결코 당뇨병을 잘 관리할 수 없습니다. 하지만 적절한 도움에는 염려와 간섭 사이의 균형감각이 필요하죠."

가끔 가족이나 친구가 좋은 의도에서 한 말이나 행동이 당신의 숨통을 조일 수도 있다. 따라서 이들에겐 과도한 염려를 하지 않는 균형감각이 필요할 것이다. 요약하면, 가족 및 친구 등 가까운 사람들이나 다른 사람들을 당뇨병 관리에 동참시키는 것은 당뇨병 관리에 있어 핵심적인 사항이긴 하지만, 이들의 불필요한 걱정이나 지나친 간섭은 지양될 필요가 있다는 것이다. 빌 킹이 당뇨병 진단을 받은 후, 간호사인 그의 아내는 그에게 당뇨병에 관한 많은 것을 가르쳐 주고 지속적인 관심과 도움을 주었지만, 결코 그 정도가 지나치는 법은 없었다.

당신의 당뇨병에 적절하게 반응하는 것이 서툰 사람도 있을 수 있다. 돌로레스 브레흠은 자신의 당뇨병을 의식하고 배려하려는 친구들이 있다고 말한다.

"함께 외식을 하면 저의 당뇨병을 의식해 각기 정반대의 반응을 보이는 절친한 두 친구가 있어요. 한 친구는 거의 항상 디저트가 너무 맛있다며 수선을 떨고, 다른 한 친구는 제가 있으면 아예 디저트를 시키지 않죠."

두 친구의 반응은 각기 다르지만, 최소한 두 친구 모두가 그녀의 당뇨병을 의식하고 있고 그녀를 배려하는 마음이 있다는 것은 분명한 사실일 것이다. 비록 그 표출 방식은 정반대일지라도, 친구들이 그녀를 위하는 진정 어린 마음만은 그녀의 행복감을 높이는 데 일조를 할 것이다.

피터 가리티는 아내와 두 딸이 자신의 당뇨병 관리에 적극 동참함으로써 가족 전체의 건강도 향상되었다고 말한다.

"두 아이 모두 성장하면서 저의 영향을 많이 받았습니다. 둘 모두 당뇨병 징후를 조금도 보이지 않지만, 아내가 절 위해 준비하는 건강식을 같이 먹으니까 건강에 대한 인식은 높아진 것 같더군요. 아이들은 친구 집에서 보기 전까진 다른 집에서는 아침식사로 달짝지근한 시리얼을 먹는 것조차 몰랐죠."

이런 면에서 볼 때 당신의 당뇨병으로 인해 가족들도 다각도로 건강에 관심을 기울이게 되고, 그 결과 보다 건강한 생활습관을 익히게 된다. 이러한 사실은 당뇨병을 재앙으로만 보지 않고 축복으로도 볼 수 있는 또 하나의 이유가 될 것이다.

40
당뇨병을 숨기지 말자

당뇨병을 갖고도 건강하게 장수할 수 있는 또 다른 비결은 당뇨병이 있다는 사실을 숨기지 않는 것이다. 콜버그 박사를 비롯해 나이가 많은 당뇨병자들 상당수는 자신의 병을 숨겼다. 콜버그 박사는 이렇게 말한다.

"제가 당뇨병 진단을 받은 것은 유치원에도 입학하기 전의 일이지만, 고등학교나 대학에서 알게 된 많은 친구들은 지금도 제게 당뇨병이 있다는 사실을 전혀 모르고 있어요."

이는 비단 그녀에게만 국한된 일이 아니다. 초등학교 때 당뇨병 진단을 받은 주디 트리파시도 다른 사람들이 자신의 병을 알게 되는 걸 원치 않았다. 그녀는 매일 아침 양호 선생님을 찾아가는 것이 정말 비참했다고 한다. 바바라 박스터 역시 12살에 당뇨병 진단을 받은 후 자신의 당뇨병을 숨겨 왔다. 피터 가리티 역시 젊은 시절 자신의 병을 숨기는 것이 더 편했다고 털어놓는다.

"제 병을 공개함으로써 얻을 수 있는 것에 비해 골칫거리가 더 많다는 걸 일찍 깨달았죠. 그건 주로 다른 사람들 때문에 생기는 골칫거리였고요. 친구들의 생일파티 때면 어머니들은 항상 저의 당뇨병을 언급하며 제게 먹는 것을 조심시키며 다소 야단법석을 떠는 거였어요. 그 후로 전 아무에게도 당뇨병이 있다는 사실을 절대 말하지 않았죠."

메리 수 루빈 역시 비슷한 경험을 했다. 하지만 이제 그녀는 당뇨병을 갖고도 잘 살 수 있는 비결 중 하나로 당뇨병을 숨기지 않고 공개하는 것을 꼽는다. 마찬가지로 S. 패슨도 자신의 당뇨병을 숨겨 왔지만 결국 '커밍아웃' 을 선택했고, 그 결과 자신에게 절실히 필요했던 도움을 받을 수 있다.

"몇몇 사람들이 제게 당뇨병이 있다는 사실을 알고 당뇨병 모임에 가 볼 것을 권했습니다. 그래서 전 당뇨병 모임에 참가하게 되었고, 그때서야 비로소 당뇨병에 대한 저의 지식이 턱없이 부족하다는 걸 깨달았죠. 전 담당의를 바꾸었고, 번스타인 박사의 책을 읽었습니다. 당연히 저의 당뇨병 관리는 예전보다 많이 개선되었고요."

요즘에는 당뇨병이 있다는 사실을 부끄러워하거나 수치스럽게 생각할 이유도 없을 뿐더러, 인슐린 펌프나 연속 혈당측정기처럼 눈에 띄는 당뇨병 치료 도구를 착용하고 이를 숨기기란 어려운 실정이다. 당뇨병의 만연 및 수시로 당뇨병을 다루는 미디어 덕분에 당뇨병에 대한 불쾌감이나 편견이 없어져, 당뇨병이 있다는 사실이 비밀이 될 수도 없고 비밀일 필요도 없는 세상이 되었다. 이러한 사회적인 분위기에 힘입어 실제로 요즘 아이들은 전례 없이 당뇨병이란 단어에 친숙해 있고, 심지어 인슐린 펌프를 착용한 것을 자랑하는 아이도 있다.

짐 터너는 무대에 설 때면 자신에게 당뇨병이 있다는 사실을 함께 대기하고 있는 다른 코미디언들이 알았으면 한다. 그는 이것을 말로 전하는 대신 그들이 보는 앞에서 혈당측정기를 꺼내 자신의 혈당을 측정하곤 한다. 그러면 가끔씩 혈당측정기에 대해 물어보는 사람이 있는데, 그는 그럴 때마다 잠깐씩 당뇨병에 관련된 얘기를 해주곤 한다. 그는 이런 순간을 일반인들의 당뇨병에 대한 무지와 잘못된 인식을 바로잡을 수 있는 기회로 여긴다.

자신의 당뇨병을 공개하는 것이 좋은 선택이 아닌 경우도 있었다. 예전 당뇨병자들이 당뇨병으로 인한 직장에서의 차별대우를 걱정해야만

한 데는 충분한 이유가 있었기 때문이다. 윌 스피어는 해군에 몸담고 있던 27세에 당뇨병 진단을 받아 군대를 떠나야 했다. 이후 자신의 당뇨병을 숨기지 않고 한 회사에 지원을 했지만, 그 회사 사람들은 그를 전염병 환자처럼 여기며 채용하려 들지 않았다. 그는 그때부터 얼마간 직장을 구하는 것에 대해 매우 걱정했다. 그 후 직장을 구해 일을 하긴 했지만, 그는 여전히 사람들이 당뇨병만으로 자신의 업무능력을 평가한다고 느꼈다.

"저 혼자서는 해내기 힘들 거라는 말을 계속 들어야만 했습니다. 하지만 전 그때마다 그들이 틀렸다는 걸 증명해 보였죠."

밥 클레버랜드 역시 당뇨병으로 인해 경험해야 했던 초창기의 차별 대우를 기억하고 있다. 앞에서 언급된 그의 이력에서 보았듯, 그는 결국 자신의 당뇨병을 숨기고 나서야 괜찮은 회계사 자리를 구할 수 있었다. 물론 지금 그는 자신의 당뇨병을 숨기지 않고 자신의 경험을 다른 사람들과 공유하고 있다. 만일 그가 요즘 일자리를 구한다면 당뇨병이 있다고 솔직히 밝혔다고 해서 차별대우를 받는 일도 거의 없을 것이다.

마크 블랏스타인은 자신이 지난 50년간 당뇨병을 안고 살아온 경험담을 얘기하는 데 주저함이 없다. 이러한 그의 태도는 그와 관련된 모든 사람들에게 이로운 것이다.

"수만 명의 사람들을 가르치고 상담했죠. 아마 10만 명도 더 될 겁니다. 사실 이러한 교육과 상담은 제게도 좋은 치료제가 되었습니다."

당신의 당뇨 경험을 다른 사람과 공유함으로써 당신이 얻게 될 특별한 보상이 어떤 것이 될지는 모르겠지만, 그 자체만으로도 당신에게 심적으로 긍정적인 영향을 끼칠 것이다.

당신의 당뇨병을 다른 사람들과 공유해야 하는 또 다른 이유는, 그것이 아직도 존재하고 있는 당뇨병에 대한 잘못된 인식과 무지를 몰아내는 데 도움이 되기 때문이다.

41
당뇨병 영웅, 또는 멘토를 찾아라

당신처럼 당뇨병이 있으면서 당신에게 지대한 영향을 끼친 친구나 존경하는 사람, 또는 멘토와 같은 사람을 갖는다는 건 자신을 관리하는 데 있어 큰 변화를 줄 수 있다. 마크 블랏스타인의 '당뇨병 영웅'은 그의 고모다. 그는 고모를 생명의 은인으로 생각한다. 둘은 아주 가까운 사이였지만, 고모는 그가 29살이었을 때 당뇨합병증으로 생을 마감했다. 그는 고모가 임종을 앞두었을 때 요양소에서 그녀의 곁을 지켰다. 이때 고모는 이미 시력을 비롯해 한쪽 다리의 발가락과 다른 쪽 발을 잃었으며, 다른 당뇨합병증도 갖고 있었다. 그녀는 죽기 바로 전에 마크에게 이렇게 말했다.

"마크, 넌 나처럼 살지 말거라. 넌 나와 다르다는 걸 꼭 증명해 보여야 한다!"

고모의 이 말이 당뇨병을 안고 사는 그의 삶을 완전히 바꾸어 놓았다. 그는 마침내 깨달은 것이다.

"전 당뇨병과 헤어질 수도, 당뇨병을 해고시킬 수도 없다는 걸 깨달았습니다. 그래서 당뇨병을 제 인생의 반려자로 삼기로 했죠."

그에게는 또한 친구이자 멘토인 사람도 있었는데, 자신의 담당의(내분비 전문의)인 로버트 케이Robert Kay 박사다.

"소아병원에서 당뇨병 진단을 받고 입원해 있을 때 만난 케이 박사는 자신이 회진을 돌 때 절 매일 데리고 다녔습니다. 전 그 병원에 약 6주간 입원해 있었죠. 그는 제게 당뇨병과 함께 미소 짓고 웃으라며 용기를 북돋워 주었습니다. 그 후로 줄곧 그는 제 친구로 남아 주었죠. 소아당뇨 연구 재단의 공동 설립자이기도 한 케이 박사는 제게 영감을 준 인물이자 절 인도해준 빛이었습니다. 그가 제 담당의이자 친구가 된 건 제게 있어 큰 행운이었죠."

론 데눈지오의 영웅은 그가 1990년대에 만난 담당의(내분비 전문의) 제임스 렌하드James Lenhard 박사다. 렌하드 박사는 그의 삶을 180도 바꾸어 놓았다.

"렌하드 박사는 제게 당뇨병이 있어도 더 나은 사람이 될 수 있다고 말해 주었습니다. 그건 제게 의미심장한 말이었죠. 렌하드 박사는 진정으로 환자를 위하는 사람이었습니다. 당시 전 눈에 문제가 있었고, 왼다리의 절반을 잃어 가고 있었습니다. 그는 제가 선택해야 할 길을 알고 있었고, 제 삶을 변화시켰습니다."

가끔은 자신이 다른 사람의 영웅이 되는 것, 즉 다른 사람에게 영감을 주고 존경을 받는 것도 의미 있고 모두에게 득이 될 수 있다. 이러한 맥락에서 리치 험프리즈의 사례를 살펴보자. 그는 자신이 20년 넘게 운영한 소아당뇨 여름 캠프에서 항상 아이들의 귀감이 되려고 노력했다. 폴 맥기건 역시 자신의 여름을 리치 험프리즈와 같은 캠프에서 일하며 보냈다. 폴 맥기건은 몇 년에 걸쳐 캠프에서 만난 사람들이 자신의 인생에 많은 영향을 주었다고 말한다. 폴 맥기건에게는 자신을 미국 국립보건원이 지원하는 제2형 소아당뇨병 연구의 운영자로 고용한 한 젊은 의사가 그의 또 다른 멘토이자 친구였다. 안타깝게도 이 젊은 의사는 암으로 최근에 세상을 등졌지만, 폴 맥기건은 그가 생전에 못 다한 일을 대신 하는 것이 목표다.

제인 도만에게도 당뇨병 영웅, 또는 멘토가 있었지만, 그녀 자신이 그런 역할을 하기도 했다. 그녀는 말한다.

"수년 전 한 여성이 제게 준 도움과 우정은 축복과도 같은 것이었죠. 우리의 우정은 제가 처음으로 당뇨병 진단을 받았을 때 시작되었어요. 그녀 또한 8살에 진단을 받은 소아당뇨병 환자였어요. 그녀는 멘토라는 단어가 유행어가 되기 전부터 저의 멘토였죠."

이 여성은 제인 도만에게 당뇨병이 있는 여성이 겪어야 하고 이겨 내야 할 것에 대해 가르쳤다. 불행히도 제인의 멘토는 심장 스텐트 및 그 외의 치료술이 개발되기 전, 54세의 나이로 세상을 등졌다. 최근 관상동맥에 두 개의 스텐트를 삽입한 제인은 그녀의 죽음을 떠올리면 이 기술이 조금 더 일찍 개발되지 않은 것이 안타까울 따름이다.

제인 도만은 주는 것이 항상 받는 것보다 더 낫다는 교훈을 그녀로부터 얻었고, 그녀처럼 되려고 노력했다고 한다. 제인 도만의 이러한 노력은 빛을 발해, 그녀의 열정과 헌신은 당뇨병이 있는 많은 사람들의 삶을 크게 바꾸어 놓았다. 예를 들어, 그녀가 몇 해 전에 참석한 당뇨병 환자를 위한 모임에서, 그녀는 어느 부부가 당뇨병이 있는 아들에 대해 얘기하는 것을 들었다. 그 부부는 4살 된 아들이 당뇨병에 걸린 것이 자신들 책임이라며 죄책감을 감추지 못하는 것이었다. 제인은 그들이 하는 말을 듣고 그들과 얘기를 나눠야겠다고 생각했다.

"전 그 부부에게 아들이 스스로 자신의 당뇨병을 관리할 수 있도록 지금부터 조금씩 훈련시켜 나가는 것이 필수적이라고 말해 주었죠. 아들이 성장하면 당뇨병 관리에 필요한 모든 지식을 환자 자신이 알고 있어야 한다고 설명해줄 필요가 있었어요. 또한 그 아이는 자신의 병이 부모의 잘못도 아니고 그 누구의 잘못도 아니라는 걸 이해할 필요도 있다고 말해 주었죠."

제인은 후에 당뇨 모임에 참석한 어떤 부부가 당뇨병이 있는 자신의 아들을 돌보는 데 큰 깨우침을 준 한 부인에 대해 얘기했다는 말을 자신의 간호사로부터 전해 들었다. 물론 그 부인은 바로 제인이었다.

"이들 부부가 제가 제안한 것을 긍정적으로 받아들여 마음이 한결 가벼워졌죠. 지금쯤 그 꼬마 아이는 10대 소년이 되었을 거예요. 그 아이가 자신의 몫을 감당하며 잘 지내고 있었으면 좋겠네요."

제인처럼 당뇨병이 있는 사람들이 더 나은 삶을 살 수 있도록 도왔는데 기분이 좋아지지 않는다면, 당신은 그 무엇을 해도 기분이 좋아지는 사람이 아니다.

리치 험프리즈, 나이: 65세

유형: 제1형 당뇨병, 보유기간: 51년

평소 온순했던 14살의 아이가 거실에 있는 스탠드 램프를 발로 차 쓰러뜨린 이유는 무엇이었을까? 의사가 리치 험프리즈라는 9학년 소년에게 당뇨병 진단을 내리고, '당분간' 레슬링부에서 운동을 할 수 없다고 말했던 것이다. 결국 레슬링은 다시 시작하게 되었지만, 이 사건은 그가 당뇨병 진단을 받고 맞닥뜨려야 했던 여러 장애물들 중 첫 번째 장애물이었다. 그때 이후로 그는 긍정적인 태도만 가진다면 이겨 내지 못할 것이 없다는 교훈을 배웠다. 그는 사람들에게 인생을 하나의 모험으로 생각하고 그 모험을 즐기라고 조언한다.

리치는 자신의 이 조언을 확실히 습관으로 만들어 인생을 변화시켰다. 그는 미술 선생님이었지만, 당뇨병으로 시력을 잃기 시작하면서 교직을 떠나야 했다. 하지만 여기에 굴하지 않고 교직을 떠난 직후 아이들을 위한 '즐거운 숲속 길'을 만들기로 결심했다. 심지어 그는 자신이 완전히 시력을 잃을 때를 대비해 숲속 길을 따라 가이드 로프도 만들어 두었다. 다행히 당뇨망막병증 레이저 시술과 유리체 절제술 덕분에 1년 반 동안 잃어버렸던 한쪽 눈의 시력을 거의 정상으로 돌려놓을 수 있었다. 그는 지금도 여전히 아이들에게 '즐거운 숲속 길' 산책을 안내하면서 자신의 경험담을 들려주고 있다. 그의 얘기는 분명 아이들에게 용기와 영감을 주기에 충분할 것이다.

그는 또한 당뇨병이 있는 아이들 및 성인을 대상으로 20년 넘게 캠프를 운영하며 이들의 귀감이 되어 왔다. 예를 들어, 그는 2005년 9월에 캠프의 자금을 모금하고 당뇨병이 있는 아이들에게 영감을 주기 위해 캠프에서 자신의 집까지 600km가 넘는 거리를 걸어서 여행했다. 23kg 무게의 장비를 들고 5주간 진군하던 이 대장정에서, 그는 딱 한 번 심각한 저혈당 증세를 보였다. 당시 그는 몸을 떨며 잠에서 깨어났는데, 주위가 깜깜해 포도당 정제를 찾기가 힘들었다.

"휴대폰 폴더를 재빨리 열어서 다음날 만나기로 했던 친구에게 전화를 걸었습니다. 그리고 그 휴대폰 불빛을 이용해 다행히도 포도당 정제를 찾을 수 있었죠."

그는 자신이 지금까지 살 수 있었던 데는 여러 가지 요인이 작용했다고 말한다. 그는 자신의 '장수 비결 목록'에 유머감각도 추가했다. 그는 만성질병을 안고 살아가려면 유머감각은 필수라고 말한다. 그는 또한 당뇨병을 인생의 훌륭한 스승으로 여긴다. 당뇨병을 철학적으로 보기 시작한 것이다. 그는 꾸준히 자신의 혈당 수치를 측정하지만 여기에 얽매이진 않는다. 그는 건강식(아몬드 밀가루로 직접 만든 빵 등)을 하고, 특히 당뇨병이 있는 아이들에게 귀감이 되려고 애쓴다. 또한 항상 감사하는 마음을 가지려 하며, 운동을 게을리 하지 않고 자신이 좋아하는 일을 하는 등 당뇨병을 극복하기 위해 최선의 노력을 다한다. 그러나 다른 당뇨합병증에 걸릴 가능성에 대해선 염려하진 않는다. 그는 또 하나의 '성공적인 당뇨병 관리 비결'로 케르세틴을 꼽는다. 그는 자신의 왼쪽 다리에 진행되던 신경장애를 말끔히 치료해준 것이 바로 케르세틴이라고 확신하기 때문이다.

무엇보다 리치는 자신의 처지 때문에 우울해하지 않는다. 그는 33살이 되면 세계를 일주하겠다는 목표도 달성했다(몇 번의 저혈당을 경험하긴 했지만 혈당측정기를 지참하지 않았다). 그는 지금도 계속해서 나아가고 있다. 우리는 그가 앞으로 여러 해 동안 다른 이들도 인생을 모험처럼 살 수 있도록 이끌어 주리라 확신한다.

8부

삶의 다른 비결들

42
원한다면 아이를 가져라

얼마 전까지만 해도 당뇨병이 있는 여성은 아이를 갖지 않는 것이 좋다고 알려져 왔다. 그럼에도 많은 여성들은 아이를 가졌고, 또 이들 중 많은 수가 철저한 당뇨병 관리 덕분에 성공적인 출산을 할 수 있었다. 마시 셰프스키도 이들 중 한 명이다.

"전 두 차례 자연유산을 했지만, 담당의가 그건 당뇨병 때문이 아니라고 말했어요."

출산과 입양을 통해 그녀는 현재 건강한 세 아이의 엄마가 되었다. 글래디스 덜은 1947년 생 아들 하나를 두는 것으로 만족해야 했다.

"제가 아이를 갖게 되리라곤 생각하지 못했어요. 하지만 아무도 제가 아이를 가질 수 없다는 말은 하지 않았죠. 그런데 제왕절개술로 아들을 출산한 후에는 더 이상 아이를 가지기 힘들 거라는 말은 들어야 했죠."

패티 섀퍼 역시 당뇨병 때문에 아이를 가질 수 없다는 말을 들어야 했다. 가톨릭 신자였던 그녀와 그녀의 약혼자는 결혼 전 의사로부터 이러한 절망적인 선고를 받고 입양의 가능성에 대해 진지하게 얘기를 나누었다. 하지만 이들은 결혼 후 입양 대신 출산을 선택했고, 패티는 6년에 걸쳐 다섯 명의 건강한 아이를 낳았다.

애너 마리아 굴드는 대학 재학 시절 약혼을 했고, 그녀의 약혼자는 아이를 간절히 원했다. 하지만 그녀의 산부인과 의사는 그녀에게 임신기간 동안 당뇨병으로 인해 야기될 수 있는 심한 신체적 스트레스가 생명까지 위협할 수 있기에 아이를 가져선 안 된다고 충고했다(그녀는 9살에 당뇨병 진단을 받았다). 그녀의 약혼자는 이 사실을 이해하고 받아들였지만, 그녀는 포기하지 않고 자신의 임신 가능성에 대해 많은 조사를 했다. 그리고 그녀의 임신을 낙관적으로 보는 내분비 전문의의 도움을 받게 되어, 2년 후에는 임신에 성공했다. 그리고 마침내 건강한 남자 아이를 출산했다.

"당뇨병 관리에 만전을 기해야 했어요. 당시만 해도 혈당측정기가 보편화되지 않아 혈당을 측정하기 위해 병원을 수시로 드나들어야 했죠."

그녀는 자신이 출산에 성공할 수 있었던 건 최상의 혈당수치를 유지하고 당뇨병 관리에 보탬이 되는 것들을 계속해서 익히고 실천한 덕분이라고 말한다. 아울러 당뇨병이 있는 여성들의 수기를 읽으며 용기를 갖고 낙관적인 마음가짐을 유지한 것도 큰 보탬이 되었다고 말한다.

임신당뇨병이 있는지 알 수 있는 방법

임신당뇨병은 일반적으로 임신 24~28주가 되었을 때 진단되는데, 산부인과 의사가 대개 이때쯤 선별검사를 실시하기 때문이다. 선별검사에서 임산부는 50g의 포도당이 함유된 글루콜라 Glucola를 마신 1시간 후에 혈당수치를 측정하게 되는데, 이때 혈당수치가 140mg/dl 이상이면 임신당뇨병 진단을 받거나, 다음날 3시간에 걸친 '경구 포도당 부하검사oral glucose tolerance test'를 받게 된다(100g의 포도당 사용). 이 경구 포도당 부하검사 결과 혈당수치가 1시간 후 180, 2시간 후 155, 3시간 후 140 이하로 나오면 정상으로 간주된다. 임산부가 포도당을 마시기 힘들어할 경우엔, 브래치&브로크Brach&Brock의 젤리빈 18개로 포도당 100g을 대신할 수 있다.

일부 의사들은 당뇨병 소인이 있는 임산부에 한해서만 선별검사를 실시하지만, 그렇게 되면 임신당뇨병이 있는 임산부 절반이 자신의 병을 제대로 진단받지 못할 수도 있다. 만일 당신에게 임신당뇨병 소인이 많다고 판단되면(과체중, 포도당 불내성, 과거 임신당뇨병 병력, 제2형 당뇨병 가족력, 이전에 출산한 아이의 체중이 4.1kg 이상 등의 경우), 먼저 임신 초기에 선별검사를 받아 보고 음성반응이 나왔을 경우엔 다시 24~28주가 지나 한 번 더 선별검사를 받는 것이 좋다. 임신당뇨병을 경험한 적이 있다면 제2형 당뇨병을 의심해볼 필요가 있는데, 이는 임신당뇨병이 후에 제2형 당뇨병에 걸릴 위험성을 크게 증가시키기 때문이다.

요즘에는 당뇨병(임신당뇨병 포함)이 있는 여성도 자신의 건강에 대한 위협이나 아이의 선천적 기형에 대한 두려움 없이 임신과 출산에 성공할 수 있다. 임산부가 임신으로 더욱 악화될 수 있는 심각한 당뇨합병증이 있거나 혈당수치가 지나치게 정상궤도를 벗어난 경우가 아니라면, 어떤 의사도 당뇨병이 있는 여성에게 아이를 갖지 말라고 권해선 안 된다. 한편, 당뇨병이 있는 미래의 엄마에게 신의 선물과도 같은 것이 바로 혈당측정기다.

콜버그 박사는 특히 20대 중반(당뇨병 경력이 20년을 넘은 시점)에 증식 당뇨망막병증과 관련된 몇 가지 문제가 있었기에, 자신은 결코 아이를 가질 수 없으리라고 생각했다. 그녀는 레이저 시술 후 2년이 지나 자신의 눈이 완전히 회복되기 전까진 임신의 가능성에 대해서 생각조차 하지 않았다.

"당뇨병과 임신에 대해 제가 할 수 있는 조사는 모두 해보았어요. 임신으로 제 눈이 다시 나빠질 가능성이 있는지, 태어날 아이가 제 당뇨병을 물려받을 확률은 얼마나 되는지, 아이의 선천적 기형을 막기 위해 무엇을 해야 하고 또 지금 그렇게 하고 있는지를 확실히 해둘 필요가 있었죠."

그녀는 이러한 문제들을 예방하기 위한 대책을 마련하기 전에, 먼저 혈당수치를 정상으로 유지하는 것이 임신 결과에 얼마나 영향을 끼치는지를 검토해 보는 등 당뇨와 임신의 연관성에 관한 공부에 열중했다. 그런 다음 그녀는 첫 번째 임신에 도전했다.

그녀는 임신기간 동안 생각했던 것보다 그렇게 힘들지 않아서 놀랐다. 그녀는 당시를 회상하며 말한다.

"임신을 앞두고 제 혈당수치가 120이 절대 넘지 않도록 유지하려 했죠. 식사 후 1시간이 지났을 때조차도 말예요. 정말 쉽지 않은 일이었고, 몇 번 실패한 적도 있었죠. 하루 종일 1시간마다 혈당을 측정했죠. 지금도 이렇게 힘든데 임신을 하게 되면 얼마나 힘들까 싶더군요. 그런데 막상 임신을 하고 나니 임신 전보다 혈당을 조절하기가 더 쉬워지더군요. 물론 임신 중엔 인슐린 요구량이 증가하긴 하지만, 28일 주기로 비교적 급격하게 변화하는 여성의 생리와는 전혀 다르게 점진적인 경향을 보였죠. 세 차례의 임신기간 동안 제 혈당수치는 그야말로 안정적이었죠. 임신 중 제가 겪은 어떤 문제도 저의 당뇨병과는 아무런 상관이 없었어요."

콜버그 박사는 두 번의 자연분만 이후에 제왕절개를 했지만, 이는 당뇨병과는 아무런 상관이 없는 것이었다. 그녀의 멋진 세 아들(현재까지 아무도 당뇨병이 없다)은 현재 13살, 11살, 8살이다. 그녀는 당뇨병이 있으면서 아이를 가지려는 여성들에게 충고한다.

"먼저 혈당조절에 만전을 기하는 것이 필수적이에요. 그런 다음 주저하지 말고 아이를 갖도록 하세요."

두 아이를 둔 버나데트 맥킨타이어도 이에 동의하면서, 혈당조절을 잘 할 것과 유능한 산부인과 의사를 찾을 것을 당부한다. 그녀는 또한 가능하다면 인슐린 펌프를 사용할 것을 권한다. 콜버그 박사는 처음 두 번의 임신기간 동안엔 지금은 시판되지 않는 울트라렌테 인슐린을 사용했지만, 마지막 세 번째 임신기간 동안엔 인슐린 펌프를 사용했다. 콜버그 박사 역시 임신기간 중 인슐린 펌프의 사용에 대해선 버나데트와 뜻을 같이 한다.

"다른 인슐린 요법을 사용하지 말라는 건 아니에요. 처음 두 차례의 임신기간 동안엔 인슐린 펌프를 사용하지 않았지만 제 혈당조절은 꽤 만족스러웠으니까요. 하지만 인슐린 펌프를 사용하면 서서히 증가하는 기본적인 인슐린 투여량을 조정하기가 훨씬 수월해요(어쨌든 임신 중엔 인슐린 투여량을 점진적으로 늘려야 한다). 사실 인슐린 펌프를 사용하면 기본적인 인슐린 투여량을 조정하지 않을 수도 없죠."

(일반적으로 항인슐린 호르몬 분비가 상승하는 임신 7개월째부터 나타나는) 임신당뇨병을 겪고 있는 여성일지라도 남은 임신기간 동안 인슐린 펌프를 사용하면 좋다.

캐런 포에니시 역시 임신기간 동안 혈당조절을 잘하는 것이 매우 중요하며, 충분히 그렇게 할 수 있다는 데 동의한다. 현재 23세, 22세인 두 아들을 낳은 캐런의 이야기는 영감을 불러일으키기에 충분할 것이다. 그녀는 결혼한 지 6개월만인 21살에 당뇨망막병증 진단을 받았고, 아이를 가질 수 없다는 말과 함께 불임수술을 권유받았다. 하지만 그녀는 불임수술을 하지 않고 기다려 보기로 결정했다. 그녀는 1980년에 혈당측정기를 구입했고, 그 다음 인슐린 펌프를 사용했다. 그리고 이 두 기구를 이용해 마침내 더 나은 혈당조절을 할 수 있게 되었고, 20대 후반에 성공적으로 두 아들을 출산하게 되었다.

"아이들을 임신했을 때 저의 당뇨병 관리는 최상이었고, 태어난 아이들의 건강도 최상이었어요. 전 텍사스에서 당뇨병이 있으면서 건강한 아이를 출산한 최초의 여성이었죠. 그래서 많은 사람들이 첫째 아이를 보러 왔어요."

두 번의 임신기간을 거쳤음에도, 현재까지 당뇨망막병증으로 인한 그녀의 시력 손실은 최소 정도에 그친다.

한편, 당뇨병이 있는 대부분의 남성들에겐 아이를 갖지 말라는 말을 하지 않는다. 짐 아서의 경우엔 몇몇 의사들이 걱정하지 말고 아이를 가지라고까지 말해 주었다고 한다. 그런데 당뇨병이 있는 남성이 당뇨병이 있는 아이를 낳을 확률이 6%로, 2%인 당뇨병이 있는 여성의 경우보다 높다. 어쨌든 짐 아서에겐 현재 40대인 두 아들과 4명의 손자손녀가 있는데, 이들 모두 당뇨병이 없고 매우 건강하다. 흥미롭게도 랍비 마이젤즈는 의사로부터 아이를 넷 이상 갖지 말라는 충고를 들었는데, 그 이유는 그의 당뇨병과는 직접적인 관련은 없는 것이었다. 그는 기억을 되살려 말한다.

"제가 결혼했을 때 담당의는 제게 아이를 넷 이상 갖지 말라고 충고했습니다. 그 이유는 저에겐 스트레스를 받지 않는 삶이 필요하다는 거였죠."

그는 현재 다섯 명의 아이들과 함께 살고 있고, 아이를 더 갖게 될지도 모른다. 그의 얘기를 들으면서 우리는 그 의사가 왜 그에게 하필이면 넷 이상 갖지 말라고 했는지 호기심이 발동했다. 차라리 아이를 갖지 말라고 충고하는 편이 더 설득력이 있지 않았을까!

당뇨병이 있는 여성의 임신을 위한 확실한 조언

- 최상의 임신 결과를 위해서 혈당수치를 항상 정상인의 혈당수치로 유지하라(〈100mg/dl). 그리고 식후 1~2시간이 지났을 때에도 지나친 혈당 상승은 피해야 한다(〉120mg/dl).
- 임신 전 경구약을 복용했다면, 임신 준비 중이거나 임신 중에 의사로부터 인슐린(기본 공급량 + 추가 공급량 투여법)을 사용하도록 지시받을 수 있다. 대부분의 당뇨 치료약물은 태아에 대한 안전성이 검증되지 않았기 때문이다.
- 임신 후반부에 식이관리나 기타 방법으로 혈당조절을 할 수 없는 경우, 인슐린이 혈당조절에 도움을 줄 수 있다.
- 탄수화물을 측정함으로써 탄수화물 섭취에 주의를 기울여야 한다. 정제된(빠르게 흡수되는) 탄수화물 섭취는 항상 제한한다.
- 임신기간 동안에는 소식을 한다. 즉, 초식 동물처럼 조금씩 자주 먹도록 한다.
- 임신기간 동안에는 혈당을 떨어뜨리고 지나친 체중 증가나 피로감, 임신당뇨병을 예방하기 위해 매일 15분~1시간 운동을 한다.
- 제2형 당뇨병이나 임신당뇨병이 있고 임신 전에 인슐린을 사용하지 않았다면, 규칙적으로 운동을 함으로써 계속해서 인슐린을 사용하지 않거나 보다 적은 양만을 사용할 수 있다.
- 임신 후반부에는 헬스용 자전거 타기나 물속에서 하는 운동 등 무릎 관절에 무리가 가지 않는 운동을 하도록 한다. 아울러 등을 바닥에 대고 하는 운동도 피하도록 한다.
- 심한 근력운동 같은 강도 높은 운동은 피하고, 쉽고 가벼운 운동을 한다.
- 더운 곳에서 운동하거나, 쉬지 않고 지나치게 오랜 시간(1시간

이상) 운동하는 것을 피한다.

- 운동 전과 운동 중, 운동 후에 혈당수치를 측정하고, 운동으로 인한 저혈당증을 예방할 필요가 있다면 간식으로 추가적인 탄수화물을 섭취한다.
- 당신에게 고혈압, 조산 경험, 전치태반, 심장 및 폐질환 등이 있거나 태아가 잘 자라지 않는다면, 운동하는 것에 대해 의사와 상담한다.

43
외출이나 여행에는 항상 대비를 하자

비교적 오랫동안 외출을 하거나 여행을 할 경우 '항상 예기치 못한 일들에 대비하는 것'은 당뇨병이 있는 사람의 좌우명이 되어야한다. 가끔 피치 못하게 예기치 못한 일을 겪을 수는 있다. 하지만 여행이나 장기간의 외출을 떠나기 전 이런 일들에 가능한 한 철저히 대비함으로써, 이에 보다 잘 대처할 수 있고 거기서 오는 스트레스도 크게 줄일 수 있다.

예를 들면, 장기간의 외출 시에는 추가분의 인슐린이나 약물, 심지어는 혈당측정기에 필요한 여분의 배터리 및 여분의 인슐린 펌프 등을 준비하는 것이다. 어떤 나라는 입국 시 약물이나 기구, 특히 주사기와 주삿바늘을 휴대할 경우 의사의 서면 인증서를 요구하기도 한다. 이 경우 당신이 사용하는 모든 약물과 그 약물의 투여 횟수 및 1회 투여분, 심지어는 서로 다른 인슐린 투여량까지 기재되어 있는 처방전을 모두 지참하는 것도 도움이 될 것이다.

더 나아가 만일 비행기를 타야 한다면, 당뇨병과 관련된 모든 것(아니면 최소한 반 정도만이라도)을 기내에까지 휴대하는 것도 고려해볼 만하다. 수화물이 분실되거나 늦게 도착할 가능성도 전혀 배제할 수 없기 때문이다. 특히 요즘에는 수화물 양도 많고 그 검사도 철저해졌기 때문에 수화물 도착의 지연 가능성은 그만큼 높아졌다 할 것이다.

만일 외국에서 꽤 오랫동안 체류를 하게 된다면, 필요로 하는 당뇨병 관련 물품들을 미리 도착할 곳에 우편으로 보내는 것도 좋은 방법일 수 있다. 특히 인슐린의 경우엔 기내에 휴대하는 것이 더 좋다. 위탁 수화물은 다양한 온도에 노출될 가능성이 많은데 비해, 기내의 온도는 어느 정도 일정하게 유지되기 때문이다.

미국 밖에서 인슐린 등의 당뇨 관련 물품을 구입할 경우에는 또 다른 문제가 생길 수 있다. 예를 들어, 미국 내에서 시판되는 인슐린은 그 농도가 모두 U-100인데, 어떤 국가에선 농도가 더 낮은 U-40이나 U-80 인슐린이 시판될 수 있다. 그러면 이러한 인슐린에 맞는 다른 종류의 주사기가 있어야 한다. U-100용 주사기로 농도가 더 낮은 인슐린을 투여하면, 투여량이 확연히 줄어드는 등의 결과를 야기할 수도 있다. 또한 당신에게 필요한 당뇨 관련 물품을 구하기 힘든 나라도 있고, 원하는 물품은 있지만 보험이 적용되지 않아 가격이 매우 비싼 나라도 있다.

미국 당뇨병 협회는 당신이 필요할 것이라고 예상하는 당뇨병 관련 물품의 두 배를 갖고 여행을 떠나라고 권장한다. 아울러 기내에서 저혈당증에 신속하게 대처할 수 있는, 빠른 반응을 보이는 포도당 제품과 여행 중 휴대하기 편한 뉴트리션 바nutrition bar 등의 간식도 챙겨 갈 것을 당부한다. 미국 당뇨병 협회는 이와 더불어 응급 상황을 대비해 당신의 메디컬 ID를 휴대하거나 착용하고, 담당의의 연락처도 가지고 갈 것을 제안한다. 가능하다면 당신이 치료받을 수 있는 그 나라 의사들의 목록도 준비해 두도록 하자. 당신이 그 나라의 언어에 능숙하지 않다면 의사들의 영어 구사능력에 대해서도 고려할 필요가 있다.

끝으로 시차가 다른 나라를 여행할 경우에는 약물 투여시간의 적절한 조정도 고려해볼 필요가 있다. 예를 들어, 콜버그 박사는 시차가 별로 나지 않는 미국 내 다른 주를 여행할 경우엔 자신의 시계의 시간을 바꾸지 않고 평소 스케줄에 따르는 것이 가장 쉬운 방법이었다고 말한다. 랍비 마이젤즈를 비롯해 다른 사람들도 시차가 3시간 이상 나지 않는다면 콜버그 박사의 방식을 따른다고 한다.

짐 아서는 당뇨병이 있는 여행자의 훌륭한 사례가 된다. 퇴직 전 한창 일할 때, 그는 3년 동안 벨기에에 산 적이 있었다. 그때 그는 당뇨 관련 물품을 항상 미국에서 받았기에 유럽의 인슐린 및 기타 당뇨 관련 물품을 구입할 필요도, 시험해볼 필요도 없었다. 이 밖에도 그는 직업상 전 세계를 여행해야 했지만, 당뇨병에 필요한 모든 것을 항상 가지고 다님으로써 문제의 소지를 미연에 방지할 수 있었다. 마찬가지로 랍비 마이젤즈도 장거리 여행을 할 때, 혈당조절을 보다 효율적으로 하기 위해 항상 덱스콤 연속 혈당측정기를 착용했다고 한다. 그는 이렇게 말한다.

"아주 정확한 기구는 아니지만, 휴대하긴 편하죠. 특히 요즘처럼 여행을 많이 하는 경우엔 말입니다."

당신이 아무리 철저히 준비한다 해도 우발적인 모든 일들에 완벽하게 대비하긴 어려울 것이다. 예를 들어, S. 패슨은 인슐린 펌프 주입기 세트를 여유 있게 챙기지 않고 이스라엘로 여행을 간 적이 있다. 그런데 유감스럽게도 그는 마지막 주입 세트를 잘못 꽂게 되었다. 하지만 그는 자신의 혈당이 400까지 치솟기 전까지 그 사실을 모르고 있었다. 그가 미국에 도착하기 전까진 36시간이 남은 상황이었다. 운이 좋게도 그는 다른 사람에게 주사기를 빌려 충분한 양의 인슐린을 투여할 수 있었기에 당뇨병케톤산증 증세 없이 무사히 귀가할 수 있었다. 그가 만일 '당뇨 여행자들의 좌우명' 대로 여유분의 주입 세트 및 주사기를 챙겼다면 이러한 긴박한 상황은 피할 수 있었을 것이다.

여행 중에는 혈당이 평소와 다르게 반응할 수 있고, 혈당수치의 편차가 평소보다 크게 나타날 수도 있다. 에덜만 박사는 여행 중 혈당관리가 특히 힘든 이유는 평소와는 다른 음식과 일정하지 않은 식사시간 때문이라고 말한다. 그는 의사 모임과 강의, 그리고 미 전역의 당뇨병 관리 협회 컨퍼런스를 준비하느라 자주 여행을 하기 때문에 당뇨병이 있는 사람이 여행 시 겪게 되는 문제와 고충을 직접 경험하고 있다.

빌 킹은 인슐린 펌프 회사에서 일하는데, 그도 역시 직업상, 그리고 당뇨병 관리 협회에서 운동에 대해 강연하기 위해 여행이 잦은 편이라 에덜만 박사와 비슷한 문제를 경험한다.

"저의 신체는 확실히 여행에 따르는 스트레스에 민감한 편입니다. 그래서 여행 중에는 인슐린을 더 많이 투여하게 되죠."

여행 중 그의 혈당에 가장 큰 영향을 끼치는 요인은 장시간 가만히 앉아 있는 것이다. 여행 중엔 공항에서, 기내에서, 또는 차에서 움직이지 않고 가만히 앉아 있는 시간이 많아지는데, 이것이 그의 혈당수치를 평소보다 더 올라가게 한다. 그는 이러한 혈당 상승을 막기 위해, 여행 중엔 인슐린 펌프의 기본 공급률을 높이고 혈당측정을 더 자주한다. 여행 중에는 이러한 문제점을 해소하기 위해 가능한 한 많이 움직이려는 노력도 필요하다. 틈틈이 기내 복도를 걷고, 공항에서 대기하고 있는 동안 공항 주위를 걷는 등 앉아 있어야만 할 상황이 아니라면 가능한 한 많이 움직이도록 하자. 콜버그 박사가 특히 꺼리는 건 장거리 운전이다. 평소와는 달리 장시간 가만히 앉아 있으면 혈당수치가 어김없이 올라가기 때문이다. 그녀는 다소 불만스런 어조로 말한다.

"평소보다 적게 먹고 더 많은 인슐린을 투여하는데도 적절한 혈당수치를 유지하기가 힘들어요."

어떤 사람들은 여행 과정에서 받는 스트레스만으로도 혈당수치가 올라가기도 한다. 예를 들어, 매튜 로는 비행기를 이용할 때마다 혈당수치가 올라가는 걸 경험하는데, 그는 그 이유가 여행 중 앉아 있는 시간이 많기 때문이기도 하지만, 비행기의 특성상 수동적인 여행을 할 수밖에 없는 답답함이 주는 스트레스 때문이기도 하다고 믿는다(평소 그가 매일 이용하는 자전거는 비행기 여행과는 달리 능동적인 면이 강하다). 아울러 비행기가 지연되거나 그로 인해 환승 비행기를 놓치게 될 때, 공항으로 가는 길에 차가 막혀 제시간에 공항에 닿지 못할까봐 조바심을 내게 될 때, 강화된 보안조치로 인해 출입국 사무소나 세관 등에서 무의미하게 시간을 보내야 할 때 등의 상황에서도 적지 않은 스트레스가 밀려와 혈당을 상승시킬 수 있다.

마찬가지 맥락으로 여행 중에 발생하는 신체적인 스트레스 역시 코르티솔의 상승을 초래해 인슐린 작용을 둔화시킬 수 있다. 즉, 여행에 수반될 수 있는 수면 부족, 시차, 식사 패턴이나 하루 일과의 변화 등이 신체적인 스트레스를 유발해, 인슐린 투여량을 늘려야 하는 결과를 초래할 수 있는 것이다.

한편, 여행 중의 저혈당증을 예방하고 대비하기 위해선(아니면 음식에 대한 최소한의 통제권을 행사하기 위해서라도) 평소 당신이 검증한 스낵들을 가능한 한 많이 가져가도록 하자. 사실 여행 중엔 언제 어디서나 당신이 먹을 수 있는 음식을 찾는다는 확실한 보장도 없다(특히 낯선 곳이나 외국을 여행할 때는 더욱 그렇다). 결론적으로 말해, 당신이 어느 곳을 여행하든 여행 시에는 당신의 당뇨병 관리에 특별한 주의를 기울여 잠재적인 문제들을 미연에 방지해야 한다.

미국 교통보안청이 제안하는 당뇨병자를 위한 여행 팁

- 공항에서 검열 과정을 거칠 때 당신에게 당뇨병이 있고, 필요한 당뇨 관련 물품을 소지하고 있다는 사실을 사전에 검열자에게 통보한다.
- 인슐린 및 인슐린 투여 기구(인슐린 주사병, 제트 주사기jet injector, 펜, 주입기, 미리 인슐린이 채워진 주사기 등)에 당신의 이름이 적힌 처방 라벨을 붙여 검열자가 확실히 알아볼 수 있게 한다.
- 시믈린, 바이에타, 글루카곤 등의 액체 약물도 역시 당신의 이름이 적힌 처방 라벨을 부착해 분명히 알아볼 수 있도록 한다.
- 만일 저혈당증을 치료하기 위한 액체나 젤 형태의 것을 85g 이상의 용기에 넣어 두었다면, 미리 검열관에게 신고해야 한다.
- 휴대할 수 있는 (사용하지 않은) 주사기의 개수는 제한적이지 않지만, 이 수에 부합하는 인슐린 약병이나 다른 투여식 약물도 함께 가지고 있어야 한다. 사용한 주사기는 날카로운 폐기물을 담기에 적절한 것, 또는 기타 인증된 용기에 버려져 있어야 한다.
- 이 외에도 혈당측정기, 혈당시험지, 연속 혈당측정기, 세모날

(lancet, 의료용 칼-옮긴이), 면봉, 제어 용액, 그리고 기타 혈당 측정 물품 등을 휴대할 수 있다.

- 인슐린 펌프 착용에는 제한이 없으나 사전에 검열관에게 이를 알리는 것이 좋다. 또한 인슐린 펌프 사용에 필요한 제반 물품을 휴대하는 것에도 제한은 없다.
- 휴대하고 있는 당뇨 관련 물품들을 엑스레이 검사대로 통과시키기 전에 검열관이 눈으로 확인할 수 있게 하려면, 그것들만 별도의 가방에 따로 분리해둘 필요가 있다.
- 보안에 관한 규칙은 수시로 변경될 수 있기에 여행 전 새로운 규칙의 시행 여부를 사전에 확인하라.

44
하고 싶은 것을 하자

자신에게 당뇨병이 있다는 사실을 망각할 수 있는 시간을 갖기 위해, 당뇨병과 관련이 없으면서 자신이 몰입할 수 있는 일에 열중하도록 하자. 만일 자신의 직업에 목적의식을 갖고 있다면 그 일에 더욱 열정을 쏟도록 하자.

직장에 대한 만족감은 당뇨병에 있어, 또는 인생에 있어 피할 수 없는 역경이 찾아 왔을 때 그 역경에 훨씬 더 잘 대처하게 해준다. 리치 험프리즈는 자신이 좋아하는 일을 찾으라고 조언한다. 우리 두 저자 모두 다른 사람들의 당뇨병 관리에 도움을 주기 위해 컨퍼런스를 열고, 연구 활동을 하며, 책과 논문을 쓰는 일을 즐기고 몰두할 수 있다는 것에 큰 감사를 느낀다.

일에 대한 몰두가 당뇨병을 망각할 정도가 아니라면 다른 취미나 사회활동, 또는 종교활동 등에 흠뻑 빠져 보자. 메리 수 루빈은 자신이 당뇨병을 잘 극복할 수 있었던 큰 이유는 친구를 만나거나 취미 생활을 하는 등 당뇨병 이외의 관심거리에 집중했기 때문이라고 확신한다. 그녀는 이런 활동을 통해 당뇨병에 대한 생각이 사라진다고 말한다. 여러 연구 결과에 따르면, 노인들이 사교댄스를 하면 걸음걸이와 균형감각이 크게 향상된다고 한다. 따라서 취미 활동은 당신에게 심리적인 측면뿐만 아니라 신체적인 측면에도 큰 도움을 준다.

태권도 1단인 마크 블랏스타인은 태권도가 자신의 몸과 마음의 건강에, 더 나아가 자신의 인생에 중요한 역할을 했다고 말한다. 그는 어렸을 때 시작한 태권도를 아직도 하고 있다. 그는 태권도를 '몸, 마음, 영혼의 치료약'이라 부른다. 그에게 있어 태권도는 병을 고쳐 주고 동기를 부여해 주는 것이다. 그는 2000년 11월 아르헨티나에서 개최된 태권도 국제대회 품세 부문에서 당시 50세(당뇨병 경력 40년)의 나이에 3위에 입상했다. 겨루기 부문에선 예상치 못한 저혈당 증세가 찾아와 아깝게 3위 자리를 놓쳤지만, 당뇨병을 이겨 내고 이 대회에 출전했다는 것만으로도 그는 자신을 승리자라 생각한다. 그는 대회 전 인터뷰에서 당뇨병과 함께한 자신의 인생에 대해 이야기하면서, 멋진 경구를 탄생시켰다.

"전 단순히 당뇨병과 함께 사는 것만으로 그치는 것이 아니라, 당뇨병과 함께 승리해 나가고 있습니다."

당뇨병은 실로 마크에게 승리감을 안겨준다 할 것이다. 당뇨병에도 불구하고 이를 극복하고 자신이 좋아하는 일에 열정을 쏟을 수 있다는 자체만으로도 충분히 승리자 자격이 있기 때문이다.

자신의 관심을 당뇨병 이외의 것에 돌려놓는 데 성공한 또 한 사람은 제럴드 클레버랜드다. 그는 PBS TV 지역 방송국과 교회, 지역사회 등에서 다양한 사회봉사 활동을 하고 있다. 또한 시러큐스 공립학교 부장학사로 일하면서 현재 10년째 교육학 박사과정을 밟고 있다. 당뇨병과 함께한 지 75년이 지난 지금도, 그는 여러 가지 활동과 일을 하며 항상 바쁜 나날을 보내고 있는 것이다. 이 외에도 그는 정년퇴직자 모임의 회장으로 적극적인 활동을 하고 있고, 당뇨병이 있는 사람들에게 식이관리와 혈당조절에 관한 교육까지 하고 있다.

제인 도만을 비롯한 여러 '성공적인 당뇨병 생존자들' 역시 바쁜 삶을 살고 있다. 그녀는 이렇게 말한다.

"바쁘게 살면 이런저런 걱정거리에 집착하지 않게 돼요. 예기치 못한 고혈당증을 비롯해 걱정한다고 해서 해결되지 않는 문제들이 있죠. 이러한 문제들을 미연에 방지하는 데에도 바쁘게 사는 것이 실제로 도움이 됩니다."

우리 모두가 그녀의 말을 마음에 새기고 실천할 필요가 있을 것이다!

에덜만 박사는 보다 나은 당뇨병 관리를 위해 생활양식을 바꾸려면 상식적인 접근이 필요하다고 조언한다. 즉, 자신에게 맞는 것을 해야 한다는 것이다. 예를 들어, 식생활을 바꾸려 한다면, 무조건 다른 사람이 좋다는 것을 따를 것이 아니라 당신의 체질과 가족병력, 문화적 배경 등을 고려해 당신에게 가장 맞는 식생활을 찾아야 한다. 같은 맥락으로, 운동이나 신체적 활동 역시 당신에게 잘 맞거나 당신이 가장 좋아하는 것을 택하도록 하자. 에덜만 박사는 요즘 주중엔 일로 너무 바쁘기 때문에 운동할 시간을 할애하기가 쉽지 않다. 하지만 주말만 되면 그는 어김없이 산책을 하고, 자전거, 농구 등의 운동을 한다. 이러한 운동이 자신에게 가장 맞다고 생각하기 때문이다.

45
애완동물을 키우자

애완동물은 정신건강에도 좋고, 또한 당뇨병을 보다 잘 조절할 수 있는 방법도 알도록 해준다. 거의 반세기를 당뇨병과 함께 살아온 메리 수 루빈에게 있어 애완동물은 항상 삶의 일부분이었다. 현재 그녀가 키우고 있는 개와 고양이들 대부분이 질병을 갖고 있는데, 그녀는 이를 보면서 자신이 더 큰 인내심을 가져야 한다고 깨닫게 되었다.

"애완동물의 행동에 있는 미묘한 변화를 지켜보면서 저의 감정이나 신체의 변화에 대해 파악하는 법도 배우게 되었죠. 애완동물은 제게 즉각적인 결과를 기대하지 말고 인내심을 가지라고 가르쳐 주었죠."

그녀는 또한 애완동물은 자신이 규칙적인 생활을 하는 데도 도움을 주었는데, 이것은 자신의 당뇨병 관리에 있어서도 큰 보탬이 되었다고 말한다.

다양한 애완동물은 글래디스 덜의 인생도 보다 짜임새 있게 만들어 주었다. 그녀는 애완동물이 자신에게도 큰 도움이 되었다고 믿는다. 애완동물을 키움으로써 당뇨병 이외의 것에 집중할 수 있었기 때문이다. 산악 지역에 살았던 13년간, 그녀의 가족은 말도 많이 키웠는데, 그 덕분에 그녀는 승마로 활동적인 삶을 살기도 했다.

최근에 정기적으로 개와 산책하는 사람과 헬스클럽에서 운동하는 사람의 건강 정도를 비교한 흥미로운 연구가 행해졌다. 이 연구에 따르면, 매일 개와 함께 산책하면 혈압이 낮아지고 심장박동수가 줄어들며, 스트레스가 감소하는 것으로 나타났다. 아울러 스트레스에서 회복되는 속도도 빨라진다고 한다. 이 연구의 피실험자인 1,500명은 1년에 평균 1,088km를 산책했는데, 이는 헬스클럽에서 운동하는 사람들이 걷거나 뛰는 거리보다 평균 322km가 더 긴 거리였다.

더 중요한 사실은 이들 대부분이 매일 꾸준히 개를 산책시킴으로써 그것이 하루 일과로 자리 잡은 데 반해, 헬스클럽에 다니는 사람들 중 절반 이상은 2~3개월 후에는 더 이상 헬스클럽을 다니지 않는다고 한다. 따라서 산책이 필요한 개를 갖는다는 것은 당신을 더욱 활동적이고 건강하게 만들어 주는 또 하나의 방법임에 틀림없다 할 것이다.

개를 산책시킴으로써 얻을 수 있는 또 다른 이점은 규칙적으로 개를 산책시키다 보면 사회적인 접촉이 늘어난다는 것인데, 많은 사람들이 이러한 접촉을 통해 행복감과 사회적 연대감이 향상되는 것을 느낀다고 한다. 다시 말해, 애완동물은 사회적 교류의 훌륭한 출발점이 될 수 있다는 것이다.

앞에서 언급한 스트레스 해소는 혈당조절에도 상당히 도움이 된다는 점에서 당뇨병이 있는 사람에겐 특히 더 중요한 문제일 것이다. 고양이 애호가들에겐 귀여운 소리를 내는 고양이를 무릎 위에 앉히는 것만으로도 기분 전환의 계기가 될 수 있을 것이다. 심지어 수족관 안에서 헤엄치고 있는 열대어들을 바라보는 것으로도 마음의 평화를 느낄 수 있을 것이다. 이도 저도 아닌 경우조차도 애완동물을 돌봄으로써 최소한 하루에 몇 분 정도는 당신의 문제로부터 마음이 떠나 있게 된다. 당신의 스트레스 해소와 건강 증진에 가장 큰 도움이 되는 애완동물이 무엇인지는 당신이 결정할 문제지만, 애완동물을 키우는 것은 분명 당뇨병이 있는 사람에게 권장할 만하다.

46
항상 몸에 귀를 기울이자

흥미로운 사실이 하나 있다. 혈당측정기가 없던 시절의 당뇨병자들이 일반적으로 자신의 혈당수치나 몸 상태의 변화를 더욱 잘 감지할 수 있었다는 것이다. 이는 아마도 혈당수치를 정확히 측정할 수 있는 도구가 없어 몸 상태의 변화에 더욱 민감했던 탓이리라. 당신의 몸에 사소한 변화가 있다면 그것은 항상 당신 몸속에서 일어나는 것일 테다. 따라서 당신의 몸에 귀를 기울이는 데 시간과 노력을 들인다면 그 변화를 감지할 수 있는 것이다.

예를 들어, 콜버그 박사는 혈당측정기를 사용하지 않고도 대부분의 경우 자신의 혈당에 어떤 음식이 어떤 영향을 끼치는지 파악할 수 있다. 어렸을 때부터 어떤 음식(대체로 그녀의 혈당을 갑자기 상승시키는 음식)이 자신의 기분을 엉망으로 만드는지를 알았던 그녀는, 지금도 이러한 음식을 피하고 있다.

"지금까지도 전 대부분의 경우 혈당측정기 없이 제 몸의 변화를 통해 음식이 혈당에 끼치는 영향을 감지할 수 있어요. 거의 20년간 혈당측정기 없이 당뇨병 관리를 해온 덕분에 음식에 대한 몸의 변화를 즉시 감지할 수 있죠."

그녀는 카페인을 삼가고 있는데, 이는 저혈당증의 초기 증상을 보다 명확하게 감지하기 위함이다.

"몸이 떨리거나 심장이 뛰는 등 아드레날린이 분비되는 증상을 느끼기 시작하면 저는 이것이 카페인 때문이 아니라 혈당이 떨어지고 있기 때문이란 걸 알죠."

하지만 카페인에 길들여져 있고 카페인에 민감하지 않는 사람의 경우엔 카페인을 피한다고 해서 그녀와 같은 능력을 발휘할 수는 없을 것이다.

짐 터너 역시 혈당측정기를 사용하기 이전부터 자신의 몸에 귀를 기울임으로써 음식이 신체에 끼치는 영향에 대한 식견이 생겼다.

"혈당측정기가 나오기 이전에 당뇨병에 걸린 것이 한편으로는 다행이다 싶기도 합니다. 제 몸에 어떤 변화가 일어나고 있는지 감지할 수 있는 탁월한 능력이 생겼으니까 말이죠."

실제로 혈당측정기가 등장하기 전부터 당뇨병을 갖고 있던 많은 사람들이 자신의 혈당수치가 변하면 이를 매우 잘 감지한다. 척 아이치텐 역시 자신은 혈당측정기 없이 혈당수치를 파악하는 능력이 탁월하다고 자랑한다. 하지만 혈당수치가 80~180 사이일 때 자신의 혈당수치를 정확히 파악하기란 상당히 힘든데, 혈당수치가 이 범위를 벗어나지 않는다면 일반적으로 신체적 증상이 나타나지 않기 때문이다.

만일 신체 증상이나 신체의 사소한 변화를 감지할 수 있다면, 그것이 심각한 문제로 발전하기 전에 문제를 해결할 수 있다. 예를 들어, 몇 년 전 로버트 만델은 여자친구와 산책을 하고 있을 때 갑자기 심한 소화불량에 걸린 것 같은 느낌을 받았다. 그건 협심증 증상이었지만, 그는 그때까지만 해도 협심증이 무엇인지도 몰랐다고 한다. 심장전문의를 찾은 그는 막혀 있는 관상동맥의 문제를 해결하기 위해 삼중 관상동맥 우회로 조정술을 받았고, 이로써 앞으로 일어날 수 있었던 심장발작을 미연에 방지할 수 있었다. 자크 바르나이스 역시 자신의 몸에 귀를 기울이고 몸에 이상한 조짐을 느끼는 즉시 그것에 대처할 것을 권한다. 당신의 면역체계가 반응해야 하는 신체적인 스트레스 요인 또한 혈당수치를 상승시킬 수 있다. 따라서 당신의 몸에 주의를 기울인다면 초기에 감염이나 질병의 징후 또한 파악할 수 있다. 또한 지나치게 피로할 때나 정신적인 스트레스를 받을 때도 그것을 감지할 수 있다. 마시 셰프스키는 말한다.

"평소 당신의 몸에 대해 익숙해지세요. 신체의 사소한 변화라도 재빨리 눈치 챌 수 있게 말예요. 여기서 기다림은 미덕이 아니에요."

따라서 몸에 대한 당신의 느낌에 의심이 간다면 먼저 혈당을 측정해 보고, 그 다음 의사의 진찰을 받도록 하자. 미루지 말고 가능한 한 빨리!

47
몸은 변한다는 것을 알자

노화는 복잡한 과정이고 그 자체가 신체적인 변화를 야기하는데, 이 중 많은 것이 당뇨병과는 전혀 관련이 없는 것이다. 일반적으로 노화과정에는 신체 체계의 생리기능이 서서히 저하되는 것이 포함된다. 인간이 가지고 있는 세포는 무한정 분열과 재생산을 할 수 있는 것이 아니다. 세포의 분열과 재생산 기능이 둔화되기 시작하면 노화의 진행은 그만큼 빨라진다. 한편, 노화와 밀접한 관련이 있는 만성적인 질병이더라도, 그중 많은 수는 몸이 노화되었다 해도 충분히 피해 갈 수 있다. 하지만 우리가 이러한 질병 모두를 예방할 수 있는 길을 찾았다 하더라도, 병원은 여전히 노환으로 죽어 가는 사람들로 가득할 것이다.

그러나 당뇨병의 유무를 떠나 장수를 위해 중요한 사항은 예방할 수 있는 질병은 먼저 예방하고, 치료할 수 있는 질병은 치료하는 일일 것이다. 예를 들어, 정기적으로 근육을 사용하지 않으면 근육은 더 많은 섬유조직을 잃게 되지만, 운동을 많이 하면 이러한 섬유조직의 소실을 더디게 할 수 있고 더 강한 근력을 유지할 수 있다. 당뇨병과 관련된 이야기를 하자면, 인슐린에 보다 민감한 근육조직을 가지게 되면 혈당수치를 더 잘 조절할 수 있다. 따라서 건강하게 장수하려면 당신 역시 당뇨병이 없는 당신의 친구처럼 건강에 관련된 모든 면에 주의를 기울여야 한다. 이러한 목표를 염두에 두고, 건강을 유지하는 데 필요하다면 당뇨병 전문의 외에도 필요한 모든 전문의의 도움을 구하도록 하자. 래리 베러티는 말한다.

"절대 앞으로도 계속 지금과 같은 건강 상태를 유지하리라고 생각하지 마십시오. 심장 전문의, 안과 전문의 등 당신에게 필요한 의사를 찾아 문제가 있는 곳은 반드시 치료받도록 하십시오."

또한 정신건강에도 각별한 주의를 기울여야 한다. 당뇨병 및 전반적인 삶에 관한 스트레스 역시 건강과 당뇨병 관리에 악영향을 끼칠 수 있기 때문이다.

한편, 당뇨병에 국한된, 결코 얕잡아볼 수 없는 변화에 대해 얘기하자면, 저혈당 증상이 시간이 흐름에 따라 달라질 수도 있다는 것이다. 다시 말해, 혈당이 떨어졌을 때 평소 보였던 증상들이 더 이상 나타나지 않을 수도 있다는 것이다. 게다가 저혈당증을 감지하는 당신의 능력도 저하될 수 있다. 조 앨런의 남편이 이를 증명한다.

"요즘은 가끔 아내가 자신의 저혈당증 증상을 감지하지 못할 때가 있습니다. 전에는 그렇지 않았는데 말이죠."

제인 도만 역시 2005년까지 심한 저혈당증을 경험한 적이 거의 없음에도, 요즘은 자신의 혈당이 떨어지는 걸 잘 감지하지 못해 제때 대처하지 못하는 경우가 잦아졌다. 짐 아서의 저혈당에 대한 감지능력 역시 변했다. 그는 당뇨병 진단을 받은 이후 60년간은 혈당이 떨어지는 걸 대부분 감지했지만, 지난 몇 년간은 상황이 바뀌었다.

"요즘은 혈당이 떨어지지 않도록 각별히 유의해야 합니다. 예전처럼 혈당이 떨어지는 걸 잘 감지하지 못하기 때문이죠."

장기간에 걸친 변화와 더불어 단기간에 걸친 변화에도 주목해야 한다. 인슐린 반응의 변화와 호르몬의 변화를 비롯해, 기타 여러 변화를 월 단위, 주 단위, 심지어 하루 단위로도 주목해야 한다는 것이다. 예를 들어, 운동이 인슐린 반응에 변화를 주기도 하지만, 여성의 월경 역시 인슐린 반응에 영향을 끼친다. 월경 주기 후반부(황체기) 동안 분비되는 에스트로겐estrogen과 프로게스테론progesterone 등의 호르몬은 인슐린의 효과를 감소시킬 수 있다.

실제로 많은 여성들의 경우, 월경 주기가 시작되는 시점과 끝나는 시점의 인슐린 필요도는 커다란 차이를 보인다. 콜버그 박사는 에스트로겐이 우리의 신체를 인슐린에 덜 민감하게 만든다고 말한다. 콜버그 박사는 월경 주기가 시작되면 주로 에스트로겐의 감소로 인해 갑자기 혈당이 떨어지기 시작해, 12~24시간에 걸쳐 지속적으로 혈당이 떨어진다고 한다. 그래서 이때 월경 주기가 시작되는 걸 대개 감지한다는 것이다.

남성의 경우엔 근육의 손실과 테스토스테론testosterone 수치의 감소라는 두 요소가 결합해, 근육에서의 인슐린 작용을 감소시킬 수 있다. 따라서 이러한 모든 변화들에 대처하기 위해 건강 및 당뇨병 관리도 그에 따라 변화를 주는 것이 최선의 방법이다.

48
담배는 절대 금물

건강과 관련해 담배는 최악의 습관 중 하나임에 틀림없다. 당뇨병자에게 담배의 폐해는 한층 더 심각하다. 일반적으로 흡연자는 몇 가지 인슐린 저항성 증후군을 보이며, 제2형 당뇨병에 걸릴 위험성도 비흡연자에 비해 50%나 높다. 제1형 당뇨병자가 흡연을 할 경우엔 '이중 당뇨병' 으로 발전되거나 두 유형의 당뇨병 증상을 보일 수 있다. 게다가 흡연은 신진대사에 끼치는 영향과 전신에 걸쳐 증가된 염증이 함께 작용해, 미세혈관의 문제(신장, 눈, 신경 등의 미세혈관) 및 그로 인한 다른 문제(심장발작, 뇌졸중, 말초혈관 질환)를 일으켜 합병증으로 발전할 위험성을 증가시킨다. 미세혈관에 이상이 생길 위험성은 제1형 당뇨병자가 가장 높은 반면, 제2형 당뇨병자는 심장질환이나 기타 심장혈관 질환에 걸릴 가능성이 많다. 따라서 담배를 끊는 것은 혈당조절과 합병증 예방차원에 있어 가장 중요한 문제일 수 있다.

담배에 함유된 니코틴은 손과 발로 유입되는 혈류를 심각하게 제한시킨다. 이 두 부위는 당뇨병으로 인한 신경계통의 손상에 가장 많은 영향을 받는 부위이기 때문에, 여기에 흡연까지 추가하면 당신의 손과 발에 치명적인 문제가 생길 수 있다. 또한 흡연은 당뇨병이 없는 사람에게도 모든 유형의 심장혈관 질환의 주요 위험인자인데, 당뇨병은 그 자체로 이러한 문제의 주요 위험인자인 것이다. 따라서 당뇨병이 있는 사람이 담배를 피우면 심장혈관 및 기타 혈관 질환에 걸릴 위험성은 한층 더 높아진다. 버나데트 맥킨타이어가 이 점을 상기시킨다.

"흡연이 심장혈관뿐만 아니라 모든 혈관을 수축시킨다는 걸 알고 있죠. 당뇨병이 있는 사람이 담배를 피우면 더더욱 그렇고요."

콜버그 박사는 10대 시절, 자신의 내분비 전문의가 담배를 피우면 죽게 된다고 말한 것을 기억한다. 그는 당뇨병이 있는 사람이 담배를 피우면 더 빨리 죽음을 맞게 된다는 의미로 이 말을 했을 것이다. 그의 이러한 메시지는 콜버그 박사의 머릿속에 지금까지도 뚜렷하게 각인되어 있다. 실제로 그녀는 담배 연기 주위에 가는 것조차도 몹시 싫어한다. 마찬가지로 글래디스 덜이나 돌로레스 브레흠, 캐럴 세션즈, 바바라 박스터 역시 담배를 피우지 않는다.

바바라 박스터는 10대 시절 2주 정도 담배를 피운 적이 있긴 하지만, 담배가 건강에 얼마나 해로운지를 설명한 책자를 읽고 난 후로는 단 한 번도 담배를 피우지 않았다. 그랜트 맥아더는 자신의 장수 비결 중 하나로 술과 담배를 전혀 하지 않는 것을 꼽는다. 우리는 금연에 대해선 그의 의견에 전적으로 동의하지만, 당뇨병이 있는 사람이 적당량의 술을 마시면 건강에 보탬이 되는 측면도 있다고 생각한다. 하지만 이 책에 등장하는 최고령자 중 한 명인 글래디스 덜 또한 술을 전혀 마시지 않는다고 한다.

이 책을 위해 인터뷰한 장수자들 모두가 실제 담배를 피우지 않고 있다. 그중 몇몇은 담배의 폐해에 대해 확실히 이해하기 전까지 담배를 피운 적이 있긴 하지만 말이다. 앨 루이스는 말한다.

"지금은 담배를 피우지 않지만, 1971~1981년까지 10년간 담배를 피운 적이 있습니다. 당시엔 제게 금연하라고 충고해준 사람이 없었지만, 만약 제가 지금까지 담배를 피우고 있다면 제 담당의는 담배를 당장 끊든가 다른 의사를 찾아보라고 말할 겁니다."

윌 스피어 역시 1971년에 담배를 끊었다. 그는 담배를 끊고 모은 돈으로 정장을 구입했다고 한다.

패트리샤 라 프랑스-울프는 18살부터 시력을 잃게 된 34살까지 담배를 피웠지만, 1주일에 한 갑 이상은 피우지 않았다. 그러다가 30년 전 담당의의 지시에 따라 담배를 끊었다고 한다.

밥 엘더가 담배를 끊은 이유는 남다르다.

"전 대학시절부터 담배를 피우기 시작해 1997년 퇴직할 때까지 담배를 피웠습니다. 물론 그동안에도 담배를 끊으려고 시도해 보았지만 쉽지 않더군요. 담당의가 제게 담배를 끊으라고 충고했고 저도 흡연이 어리석은 짓이라고 생각했지만, 담배에 중독이 된 것 같더군요. 그런데 퇴직 후 일에 대한 스트레스가 없어져서 그런지 담배를 쉽게 끊을 수 있었습니다."

밥이 담배를 끊은 이유는 우리가 담배 대신 다른 것으로 스트레스를 해소해야 한다는 또 하나의 이유가 된다.

돈 기포드는 어렸을 때 재미삼아 피우던 담배를 끊게 해준 사건을 기억한다.

"1960년대 대부분의 사내아이들이 그랬듯, 저 역시 10대 초반에 겉멋으로 담배를 몇 대 피워 보았죠. 그런데 하루는 우리 4-H 클럽에서 초대한 연사가 폐암 환자의 수술 장면을 컬러 영상으로 보여 주는데, 그것을 보던 한 아이가 기절해 버렸죠. 그때부터 전 담배로 겉멋을 부리는 짓을 그만두게 되었습니다.”

그는 로스쿨에 다닐 때와 그 후 몇 년 동안 1주일에 다섯 번 파이프담배를 피웠다고 한다. 그는 자신의 혈당이 잘 조절되지 않을 때 위안을 얻기 위해 담배를 피운 것 같다고 말한다. 그는 혈당이 만족스러울 정도로 조절되고 흡연이 끼치는 해악이 세상에 알려지게 되었을 때 담배를 끊었다고 한다.

캐런 포에니시는 우리 모두가 마음에 새겨 두어야 할 것을 다시 한 번 상기시킨다.

“흡연은 혈액의 순환 문제 및 심장질환과 밀접한 관련이 있습니다. 제가 만일 당뇨병 교육자가 아니었다면 제 담당의 역시 제게 이러한 위험성에 대해 경고했을 겁니다. 어쨌든 흡연은 아주 나쁜 것입니다.”

흡연은 당뇨병이 있는 사람에게는 특히나 수명을 단축시키는 습관이다. 따라서 당신 역시 ‘성공적인 당뇨병 생존자’로서 장수하길 원한다면 담배를 가까이 하지 말기 바란다. 물론 당신이 현재 흡연자라면 지금 당장 담배를 끊어야 할 것이다.

49
활발한 정신 활동을 하자

만일 당신이 당뇨병 전기(당뇨병 전 단계–옮긴이)이거나 당뇨병이 있다면, 정신적인 쇠퇴를 경험할 위험성이 일반인에 비해 더 높다. 당뇨병으로 인해 뇌에 영양분을 주는 동맥에 플라크가 형성되어 뇌졸중을 일으키면 당신의 인지능력은 급속도록 떨어지기 때문이다.

뇌의 신경기능이 저하되는 것은 전신에 걸친 염증 및 산화 방지제로 조절되고 자유기free radical로 야기되는 산화 손상과도 관련이 있다. 결론적으로 말해, 이러한 모든 위험성으로부터 벗어나 손상되지 않은 정신을 유지하려면 여전히 혈당조절이 최우선 과제다. 최상의 혈당조절을 하면 이러한 모든 위험성으로부터 자유로울 수 있겠지만, 혈당조절을 형편없이 하면 기억력 문제, 혈관치매, 알츠하이머병 등이 생길 수 있다.

많은 경우에 이러한 정신적인 쇠퇴를 예방할 수 있다는 건 반가운 소식이 아닐 수 없다. 그저 잘 먹고, 금연하고, 운동을 많이 하며, 당뇨병을 조절하고, 도전적인 과제로 두뇌를 훈련시키는 것으로 이러한 정신적인 쇠퇴를 충분히 예방할 수 있다. 예를 들어, 노화 방지제가 많이 함유된 블루베리와 고구마 등의 음식을 많이 섭취하면 치매나 알츠하이머병에 걸릴 위험성이 줄어든다. 실제로 이러한 음식은 정신적인 쇠퇴를 예방하는 데 상당히 도움이 된다고 한다. 반면, 과체중은 이러한 질병에 걸릴 위험성을 증가시킨다. 따라서 적절한 체중을 유지하는 것은 정신적인 쇠퇴의 예방차원에서도 중요한 의미를 띤다. 거의 대부분의 신체적 활동이나 운동은 인슐린 반응을 향상시키는 동시에 정신적인 쇠퇴를 야기하는 혈관 질환의 발병률을 감소시킨다.

일생에 걸쳐 활발한 정신 활동을 한다면 노년기에 사고력의 저하를 경험할 확률이 적다. 일반적으로 교육을 많이 받은 사람이나 직업상 머리를 많이 쓰는 사람, 또는 뇌를 자극하는 정신 활동을 많이 하는 사람 등이 알츠하이머병이나 기타 치매에 걸릴 확률이 훨씬 더 적다. 임상연구가들은 일생에 걸쳐 생각을 많이 하는 사람은 알츠하이머병에 걸리더라도 일종의 '예비 인식 창고', '사고력 보조 저장소' 같은 것을 만들지도 모른다고 추정한다.

뇌를 자극하는 다양한 정신 활동을 하는 것이 사고력 유지에 가장 큰 도움이 될 수 있고, 같은 일과 사고를 반복하는 것보다 새로운 경험과 사고를 하는 것이 훨씬 더 중요할 수 있다. 따라서 최상의 효과를 거두기 위해서는 뇌를 자극하는 사회적인 교류를 많이 할 필요가 있을 것이다. 하지만 무엇보다 중요한 것은 당신이 즐길 수 있는 정신 활동을 선택해야 한다는 것이다. 스트레스와 기타 부정적인 감정은 혈당조절에는 물론이고 사고능력에도 부정적인 영향을 끼칠 수 있기 때문이다. 이러한 이유로 긴장을 풀고 편안한 마음을 가질 수 있도록 해주는 각종 테크닉들 또한 사고기능의 유지 및 향상에 큰 도움이 될 수 있다.

심지어 당신의 사고능력이 이미 내리막을 향하고 있다고 해도 상황을 충분히 반전시킬 수 있다. 예를 들어, 이해력을 향상시키는 훈련 프로그램 과정을 마친 노인들이 몇 년 후까지도 사고력 테스트에서 일반 노인들에 비해 훨씬 높은 점수를 얻었다고 한다. 심지어 보다 젊은 층의 경우에도 일정 기간 두뇌 활동을 많이 하면 사고력이 향상된다. 피터 가리티는 평생교육 과정에 등록해 끊임없이 자신의 두뇌를 활동시킨다.

당뇨병을 갖고도 장수하는 다른 사람들 역시 우리가 제안한 것들 중 상당수를 이미 실천하고 있다. 예를 들어, 조 앨런은 지속적으로 두뇌를 자극하기 위해 매주 화요일마다 친구들과 브리지 게임(카드 게임의 일종–옮긴이)을 한다. 로버트 만델 역시 점심시간에 브리지 게임을 즐겨하곤 한다. 블론디 프램은 다소 고독한 방법이긴 하지만, 도전적인 측면에선 브리지 게임에 결코 뒤지지 않는 두뇌활동들을 꾸준히 하고 있다.

"잠자리에 들기 전 항상 십자말풀이나 스도쿠(Sudoku, 일본에서 개발된 퍼즐 게임–옮긴이)를 해요. 사람들은 그런 것을 하면 잠을 이루기가 힘들지 않으냐고 묻지만, 몸이 피곤하면 단잠을 잘 수 있죠. 이 외에도 전 책을 많이 읽죠. 뜨개질도 하고 크로케(croquet, 15세기경부터 프랑스에서 보급되기 시작하여 17세기에 영국에 전해진 경기. 일본에서는 게이트볼이라는 이름으로 변형, 성행되고 있다―옮긴이)도 즐기고 말예요. 전 항상 바쁘게 지낸답니다."

50년 이상 당뇨병을 안고 살아온 사람들을 포함해, 이 책을 위해 우리가 인터뷰한 모든 사람들이 치매 증상이나 심각한 기억력 손실 등의 문제를 전혀 보이지 않았다. 조직적인 두뇌 활동의 훌륭한 예가 되는 사람이 제럴드 클레버랜드다. 그는 최근에 두뇌 활동과 관련한 연구에 피실험자로 참여한 적이 있는데, 그의 사고능력은 20세의 젊은이들과 똑같다는 진단을 받았다. 91살의 나이에 75년간 당뇨병을 안고 살았음에도 말이다. 앞서 언급한 그의 프로필을 참조한다면, 그는 항상 바쁘게 살아 왔고, 지금도 다른 사람에게 더 나은 혈당조절을 위한 상담을 해주며 바쁘게 지내고 있다는 걸 알 수 있을 것이다. '성공적인 당뇨병 생존자들' 모두가 우리들에게 주는 메시지는 분명하다. 신체적으로나 정신적으로 적극적이고 활기찬 삶을 살면, 우리의 두뇌가 완벽하게 제 기능을 할 수 있도록 계속 유지할 수 있다는 것이다.

사고력을 유지하고 발전시키기 위한 실천법

- 뭔가를 기억하려고 노력하고, 후에 그것을 기억해 내려고 노력한다.
- 사물을 관찰하고, 후에 그것을 떠올려 보는 습관을 갖는다.
- 여행을 갔거나 어딘가를 방문하고 귀가한 후에는 그곳의 지도를 그려 보거나 그때의 스케줄을 떠올려 본다.
- 사고력을 요하는 카드 놀이나 보드 게임을 한다(브리지, 체스 등).
- 매일 십자말풀이나 글자수수께끼, 스도쿠 등 사고력을 요하는 게임을 한다.
- 비디오 게임을 한다. 특히 신속한 반응을 요하는 빠른 템포의 비디오 게임을 한다.
- 뉴스를 듣거나 읽고, 나중에 그것을 요약해 써보도록 한다.
- 생각할 거리가 있는 새로운 것이나 일상적이지 않은 것을 매일 시도해 본다.
- 독학이나 강좌를 통해 외국어를 배운다.
- 소설, 에세이, 실화, 시 등 다양한 종류의 독서를 한다.

50
모든 것에 중도를 지키자

'성공적인 당뇨병 생존자들'이 제시하는 마지막 비결은, 당뇨병 관리를 포함해 모든 것에 절제의 미덕을 발휘해 중도를 지킨다는 것이다. 중도는 충동(즉각적인 만족감)과 자제력(충동 억제) 간의 싸움이라 할 수 있다. 실수로 하루 동안 혈당조절을 엉망으로 했다고 해서, 될 대로 되라는 식으로 계속 혈당조절을 소홀히 하는 것은 중도가 아니다. 술이나 마약을 끊으려는 중독자는 잠깐의 실수로 술이나 마약에 한 번 손을 댈 수 있다. 적절한 자기 통제가 부족했던 그날 하루도 이처럼 생각하기 바란다. 당신의 행동이 잘못되었다는 걸 알고 다시 바른 길을 가려는 의지가 있는 한, 당신의 건강은 충분히 회복될 수 있을 것이다.

댄 스피나졸라는 당뇨병자 대부분에게 적용될 만한 이론을 얘기한다. 그는 절제력이 없는 당뇨병자를 마약중독자에 비유한다.

"혈당이 올라가면(high, 마약 중독자들이 취한 상태) 될 대로 되라는 식으로 도넛을 먹고, 혈당이 내려가면(low, 마약 중독자들이 침울한 상태) 혈당을 올리기 위해 도넛을 먹으며, 혈당이 정상이면 도넛을 먹을 자격이 있다고 생각해 도넛을 먹는 식이죠."

그는 당뇨병 관리에 최선을 다하려고 노력하는 편이긴 하지만, 그 역시 가끔 실수를 하게 된다. 그는 자신의 실수로 깨닫게 된 '절제력이 없는' 당뇨병자들의 사고패턴을 지적한다.

"그들은 자신이 먹은 것을 속이려 들죠. 남에게도, 자기 자신에게도 말입니다. 당뇨병에 대한 생각에 균형이 잡혀 있어야 합니다. 당뇨병을 제대로 인식해야 한다는 말이죠. 스스로를 속이면서 적절한 관리가 이루어

지길 바랄 순 없지 않겠습니까?"

대부분의 경우, 모든 유혹을 완벽하게 뿌리치는 것이 최선의 방법은 아니다. 예를 들어, 좋은 식습관을 유지하기 위해 특정 음식을 전혀 먹지 않을 필요는 없다는 것이다. 많은 '성공적인 당뇨병 생존자들' 이 그러하듯, 당신 역시 한 가지 점만 유의한다면 먹고 싶은 모든 것을 먹을 수 있다. 즉, 건강에 그다지 유익하지 못한 것은 소량만 섭취하도록 자신을 재교육시키는 것이다. 버나데트 맥킨타이어는 이 개념을 어린 시절에 이미 교육받았다. 그녀는 당시를 이렇게 회고한다.

"엄마는 휴일의 만찬을 제게 허락하셨죠. 비록 온전한 파이 한 개가 아니라 아주 작은 조각이긴 했지만요."

40여 년 전 로버트 만델이 제2형 당뇨병 진단을 받았을 때, 그의 담당의도 비슷한 조언을 해주었다.

"그는 제게 파이를 먹으면 안 된다고는 말하지 않았고, 아주 조금만 먹어야 한다고 말했었죠. 전 지금도 먹는 양에 각별히 신경 씁니다. 하지만 먹고 싶은 건 거의 다 먹는 편입니다. 아주 조금씩 먹는 것들도 있지만 말입니다."

척 아이치텐 역시 이러한 생각에 동의한다. 그가 식이관리에서 신경을 가장 많이 쓰는 것은 섭취하는 음식의 양이다. 하지만 그는 각각의 음식이 몸에 끼치는 영향을 이해하는 것 또한 상당히 중요하다고 말한다.

앉은 자리에서 초콜릿 쿠키 한 상자나 반 상자를 먹는 것은 중도가 아님을 확실히 알아야 한다. 초콜릿 쿠키의 크기에 따라 다르겠지만, 초콜릿 쿠키 한두 조각을 먹는 것이 중도를 지키는 것이다. 그리고 이에 그치지 말고, 자신이 먹은 것을 인정하고 그로 인한 혈당 상승에 대처하기 위해 혈당을 측정해야 할 것이다. 결론적으로 말해, 어떤 음식을 많이 먹었을 때 혈당에 큰 영향을 끼친다면, 그 음식을 하루에 한 번, 또는 일주일에 한 번, 또는 한 달에 한 번 소량만 섭취하는 것으로 제한해야 한다는 것이다.

또한 전반적인 식사량을 줄이는 것으로 한층 더 바람직한 절제를 실천할 수 있다. 아울러 식사를 할 때는 최대한 천천히 맛을 음미하며 식사를 하도록 하자. 음식을 먹을 때마다 항상 그렇게 해야 한다. 음식을 천천히 먹으면 위가 뇌와 대화할 시간이 생겨서, 보다 적게 먹어도 포만감이 찾아온다. 식사 전에 물이나 음료를 마시는 것으로도 마찬가지 효과를 거둘 수 있다. 더 나은 방법은 간식을 조금씩 먹음으로써 한 끼의 식사를 배불리 먹지 않게 만드는 것이다. 댄 스피나졸라는 그렇게 하는 것이 말처럼 쉽지 않다는 걸 인정한다.

"저의 가장 큰 문제는 식습관입니다. 이탈리아 출신이라 빵과 탄수화물을 많이 먹는 것이 오랜 습관이죠. 우리는 배가 부르지 않거나 단것을 많이 먹지 않고는 절대 식탁을 떠나지 않죠. 초콜릿 쿠키 앞에선 아내도 포기할 수 있을 정도니까요!"

미리 인슐린을 투여했거나 당신의 신체가 충분한 양의 인슐린을 분비하는 것이 아니라면, 접시를 깨끗이 비워야 한다는 강박관념을 갖지 말자. 몸이 필요로 하는 양만 섭취하기 위해서는 자신의 몸이 얘기하는 것에 귀를 기울이는 것이 더 현명하다. 속이 불편할 정도로 포만감을 느낄 때까지 음식을 먹는 것은 삼가야 한다. 지나치게 많이, 비교적 짧은 시간 내에 혈당을 정상으로 되돌려 놓는 것이 거의 불가능하기 때문이다. 따라서 혈당조절을 위해 중도와는 거리가 먼 뷔페식당이나 패밀리 레스토랑은 가급적 피하도록 하자. 만일 뷔페식당에서 식사를 할 수밖에 없는 상황이라면, 먼저 샐러드와 야채를 한 접시 담아 먹은 다음 최소 10분 정도는 기다리도록 하자. 그런 다음 주요리를 담을 두 번째 접시에는 샘플채취만으로 만족하도록 하자. 절대 세 번째 접시까지는 탐내지 말아야 한다. 충분한 물을 마셔 가며 천천히 식사하는 것을 절대 잊어선 안 된다. 그리고 대략 80% 정도 배가 부르다고 생각되면 가차 없이 식사를 중단하자. 따라서 당뇨병과 같은 만성질병을 갖고도 건강하게 장수하고 싶다면, 오늘의 만족보다 앞날의 건강에 비중을 더 많이 두는 것이 필수적이다. 최상의 혈당조절을 위해 순간순간 최선의 선택을 하기 바란다.

블론디 프램, 나이: 93세

유형: 제2형 당뇨병, 보유기간: 40년 이상

블론디 프램은 최소 40년간(진단을 받기 전에 수년간 당뇨병을 갖고 있었을 가능성이 많다) 제2형 당뇨병을 갖고도 만족스런 삶을 살았다. 그녀는 자신의 최고 '당뇨 성공' 비결로 서슴없이 가족들의 지원을 꼽는다. 또한 그녀가 받은 훌륭한 의료 서비스도 큰 몫을 했다. 그녀가 받은 양질의 의료 서비스는 대부분 당뇨병신경병증의 세계적인 권위자이자 그녀의 사위이기도 한 애론 비닉 박사로부터 받은 것이다. 여러 해 동안 식이관리와 운동만으로 당뇨 조절을 해온 그녀에게 비닉 박사는 인슐린을 사용하도록 했고, 그녀는 현재 하루에 4회씩 인슐린을 투여하고 있다. 그녀 곁을 항상 지켜준 자녀들은 자식 이상으로 소중한 존재들이다. 손자를 돌봐주는 그녀 역시 자녀들에게 없어서는 안 될 존재이긴 마찬가지일 것이다.

그녀는 또한 인생이 자신의 발목을 잡도록 결코 내버려 두지 않는, 매우 적극적인 여성이기도 하다. 그녀는 한때 음악가였고, 지금도 기회가 되면 공연을 보러 간다. 남아프리카공화국에서 태어난 그녀는 여러 해 동안 골프와 테니스를 즐겼다(그곳에서 그녀의 무지한 담당의로부터 당뇨병자에겐 운동이 해롭다는 말을 들었음에도 그녀는 운동을 했다). 넘어져 골절상을 입기 전까지만 해도 그녀는 매일 쇼핑센터까지 3~4km를 걸어 다녔다. 그녀는 당뇨병이 있건 없건 활동적인 삶을 사는 것이 아주 중요하다는 걸 알기에, 지금도 가능한 한 많이 걸으려 노력한다. 그녀는 항상 독서광이었고, 지금도 독서클럽의 회원으로 활동하고 있다. 그녀는 십자말풀이나 스도쿠를 하지 않고는 잠자리에 드는 법이 없다. 그녀는 계속 머리를 써야 한다고 말한다. 그녀의 말을 증명이라도 하듯, 그녀는 지금까지도 놀라울 정도의 사고력을 자랑하고 있다.

블론디는 자신의 낙천적이고 긍정적인 사고방식도 자신의 '당뇨병 성공'에 일조했다고 말한다.

"저는 항상 미래에 대한 기대감이 있죠. 지금은 제 손자들이 어떤 대학에 진학할지가 미래에 대한 저의 최대 관심사죠."

그녀는 건강상의 문제가 자신을 괴롭히도록 내버려 두지 않고(두 차례 유방암 수술을 받았다), 식이관리에 극도로 유의한다(설탕을 첨가하지 않은 균형 잡힌 식단 및 소식). 그녀는 당뇨병을 안고 살아가는 법을 터득했다고 말한다. 예전처럼 민첩하게 돌아다닐 수 없는 것이 그녀에게 가장 거슬리는 부분이긴 하지만, 93세라는 나이를 고려하면 아직도 꽤 기민하게 움직이는 편이다.

결론
50가지 비결을 실제로 적용하는 데 필요한 마지막 조언

미국 및 세계 각국의 당뇨병자들 대부분에 대한 당뇨병 교육과 혈당조절은 여전히 부적절하게 이루어지고 있다. 당뇨병이 급속도로 확산되고 있고, 이에 대한 치료 기술도 향상되고 정보도 풍부해졌다는 사실을 고려해볼 때, 당뇨병을 예방하고 다스리는 방법에 대한 무지는 결코 용인될 수 없다.

우리가 이 책을 집필하게 된 주된 동기는 이 책을 읽는 독자들을 교육하기 위함이다. 우리는 이 책의 독자들이 보다 건강하고 장수할 수 있도록 스스로가 자신의 최고 보호자이자 치료자가 되기를 바란다. 설령 당신이 사랑하는 사람을 위해 이 책을 읽는다 해도, 당뇨병 진단을 받았다고 해서 희망을 잃을 이유는 조금도 없다는 점만은 확실히 해두었으면 한다. 실제로 현재 우리가 사용할 수 있는 모든 당뇨병 치료 기술과 도구들을 고려해 본다면, 치료하기 더 힘든 다른 만성질병에 걸린 것보다 당뇨병에 걸린 것을 오히려 불행 중 다행으로 생각해야 할 것이다.

당뇨병을 안고 살아온 우리 두 저자의 세월을 합쳐도 밥 클레버랜드나 글래디스 덜 각자가 지내온 세월에 미치지 못한다. 하지만 우리가 그들처럼 오래 살 수 있다면 정말 행운이라는 말은 하지 않으려 한다. 그 대신, 그들도 해냈다면 우리도 할 수 있다는 확신을 가지려 한다. 마찬가지로 우리는 이 책에 등장하는 '성공적인 당뇨병 생존자들' 로부터 많은 것을 배우고 느꼈을 당신 역시, 그들처럼 해낼 수 있다는 확신을 갖기 바란다. 당신은 특히 클레버랜드 형제가 준 교훈들을 눈여겨볼 필요가 있다.

그들의 이야기 속에는 당뇨병을 갖고도 건강하고 행복하게 장수하는 데 필요한 거의 모든 비결이 요약되어 있기 때문이다. 그들이 당뇨병을 안고 산 세월은 무려 157년이다!

먼저, 이 형제는 장수의 으뜸 비결은 단연 신체적인 활동이나 운동이라 말한다(콜버그 박사를 비롯해 상당수의 나이 많은 당뇨병자들도 이에 동의한다). 밥 클레버랜드는 운동이 모든 당뇨병자들에게 최우선시 되어야 할 요소라고 말한다. 제럴드 역시 이에 동의하면서, "활동적이 되어야 합니다"라고 간략하게 조언한다. 제럴드 다음으로 최고령자인 글래디스 덜은 지난 몇 년간은 건강상의 문제로 인해 그다지 활동적이지 못했지만, 그 전까지만 해도 매우 활동적인 삶을 살았다.

클레버랜드 형제의 두 번째 비결은 혈당조절 및 혈당측정에 관한 것이다. 제럴드는 혈당조절과 관련해 당신이 하는 것에 항상 주의를 기울이라고 말하고, 밥도 또한 당신의 혈당 상태를 파악하기 위해 계속해서 혈당을 측정하라고 말한다. 요컨대, 혈당수치와 콜레스테롤 수치를 비롯해 전반적인 건강에 영향을 끼치는 탄수화물, 지방, 소금 등의 섭취에 세심한 주의를 기울이면서, 자주 혈당수치를 측정해야 할 것이다.

두 형제 모두 강조하는 세 번째 비결은 감정적인 문제 및 인생을 바라보는 관점에 관한 것이다. 밥은 모든 사람에게 충고한다.

"충분한 운동을 하고, 건강한 식습관을 지키며, 돈독한 인간관계를 유지하면서 긍정적이고 올바른 삶을 살도록 하십시오."

제럴드는 75년간이나 당뇨병을 다스려야 했음에도 자신은 멋진 인생을 살았다고 말한다. 가장 오래 당뇨병을 갖고 살아온 글래디스 덜 또한 어떤 상황이라도 희망을 잃지 말고, 자신에게 없는 것보다는 이미 가진 것에 감사하는 마음이 긍정적이고 낙관적으로 살 수 있는 열쇠라고 말한다.

끝으로, 글래디스 덜과 마찬가지로 클레버랜드 형제 역시 과거 어머니의 희생적인 보살핌과 지난 80년간 당뇨병 관리 분야의 눈부신 발전이 없었다면 지금과 같은 장수를 누릴 수 없었을 거라고 단언한다.

"단 5초 만에 제 혈당수치를 정확히 알 수 있다는 것이 그저 놀라울 따름입니다. 지난 80년간 당뇨병 분야의 발전은 실로 놀라운 것이죠."

이들과 마찬가지로 40년 이상 당뇨병을 안고 살아온 '성공적인 당뇨병 생존자들' 이 가장 많이 강조하는 '당뇨병 성공 비결' 은 다음과 같다.

- 당뇨병 및 삶 자체에 대해 긍정적인 자세를 유지한다.
- 목표를 가진다. 특히 건강한 삶과 관련이 깊은 목표를 세운다.
- 당뇨병 및 당뇨합병증, 그리고 당뇨병을 어떻게 관리할 것인가에 대해 가능한 한 많은 지식을 습득한다.
- 배우자나 가족, 친구, 또는 기타 가까운 사람들을 자신의 당뇨병 관리에 동참시킨다.
- 당신의 당뇨병 경험담 및 지식을 다른 사람과 공유한다. 아울러 당뇨병 극복 비결에 대해 다른 이의 상담을 받거나 다른 이에게 상담을 해준다.
- 규칙적으로 혈당수치를 측정한다.
- 명의를 찾는다. 내분비 전문의라면 더 좋을 것이다.
- 혈당조절을 위한 인슐린 및 기타 약물 투여를 절대 거르지 않도록 한다.
- 중도를 지키며 식이관리에 세심한 주의를 기울인다.
- 충분한 운동을 하고 최대한 활동적인 삶을 살도록 한다.

여기서 언급한 비결들 중 어느 것 하나도 그리 대단한 비법이라고 할 만한 것은 없다. 하지만 이러한 비결들이 합쳐지면 당뇨병 관리에 있어 실로 대단한 위력을 발휘할 것이다.

한편, 이 비결들이 강력하게 시사하는 바는 특정한 행동이 성공적인 당뇨병 관리에 있어 다른 어떤 것보다도 더 중요하다는 것이다. 아울러 당뇨병과 함께 건강하게 오래 사는 건 누구에게나 가능한 일이라는 것도 확실히 깨달을 수 있다. 그렇다! 이 책에 등장하는 모든 '성공적인 당뇨병 생존자들' 이 하고 있고 해왔던 것들을 실천하기만 하면, 당신 역시 그들처럼 건강하고 행복하게 장수할 수 있다. 설령 당신의 혈당수치가 지금까지 그렇게 만족스럽게 조절되지 않았다고 하더라도, 충분히 당신의 혈당조절을 향상시켜 더 건강한 삶을 살 수 있다. 또한 현재 당신이 가지고 있는 당뇨합병증을 완치 및 호전시키거나, 그 진행을 더디게 할 수 있다.

역자 후기

당뇨병 환자의 수는 세계적으로 유례없이 빠른 속도로 증가하고 있습니다. 과거에 비해 치료 방법이 상당히 개선되었는데도, 그 수가 오히려 점점 늘어나고 있는 추세입니다. 이러한 시기에 사람들은 당뇨병이 있으면서도 합병증 없이 장수하는 이들의 삶에는 어떤 비밀이 있는지, 그들이 어떻게 노력하고 실제적인 노하우는 무엇인지를 알고 싶어 합니다. 당뇨병이 없는 사람이라도 자신의 가족이나 주위 사람들이 당뇨병을 앓고 있는 것을 목격하며 건강을 유지하는 삶이 얼마나 중요한 것인지를 새삼 깨닫기도 합니다.

당뇨병으로 병원을 찾는 사람들에게 주어진 진료시간 동안 의사가 당뇨병의 다양하고 복잡한 측면을 환자에게 이해시키고, 환자가 확신을 갖고 실제로 그 예방법과 개선법을 적용시키기란 매우 힘든 것이 현실입니다. 저 또한 안과의로서 매일 당뇨망막병증으로 고생하는 환자들을 대하면서 환자에게 도움이 되는 최선의 진료와 상담을 제공하려 노력하지만, 자칫 당뇨병으로 인해 실명할 수도 있다는 환자의 불안한 마음까지 감싸주기에는 늘 역부족이란 생각을 해왔습니다.

당뇨병을 일생의 동반자로 여기고 살아가야 할 환자들에게는 과연 이 병을 갖고 얼마나 더 살 수 있는지, 단지 생활방식과 마음가짐의 변화로 당뇨병을 개선할 수 있는지, 가능한 치료방법은 무엇인지 등의 실질적인 문제들은 매우 중요한 의미가 있으며, 또한 반드시 짚고 넘어가야 할 평생의 과제이기도 할 것입니다. 이 책은 이러한 실질적인 문제에 대한 해답과 당뇨병을 갖고도 건강한 삶을 사는 실제 환자들의 비결을 이야기하고 있습니다. 특히 이 책에 등장하는 실제 인물들인 밥 클레버랜드(당뇨병 보유기간 82년), 제럴드 클레버랜드(당뇨병 보유기간 75년), 글래디스 덜(당뇨병 보유기간 83년)의 이야기는 우리 모두에게 시사하는 바가 큽니다. 이들의 장수는 결코 타고난 유전적인 장점 덕분만은 아니기 때문입니다. 이들에게서 엿볼 수 있는 당뇨병에 대한 철학, 더 나아가 삶을 바라보는 관점, 그리고 당뇨병에 대한 충분한 이해를 바탕으로 이루어진 철저한 자기관리는 분명 우리에게 귀감이 될 것입니다. 두 저자의 말처럼 당뇨병이 있으면서도 건강하게 장수하며 만족스런 삶을 사는 이들을 특별한 운을 타고난 사람들로 여기지 말고, 이 책을 통해 이들이 해냈다면 '나 또한 해낼 수 있다' 는 확신을 갖게 되길 바랍니다.

환자의 관점에서 기술된 이 책은 당뇨병과 관계된 각 분야의 전문의들에게는 환자들의 실제적인 고통과 증상을 좀 더 자세히 들여다봄으로써 환자에 대한 더욱 깊은 이해와 공감대를 형성할 수 있는 새로운 경험을 제공할 것입니다. 또한 당뇨병 환자들에게는 능동적으로 병을 극복해낸 사람들의 실례를 통해 자신 또한 병을 극복하고 행복한 삶을 영위할 수 있다는 확신을 갖는 계기가 될 것입니다. 이 책이 병을 고치기 위해 병원을 찾는 환자와 그 병의 치유를 위해 노력하는 의료진들 모두의 공통 과제인 '건강하고 행복한 삶' 을 위한 소중하고 특별한 희망의 메시지가 될 수 있길 소망해 봅니다. 아무쪼록 이 책과 함께하는 시간이 당뇨병을 극복하고 건강하고 행복한 삶을 살 수 있다는 영감과 확신을 갖는 값진 시간이 될 수 있길 바랍니다.

끝으로 김무겸 둘째 형님과 함께 번역작업에 참여할 수 있는 행운을 주신 물병자리출판사에 감사드립니다.

옮긴이 김무겸, 김호창

오직 모를 뿐

승산 스님 / 현각 편집 / 무산본각 옮김 / 값 12,000원

한국 불교 세계화의 선구자, 숭산 큰스님의 서한집. 다양한 사람들의 인생에 대한 고민거리가 담긴 편지와 그들이 안고 있는 문제의 핵심을 바로 찌르는 해결책을 담은 답신을 엮은 서한 가르침이다.

오직 할 뿐

무량 · 무심 외 지음 / 무산본각 옮김 / 값 8,500원

숭산 스님과 인연을 맺었던 승려, 제자, 수행자들이 소중한 추억담을 모았다. 세계 각국의 푸른 눈을 가진 제자들은 숭산 스님이 35개국에서 펼친 포교활동을 생생한 일화로 전하면서 숭산 스님의 소탈하고 친근한 모습을 추억한다.

아는 것으로부터의 자유

지두 크리슈나무르티 지음 / 정현종 옮김 / 값 8,500원

1980년대에 폭발적인 명상 붐을 일으켰던 20세기 최고의 영적 지도자, 크리슈나무르티의 대표적인 저서. 최근의 에세이 형태의 가벼운 명상서적들이 담고 있는 공허한 메시지와는 달리, 현대인들의 불안을 직접적으로 대면하고 치유해 준다는 점에서 꾸준한 관심을 받고 있다.

지구별 어디로 가고 있는가

지두 크리슈나무르티 지음 / 김기호 옮김 / 값 9,500원

크리슈나무르티는 이 거대한 세계가 어떻게 움직이는지를 개인과 사회 사이의 심리적 분리선이 사라진 상태에서 관찰하라고 말한다. 세계에서 일어나는 일들이 곧 내면에서 일어나는 일이므로, 불안정하고 혼란스러운 세계를 본다는 것은 자신을 바라보는 것과 같다고 말한다.

마음을 다스려 나를 경영한다

김정빈 지음 / 값 9,500원

붓다의 명상법인 위빠사나를 토대로 나의 마음을 객관적으로 바라보고 잘 다스리기 위한 心테크의 노하우를 소개한다. 위빠사나 명상은 위에서 언급하였듯이 통찰명상이기에 집중과 통찰로 이루어진다. 처음은 집중을 통해 마음의 깨끗함을, 이어서 자신과 자신을 둘러싼 것들을 객관적으로 바라볼 줄 아는 통찰로 나아간다.

스즈키 선사의 선심초심

스즈키 순류 지음 / 정창영 옮김 / 값 10,000원

초심(初心)이란 모든 가능성에 대해 열려 있는 마음이다. 이 책은 초심을 어떻게 유지할 것인가에 대한 명쾌한 해답을 찾게 해 줄 스즈키 선사의 명강의록. 높은 경지에 이른 고승들의 깨달음을 쉽고 명쾌하게 풀어내, 누구나 일상에서 선을 수행할 수 있도록 돕는 가장 대중적인 선 입문서.

예언자 (원문수록)

칼릴 지브란 지음 / 정창영 옮김 / 값 10,000원

1923년에 출간되어 20개 이상의 언어로 번역된 칼릴 지브란의 대표작. 이 책은 우리 시대의 가장 사랑받는 고전 중의 하나다. 시카고 포스트 지는 이 책에 대해 이렇게 말했다. “이 책을 읽고 한 위대한 인간의 철학을 조용히 받아들일 수 없고, 그의 내면에서 탄생한 가슴의 노래로 들을 수 없다면 그는 삶과 진실에 대해서 죽은 자이리라.”

초감각적 세계 인식

루돌프 슈타이너 지음 / 양억관 외 옮김 / 값 10,000원

현자들이 우리 삶의 고차원적인 수수께끼를 얻는 방법에 대해, 또 신비 수행에 입문하는 적절한 길에 대해 소개한다. 초감각적인 세계를 인식하는 수행을 해 나가면 자신이 전일적 생명의 일부임을 깨닫게 된다.

색채의 본질

루돌프 슈타이너 지음 / 양억관 외 옮김 / 값 8,000원

우리 눈에 보이는 색채는 ‘색이 부착된’ 물체가 흡수하기를 거부하여 튀어나온 진동하는 빛의 파장에 지나지 않는다는 색채 유물론에 대해 슈타이너는 영학적 논리로서 오히려 물질이야말로 색에 의해 생성되는 것이라는 색채령 주도론, 즉 물체 종속론을 펴고 있다.

신지학

루돌프 슈타이너 지음 / 양억관 외 옮김 / 10,000원

인지학 연구를 집대성한 책. 감각적 존재를 넘어선 예지, 인간의 사명과 본질을 밝히는 예지를 '신의 예지' 즉, 신지학(神智學)이라 한다. 우주와 삶의 영적 활동을 고찰하는 학문을 영학(靈學)이라 하는데, 여기서는 영학 가운데서도 특히 인간의 영적 본질에 접근한 신지학적 세계를 다루었다.

자기계발

성공을 끌어오는 마음의 법칙

쉬브 케라 지음 / 백지연 옮김 / 값 8,500원

세계적 경영 컨설턴트인 쉬브 케라가 여러 나라의 유수한 기업이나 정부기관에서 했던 강의의 에센스. 읽기 쉽고 상식적이며 실용적이다. 저자가 인용하는 글들은 재미있고 감동적이며, 공감과 성공에 대한 의욕을 불러 일으킨다.

내 직업을 찾는 마음의 법칙

데보라한 스미스 지음 / 홍성정 옮김 / 값 7,000원

100가지 이상의 직업을 두루 경험한 특이한 이력의 소유자인 저자 자신이 거쳐온 다양한 경험과, 그리고 여러 직업을 전전하면서도 새로운 가능성에 도전해서 만족하는 직업을 얻고 정신적, 물질적 생활도 윤택해진 사람의 사례를 이야기하고 있다.

비즈니스 의식 혁명

프레드 코프맨 지음 / 강도은 옮김 / 값 18,000원

조직의 변화를 간절히 원하는 리더들에게 가장 실질적인 도움을 주는 책. 이 책에 소개된 사례들은 저자가 15년간 마이크로소프트, 야후, EDS, 시스코, 구글, 제너럴 모터스, 크라이슬러, 셸, 시티뱅크, 유니레버 같은 수많은 기업 내 수천 명의 리더들에 의해 현실 속에서 세련되게 다듬어지고 검증된 것이다.

Yes, I Can!

설기문 지음 / 값 10,000원

이미지트레이닝이라는 원리와 방법을 통하여 '끌어당김의 법칙'을 실천적으로 적용하고 실현할 수 있도록 하는 실용적 지침서. 일상생활에서 쉽게 활용이 가능한 다양한 이미지트레이닝의 기법을 소개하는 이 책을 통해 꿈과 성공에 더 가까이 다가갈 수 있다.

교육

교육은 치료다

루돌프 슈타이너 지음 / 김성숙 옮김 / 값 10,000원

교육의 황폐함이 밝혀진 현 시점에서 교육 사상은, 단순한 개별적 교수법이 아닌 가장 본질적인 부분, 즉 인간 존재와 정신의 실존에 대한 진정한 모습을 바라볼 것을 강조하고 있다.

교육의 기초로서의 일반인간학

루돌프 슈타이너 지음 / 김성숙 옮김 / 값 14,000원

인간의 존엄을 다시 한 번 되찾게 하려는 교육이 페스탈로찌, 프뢰벨, 슈타이너 교육사상의 핵심이었다면, 이 책은 바로 전대미문의 방법으로 그 핵심을 구체적이고 상세하게 논하면서 진정한 전인 교육을 가능케 한다.

오이리트미 예술

루돌프 슈타이너 지음 / 김성숙 옮김 / 값 12,000원

단순히 신체를 통한 동작 표현이 아닌, 그것을 '보이는 언어 예술'인 오이리트미는 발도르프학교(슈타이너학교)의 필수과목이다. 모든 교육에 있어 '내적 체험을 통한 자기 교육'을 목표로 하는 슈타이너의 교육철학을 실제적으로 담고 있다.

교육 예술 1

루돌프 슈타이너 지음 / 김성숙 외 옮김 / 값 13,500원

슈타이너는 올바른 교육을 위해 인간에 대한 근원적 이해와 인간 발달 단계에 대한 인식이 선행되어야 한다는 것을 강조하였으며, 교육에 있어서 예술의 역할을 누구보다 중시하였다. 모든 교육자는 예술가이자 수행자가 될 필요가 있다고 일깨웠다. 이 책은 교육 예술을 주창한 슈타이너의 교육학 저서 중 가장 직접적이고 실제적인 커리큘럼이다.

무지개 다리 너머

바바라 J. 패터슨 지음 / 강도은 옮김 / 값 10,000원

평생을 좌우하는 중요한 시기인 0세에서 7세까지의 아이들을 위한 발도르프 교육 지침서. 인간 영혼에 대한 오랜 탐구와 아이에 대한 최선의 교

육으로의 끝없는 연구 끝에 탄생한 발도르프 교육법. 우리의 아이들을 삶의 목적과 방향을 스스로 찾는 자유로운 인간으로 키울 수 있도록 돕는다.

척추가 바로서야 공부를 잘한다

이남진 지음 / 값 9,800원

잘못된 자세와 습관으로 한창 자라나는 성장기 청소년들의 몸이 얼마나 비뚤어져 있는지를 알아보고, 스스로 바로잡는 운동법을 만화로 소개한 책. 일선에서 아이들을 가르치는 선생님과 성장기 자녀를 둔 부모뿐만 아니라, 청소년과 어린이들도 쉽게 이해하고 재미있게 읽을 수 있도록 구성되었다.

자녀를 수학 천재로 키우는 인도 수학

사쿤달라 데비 지음 / 김인수 옮김 / 값 9,000원

일상 속에서 수학을 즐기는 것이야말로 수학에 대한 거부감과 두려움을 없애고 자연스럽게 능력을 개발하는 지름길이다. 이 책은 수학을 단순히 공부해야 할 하나의 과목으로 보고 있지 않다. 수학은 의사소통의 혁명으로써, 그리고 삶의 질서 속에 숨겨진 조화의 방정식으로써 세상을 보는 제3의 눈을 뜨게 만든다.

인문

인간 동물원

데즈먼드 모리스 지음 / 김석희 옮김 / 값 12,000원

동물학적 관점에서 인간의 '문명적 광기'를 파헤친 기념비적 저작! 세계적인 동물행동학자의 시각으로 권력, 지위, 섹스, 전쟁 등의 사회적 문제들을 파헤친다. 도시 속 현대인에게 관찰되는 스트레스나 뒤틀린 행동양태들을 '동물원'에 갇힌 동물들과 비교 분석하여 충격적인 분석을 내놓았다.

인간의 마지막 진화, 호모 노에티쿠스

조지 트레벨랸 지음 / 박광순 옮김 / 값 8,500원

동서고금을 막론하고 '위대한 예언자들의 전통 위에 확고히 서 있는 사람'이라는 평을 듣는 뉴에이지 운동의 선각자 조지 트레벨랸이 전지구적인 패턴을 명확하게 분석하여 새 시대의 비전을 열정적인 논리로 제시하고 있다.

초자연, 자연의 수수께끼를 푸는 열쇠 1, 2

라이얼 왓슨 지음 / 박광순 옮김 / 1권 9,000원, 2권 8,500원

아인슈타인의 상대성 이론처럼 불확정성 원리에 입각하여 초자연적 현상을 추적해간 대중적 과학서. 방대한 과학적 자료와 저자의 해박한 생물학적 지식을 토대로 구성된 책이다. 출간된 이래 세계적으로 100만 부 이상 팔린 스테디셀러다.

탈무드에서 배우는 돈의 지혜

닐턴 본더 지음 / 김태항 옮김 / 값 9,000원

삶 안팎으로 움직이는 돈에 근거하여 이 세계를 보다 깊게 이해함으로써, 돈을 벌고 쓰는 데 보다 중요한 통찰력을 얻게 해주는 책. 다양한 일화를 통해 우리에게 충분한 울림을 주면서 돈에 대한 지혜의 눈을 뜨게 한다.

켄 윌버의 통합 비전

켄 윌버 지음 / 정창영 옮김 / 값 16,000원

모든 지식 시스템과 인간 발달의 모델을 증류하여 그 주요성분에서 최소한의 5가지 요소를 뽑아 제시하는 통합적 비전. 이러한 통합적인 접근을 통해 비즈니스, 법, 과학, 심리학, 의학 등 어떤 분야이든 개인적인 성장을 보다 더 높고 넓고 깊은 존재로 계발시키고, 개인적 · 직업적인 삶에서 위대한 소질을 이루게 되는 것을 가속화시켜줄 것이다.

자본주의의 종말

고철기 지음 / 값 7,000원

경제학자이자 명상가인 저자가 인도 성자 사카르의 비전을 통해 밝힌 미래서. 경제 대공황, 물위기, 식량 위기, 자연적 대변혁으로 20세기 말 자본주의는 필연적으로 붕괴하고, 21세기에는 프라우트와 네오 휴머니즘에 의해 신문명이 도래할 것이라 예언한다.

건강한 경제모델 프라우트가 온다

다다 마헤시와라난다 지음 / 다다 칫따란잔아난다 옮김 / 값 10,000원

글로벌 자본주의의 착취 시스템은 곧 붕괴될 것이다. 물질보다는 영적으로 고무시키는, 독립적인 경제 · 정치 시스템 이론을 소개한다. 사회와 경제에 대한 접근방식이 매우 인간적이고 생태학적인 프라우트의 목표는 진짜 인간으로의 성장이다.